그럴 수도 있지~ 뭐!

그럴 수도 있지~ 뭐!

초판 1쇄 인쇄 2025년 8월 20일
초판 1쇄 발행 2025년 8월 26일

지은이 | 김경빈
펴낸이 | 백승주

교열감수 | 중앙일보어문연구소 한규희
디렉터 | 백승주
마케팅 | 전진용, 김수찬
편집 제작 | 피앤플러스(중앙미디어북스, 비즈넷타임스)
디자인 | 디자인붐
인쇄 | ㈜대한프린테크

펴낸 곳 | 중앙미디어북스
출판등록 | 제 406-2012-000134호
주소 | 서울시 관악구 낙성대역3길 13 1층 비즈넷타임스
전화 | 02-3472-1507
팩스 | 02-3472-1509
이메일 | baekju1@naver.com

ISBN 979-11-974370-1-4 03510

이 책은 저작권법에 따라 보호받는 저작물이므로 무단전재와 무단복제를 금지하며,
이 책 내용의 전부 또는 일부를 이용하려면 반드시 저작권자와 중앙미디어북스의 서면동의를 받아야 합니다.

병은 내 마음의 언어입니다

그럴 수도 있지~ 뭐!

김경빈 지음

진료 인생 50년 완결판 세상에서 가장 따뜻한 처방

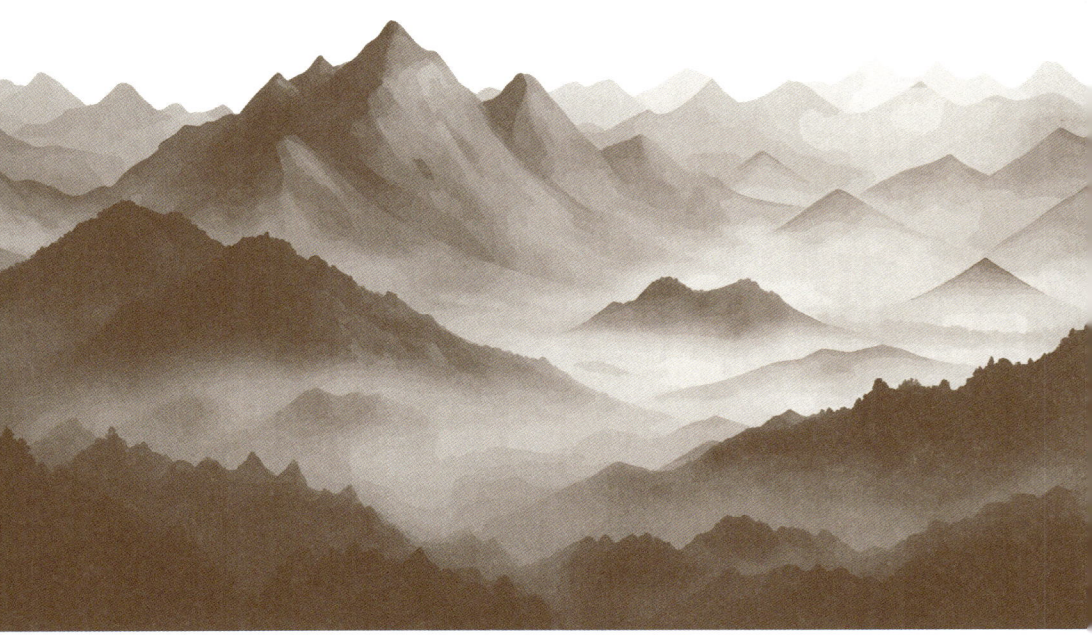

중앙미디어북스

차례

이 책을 쓰게 된 의도와 목적	⋯ 10
프롤로그	⋯ 15

1장

병은 어디에서 오는가?
행복하지 않은 마음으로부터 온다

'스트레스를 받아 못 살겠네!'가 아니고, 스트레스는 내가, 내 인격이 만든다는 사실을 명심하라	⋯ 28
그 행복은 지금 어디에 있는가? 왜 우리는 별로 행복하지 않은가?	⋯ 31
행복하지 않은 원인?	⋯ 33
어떻게 하면 행복할 수 있을까	⋯ 35
그런데 행복하려면?	⋯ 38
인간의 뇌 구조와 우주의 비교	⋯ 40
노화의 원인인 화(火)에 대해(신경증 질환의 한의학적 원인)	⋯ 43
기(氣)의 흐름을 원활히 하려면(행복해지는 마음가짐)	⋯ 46
'그럴 수도 있지~ 뭐!'이면 내 인생이 바뀔 수도 있는데!	⋯ 48
노화는 자기가 하는 말에서부터 시작된다	⋯ 55
세계적 장수 나라 일본인(9만5119명)의 100세 건강한 삶	⋯ 57
비밀 하나 알려드리면, 누구나 예외 없이 모두는 아픔 하나쯤은 안고 산다	⋯ 60

2장

인당장생가 (仁堂長生歌)

욕(慾)은 정(正)하게 – 바람은 정당하게	⋯ 66
기(氣)는 장(長)하게 – 기분은 느슨하게, 심(心)은 광(廣)하게 – 마음은 넓게	⋯ 68
식(食)은 세(細)하게 – 담백하게, 과식은 삼가자	⋯ 70
언(言)은 절(節)하게 – 말은 바르고 절도 있게	⋯ 73
동(動)은 적(適)하게 – 운동은 적당히	⋯ 75
근(勤)은 고(固)하게 – 일은 확실하고 견실하게	⋯ 77
색(色)은 밀(蜜)하게 – 성생활은 절제 있게	⋯ 79

3장

한의학 원리로 본 체질의학 (體質醫學)
〈동의수세보원(東醫壽世保元)〉
– 사상체질론(四象體質論) 및 사상체질 감별 가이드

동무(東武) 이제마(李濟馬)의 사상체질의학(四象體質醫學)	⋯ 85
사상체질	⋯ 90
사상체질 자가감별 가이드와 체질 감별 계산 및 채점표	⋯ 97

4장

활력 있고 아름다우며 천천히 나이 들게 하는 key point는 식재료 선택과 조리 방법이다

천천히 아름답게 나이 들게 하는 조건 중 하나는 식재료 선택과
올바른 조리법이다 ··· 110

건강을 유지하며 노화의 속도를 느리게 하려면 이 30가지 음식을 선택해
섭취하자! ··· 122

5장

노화가 천천히 진행되는 사람의 성격과 생활 습관

노화가 천천히 진행되는 사람은 어떤 성격일까? ··· 131

천천히 노화하는 사람들의 성격과 생활 습관: 심리적 특성과
항노화 과학의 연결 ··· 134

자기 자신을 합리화하는 사람이 건강하고 노화도 느리게 진행된다 ··· 143

장이 건강하면 면역력이 높아지고 노화도 천천히 진행된다 ··· 145

6장

건강관리 포인트를 인지하고 천천히 노화하도록 실천하자

99세가 넘어도 가슴이 두근두근하는 호기심으로 살자 ··· 153

건좋은 습관을 조금씩 쌓아 나가면 99세를 넘어도 젊은이들과 어깨를
나란히 하며 활동할 수 있다 ··· 157

좋은 음식만으로도 몸의 여러 가지가 달라진다 ··· 160

몸에 나쁜 것을 철저하게 제거하자 ··· 164

병은 노화하는 속도를 빠르게 하는 강력한 가속기다 ··· 167
노화를 늦추는 일곱 가지 습관 ··· 169
99세에 골인하기 위해 지켜야 할 목록 16가지 ··· 170
장수(長壽)보다는 강수(强壽) – 건강 장수를 원한다면
건강 장수인들의 특징과 생활습관의 기본 여덟 가지를 지키자! ··· 172

7장
의학 건강 상식 레벨 기준이 너무 지나치다

콜레스테롤에 대해 ··· 177
혈압의 진실 ··· 190
비만 · 흡연 · 종합검진 · 암 등에 관해서 ··· 196
질병과 면역의 관계 ··· 199

8장
치료가 잘 안 되는 질병의 종류와 치료

뇌와 마음의 병 ··· 206
- 만성두통(편두통) – 두통은 머리의 병이 아니다 ··· 206
- 현훈증(메니에르병/어지럼증) ··· 233
- 화병(火病 · 신경증neurosis)은 가슴의 병이다 ··· 238
- 불면증은 극복 가능한 질환이다 ··· 255
- 치매 – 치매에 도움이 되는 생활 습관 ··· 268

호흡기의 병 ··· 279
- 비염은 코만의 병이 아니다 ··· 279
- 천식 ··· 285

소화기의 병 ··· 291
- 소화불량은 위장만의 병이 아니다 ··· 291
- 숙취(宿醉)는 병이 아니다 – 한방 생약으로 술독을 말끔히 ··· 296

피부의 병 ··· 302
- 여드름도 피부병인가 ··· 302
- 아토피성 피부염 ··· 306

산부인과 병 ··· 312
- 갱년기 ··· 312
- 불임증(不姙症) ··· 319
- 생리불순과 생리통 ··· 324

통증 질환 ··· 329
- 목·어깨·허리 통증은 척추의 병이 아니고 근육의 병이다 ··· 331
- 경추통과 요통의 발생 원인 ··· 332
- 치료와 예방의 세 가지 요소 ··· 333
- 요통의 치료 예 ··· 334
- 민간요법 ··· 336

9장
적절한 체력 증진 관리 포인트

병마와 싸워 이기려면 활성산소를 억제해야 ··· 341
현대인의 절대 영양소 마그네슘 – 말초 혈액순환을 원활하게 하고
신경을 안정시켜야 한다 ··· 346
슈퍼푸드 30종류가 건강을 향상시켜 활력 있는 노년을 즐길 수 있게 한다 ··· 355
강력한 체력을 위한 양질의 단백질 ··· 357
각 질환에 도움이 되는 제철 음식 ··· 366
건강 보조 – 서플리먼트(supplement) ··· 371
서플리먼트 과다복용 부작용 ··· 381

부록 – 나이가 들어서도 평생 걷고 싶다면 스쿼트를 하자

스쿼트 시작하기 전 3주간 예비(준비) 운동 및 스쿼트의 아홉 가지 마음가짐 ··· 388
첫째 주에는 – 고관절을 부드럽게 ··· 389
둘째 주에는 – 고관절과 허벅지 근육 훈련 ··· 389
셋째 주에는 – 전신 스쿼트 ··· 390
스쿼트는 궁극의 전신운동이고 간단한 최강의 전신운동이다 ··· 391
왜, 스쿼트를 해야 하나 ··· 391
스쿼트는 지속하면 대단히 좋은 장점이 많다 ··· 392
스쿼트의 대단한 효과 ··· 392
스쿼트로 마음도 젊어진다 ··· 393

에필로그 ··· 394

이 책을 쓰게 된 의도와 목적

어떤 마음을 가슴에 담아야 나도 너도 그리고 우리 모두 함께 행복하고 건강하며 보람되게 더불어 오래 잘살 수 있을까를 생각합니다.

'그럴 수도 있지~ 뭐!' 이런 마음가짐이면 됩니다.
이렇게 마음이 넓고 포근하며 따뜻하면 병(病)도 화(火)병도 피해 가고 노화도 천천히 찾아오겠지요.

⦿ 양의학은 병을 진단하고 병을 치료하는 의학인 반면, 한의학은 사람을 진단하고 사람을 치료하는 의학입니다 ⦿

- 일반 건강의학 서적과의 차이점은, 병은 마음가짐으로부터 온다는 정신적인 측면에 역점을 두고 다루었습니다.

- 현대의학으로도 진단이 잘 안 되고 치료도 어려운 질환을 선별해 과학적인 진단 방법으로도 확진이 어려운 질병의 원인과 치료 원리를 이해시키려 애썼으나, 나 자신도 만족스럽지 못해 아쉬움이 남습니다. 그 이유는 한의학적인 원리를 간단히 설명하고 이해시키기는 너무 어렵기 때문입니다.

- 무병장수를 위해 병 발생의 근본 원인과 치료〈한약 처방〉및 식품 선택과 조리법, 건강을 위한 기본 운동, 건강해지는 습관, 양생법 등을 알기 쉽게 알려드려 건강을 도모하려고 애썼습니다.

- 한의학의 원리를 잘 모르는 독자에게 이해가 가능하도록 어느 정도 풀어서 설명하고 있으나 잘 전달될지 조심스럽습니다. 다만 바라기는 한의학의 치료가 조금이라도 이해돼 납득할 수 있게 되기를 바라는 마음입니다.

- 일반적으로 한의학을 몸보신(보약)하는 수준으로 알고 있는 분이 많은데, 한의학은 매우 심오한 이론과 과학적인 치료가 체계적으로 잘 정리돼 있는 형이상학(形而上學)적인 의학입니다. 한의학 원리의 진의가 조금이라도 전달되기를 바랍니다.

- 양의학으로도 진단과 치료가 매우 어려운 질환이 의외로 많은데, 한의학은 발병 원인과 치료 방법이 근본적으로 다르기 때문에 양의학에서 치료가 어려운 질병의 종류 중 어렵지 않게 치료가 잘되는 질환이 의외로 많다는 사실을 알리고 싶은 마음이 간절합니다.

- 병은 어디서부터 오는가? 많은 종류의 병이 마음이 불편하든지, 행복하지 못한 원인으로 오는 경우가 의외로 많습니다.

한의학에서는 이와 같은 신경증적인 병을 유발하는 원인인 가슴에 쌓이는 화(火)를 맑게 하고, 기(氣)와 혈(血)의 밸런스를 조절하며, 질병 그 자체보다는 몸 전체 즉, 오장육부에 조화로운 치료로 근본적인 기능을 개선해 회복시키는 치료를 합니다.

한의학의 철학에 가까운 심오한 이론을 간단히 이해시키기엔 여러 가지 여건이 복잡해 속 시원하게 이해할 수 있도록 간단하게 설명하기에도 역부족이기 때문에 실로 유감으로 생각합니다.

- 화병(火病)으로 인해 발생할 수 있는 질환 중 현대의학으로 진단과 치료가 어려운 *두통 *여드름 *불면 *화(火)병[불안신경증·강박신경증·우울증·불면증·히스테리] *숙취 *갱년기장애 *불임 *천식 등에 특히 한의학적인 치료가 매우 우수한 경우가 많음을 인식시키기 위한 목적으로 저술했습니다.

- 건강하고 아름답게 천천히 나이 들어가기 위해서는 마음가짐 및 음식 종류와 조리 방법, 그리고 지속적으로 좋은 습관으로 몸을 길들여 병이 안 걸리게 하는 양생법에 관해 다루었습니다.

- 일반적으로 알고 있는 건강 상식의 오류 즉, 혈압과 콜레스테롤 등을 지적해 올바른 인식이 되도록 했습니다.

- 기(氣)의 흐름이 원활하게 되면 건강하고 느리게 노년을 맞이할 수 있는데, 그 방법이 무엇인지에 대해 설명했습니다. 충분히 이해하기 어려울 수도 있으나 여러 번 반복해 읽으면 이해가 어렵지 않으리라 생각합니다.

- 마음을 어떻게 다스리면 아프지 않고 행복할 수 있는지? 정신과 마음을 어떻게 훈련하면 건강하고 천천히 노화하게 되는지? 이에 대해 이해하기를 바라는 간절한 마음을 담았습니다.

- 완치가 거의 불가능하거나 치료가 매우 어려운 질환 14가지를 선정해 자세히 관찰하고, 이 중에 거의 완전한 치료가 가능한 질환과 수시로 불편을 호소하지 않게 되는 상태로 호전이 가능한 질환을 중점적으로 다루었습니다.

건강하고 느리게 노화하는 포인트는 무엇인지?
한의학의 오묘하며 철학적이고 과학적인 차원, 이를 통해 건강해지는 모두가 되시기를 바라는 마음으로 집필하게 됐습니다.
간단히 이해하고 찾아보기 쉽게 책의 내용을 목록에서 세분화해 자세히 올렸습니다. 전체 내용을 가능한 한 간단히 줄이고, 분량을 가볍게 해 짧은 시간에 지루하지 않게 읽을 수 있게 쓰려고 노력했습니다.

[인용: 2023년 7월 7일 중앙일보 채인택 기자의 기사 내용]
"질병의 진단에도 한계가 뚜렷하다. 환자는 아프다고 고통을 호소하는데 의료진은 명확한 진단을 내릴 수 없는 경우가 허다하다. '특발성'이라는 이름이 붙은 이 질환은 '원인불명'을 가리킨다. 그러나 원인불명의 질병은 있을 수 없다. 아직 어떤 방법을 동원해도 병의 원인을 알 수 없으니, 진단도 안 되고 병명도 있을 수 없는 경우다. 치료법도 정하기 어렵다. 환자는 이 병원, 저 병원을 전전하며 기약 없는 기다림에 지치고 만다.
메건 오로크가 저술한 『보이지 않는 질병의 왕국』의 내용에 의하면 자가면역질환은 세균·바이러스·이물질 등 인체에 들어온 외부 침입자들을 제거하는 면역세포가 인체의 장기·조직을 이물질로 착각해 공격한다. 이 질병은 빠른 속도로 늘고 있다. 오늘날 미국에서만 2400만~5000만 명이 앓고 있다고 한다.

 공격 대상이 췌장이면 제1형 당뇨를, 관절이면 류머티스성 관절염을, 갑상샘이면 자가면역 갑상샘염을, 전신이면 전신 홍반성 루푸스병을 일으킬 수 있다. 공격받는 장기나 조직에 따라 100여 가지 질환이 나타난다. 이제는 종류가 더욱 늘어나고 있다."

 이는 실로 놀라운 현상이 아닐 수 없습니다. 정확한 진단이 안 나오면 병명도, 투약도 불가능한 것이 현대의학입니다. 그러나 이와 같은 경우에도 한의학에는 오장육부의 밸런스를 조절해 방어기전을 도와주는 우수한 처방들이 있습니다. 즉, 자가면역을 활기차게 만들어 주면서 속에서 발생하는 화(火)를 가라앉히는 치료를 하면 해결의 실마리가 보일 것 같은 확신이 섭니다.

 이와 같은 경우가 한·양방이 함께 공존하는 의료체계인 한국에서 – 양·한방 협진이 절실하게 요구됨을 강조하면서, 안타까운 마음을 금할 길이 없습니다.

프롤로그

'그럴 수도 있지~ 뭐!'

우리 모두 누구나 내 몸의 건강은 내가 먼저 조절하고 절제하며 최선의 노력으로 관리해야 할 의무와 책임이 있습니다. 자신의 귀한 생명에 대해 현명하고 원칙에 어긋나지 않는 생활을 하셔야 합니다.

어떻게 하면 건강을 유지하며 활력 넘치는 상태로 즐거운 인생을 살 수 있을까? 그리고 천천히 건강하게 노화하며 노년을 즐기는 삶을 영위할 수 있을까에 대해 생각해 보기로 합니다.

첫째, 우선 먼저 마음이 편하고 행복해야 합니다. '그럴 수도 있지~ 뭐!' 하는 마음을 가지면 마음이 평온해지고 병과 멀어집니다.

둘째, 식재료의 선택과 조리 방법입니다. 합당한 음식물을 선택하고 올바른 조리 방법으로 식단만 잘 지켜도 건강은 물론 노화도 천천히 뒤따라오게 할 수 있습니다.

셋째, 의학 상식에 관한 기본적인 지식을 머리에 새기고, 규칙적인 기본 운동을 무리하지 않게 꾸준히 하셔야 합니다.

본문에 들어가 보시면 이 간단한 세 가지를 잘 지킬 수 있게 됩니다.

병의 발생 원인과 예방

본인의 건강은 본인의 마음가짐과 일상생활 방식, 식생활 습관과 환경, 대인관계에서 출발합니다. 좀 더 넓게는 부모님의 유전적인 소인이 크게 작용합니다. 따라서 우선 내 부모가 어떤 성인병이 있는지, 또는 안 계시면 사망 원인이 심혈관질환, 당뇨병, 암 등 어느 질환인지 미리 알아두고 그 질환에 대비해 필요한 예비 지식을 미리 숙지하고 일상생활에서 현명한 건강 계획을 세워야 합니다.

그 유전적인 질환에 필요한 의학 지식을 얻기 위해 공부해야 하며, 이를 통해 그 질환에 대한 지식을 익히고, 개선해야 할 사항들에 대해 계획을 세우고 실천하도록 노력해야 합니다.

특히 부모의 유전적인 질환이 본인에게서 시작되면 이미 기회가 늦어지므로 미리 준비하는 습관이 필수적입니다. 본인의 마음과 생각 정리, 환경 개선, 식생활 개선, 필요한 운동 습관 등에 관한 사전 준비를 꼭 해 둘 필요가 있습니다.

의사는 나를 지키고 보호해 주는 신이 결코 아닙니다. 'doctor'란 라틴어로, 그 뜻은 '인도하는 자, 가르치는 자'라는 의미입니다. 몸이 불편해 종합병원 의사를 만나보신 소감이 어떠하던가요? 가르침을 받고 인도(引導)를 받았다는 생각이 드셨습니까? 10분도 넘지 않는 상담 시간에는 불가능한 요구지요. 환자와의 상담 시간이 극히 제한될 수밖에 없다는 사실은 너무나 유감스러운 현실입니다. 특히 대형 병원에서는 일반적으로 진단은 과학적인 진단기기에 거의 의존하는 느낌입니다. 앞으로는 인공지능에 휘둘리게 되는 것은 아닌지 하는 걱정마저 들 때가 있습니다.

종합병원 의사는 환자의 호소를 경청하고 대화하며 가르칠 시간과 마음의 여유가 없습니다. 진단은 최첨단 진단기기에 맡기고 수술도 로봇이나 AI를 응용하는 경우가 앞으로 더 많아지겠지요. 이러다가 의사 증원도 필요 없고, 오히려 수를 줄여야 하지 않을까? 하는 걱정마저 들 정도입니다.

위에서 강조했지만 다시 한번 더 강조합니다. 병은 첫째가 본인의 마음가짐과 생활 습관, 음식과 환경에서 출발합니다. 모든 성인병 발생의 원인 중 많은 부분이 유전적인 체질 및 음식과 생활 습관에 의한 것과 관계를 맺습니다. 밖으로부터 오는 세균이나 바이러스에 의한 감염은 예외고, 이미 주어진 유전적 병의 원인(DNA)을 어떻게 극복하느냐가 관건입니다.

내가 지금 앓고 있는 증상이 부모나 형제자매와 같이 체질 유전적인 병인지를 관찰하고, 그럴 경우는 마음가짐 및 식생활과 생활 습관에 관심을 가지고 스스로가 내가 어떻게 개선해야 할 것인지를 계획하고 현명하게 실천하는 생활을 해야 합니다. 이런 기본적인 생각에 의한 결정적인 생활 태도의 개선 없이 의사의 진단과 처방에만 의존하면 치료가 잘되는 것처럼 생각이 되겠지만, 이것만으로는 부족합니다. 최종적으로 병을 고치는 본체는 나 자신이기 때문입니다.

성인병 치료의 주인공은 의사보다 우선 먼저 아픈 환자 자신입니다. 내가 치료의 주인공이 돼 내 몸을 잘 관리해야 합니다. 우리는 자기 자신이 나를 치료하겠다는 마음을 가지고 어떠한 양생법으로 살아갈지를 공부(최신의학 서적 등으로)하고 깊이 생각하고 결정해야 합니다.

병을 일으키는 것도, 병을 치료하는 것도 주체가 각자의 결심이고, 그 결단에 의한 노력에 좌우된다는 걸 잊지 말아 주시기 바랍니다.

한의학은 이와 같은 유전적인 경우에 효과 좋은 치료를 제공합니다. 즉 형이상학적(形而上學的 · 눈이나 첨단 진단기기로도 진단이 잘 안 되는 경우)인 질병의 진단과 치료 방법이 잘 정리돼 있기 때문입니다.

이와 같은 이론과 방법을 돕기 위해 임상에서 얻어진 좋은 정보를 모아 책으로 엮어 드립니다. 내가 내 건강의 주체라고 생각하시고 이 책을 반복해 읽으시면 질병을 이기는 데 도움이 되리라고 생각합니다.

"당신은 몇 살까지 살고 싶습니까?"

만약에 이런 질문을 받는다면 어떤 기분이 드십니까. 내가 몇 살까지 살아야 할 의무나 가치가 있을까? 인간인 우리가 생명의 길이를 마음먹은 대로 조절할 수 있다는 전제에서만 가능한 질문입니다. 하지만 그 누구도 자신의 생명 길이를 엿가락을 늘이듯이 마음대로 잡아당기고, 또는 제멋대로 끊어버릴 수는 없지요. 우리에게는 생사를 선택할 권리도, 몇 살까지 살아야 할 의무도 주어져 있지 않습니다. 그러나 때때로 이와 같은 생각이나 질문을 가지는 것이 중요합니다. 그래야 내 인생을 어떻게 계획할 것인가 하는 생각과 몇 살까지 살면서 무엇을 해야겠다는 각오와 의지가 생기지 않겠습니까?

내가 이 세상에 태어나기 위해서는 수억의 어머니 · 아버지 중에서 꼭 내 어머니, 내 아버지여야 하고, 또 그 윗대로 거슬러 올라가서도 역시 그러해야 합니다. 조금만 생각해 보아도 이 억겁(億劫)의 엄청나고 너무도 귀한 나의 생명, 그리고 역시 더없이 소중한 이웃의 생명, 어찌 나와 이웃의 이 생명을 아끼고 소중히 여기지 않을 수 있겠습니까? 그러므로 우리 모두가 엄청나게 귀한 생명을, 그리고 한 번뿐인 인연으로 만나는 만남을 소중히 잘 아껴야 합니다. 그뿐 아니라 올바른 가치관을 가지고, 보다 건강하게 오랫동안 잘 살면서 진실로 가치 있고 소중한 일들을 골라서 해야 하지 않겠습니까?

이렇게 보니 우리의 생이란 무척 짧게만 느껴집니다. 이런 의미에서 우리는 몸과 마음이 다 건강하게 오래 살아야 할 이유가 필연적으로 생기며, 따라서 우리는 건강을 소중히 다루기 위해 올바른 계획을 하고 최대한의 노력을 기울여야 합니다. 그러하기에 우리의 이 귀중한 생명과 몸을 올바른 삶으로 가꾸어 가야 할 의무와 책임이 무겁다고 생각하지 않을 수 없습니다.

⊙ 아래에 저자가 진료하는 형이상학적(形而上學的)인 환자의 케이스를 살펴봅니다 ⊙

• 어느 날은 고상하게 차려입은 느낌 좋은 분이 힘없이 나와 마주 앉으면서,

"거의 3년 전부터 딱히 어디가 아픈 것 같지는 않은데, 몸이 수시로 나른하고 정신적인 의욕도 떨어지며 사는 것이 즐겁지도 않고, 수시로 불안·초조하고 전전긍긍하는 상태여서 급기야 종합병원에서 1박2일 종합검진까지 받았습니다. 그런데 교수

님 말씀이 **'다행히 별다른 이상 증상이 없으니 안심하고 귀가하셔서 즐거운 시간을 가지세요. 간단한 처방의 약과 함께'**라고 하셨습니다.

그 처방받은 약을 먹으면 마음이 좀 편해지는 것 같기는 한데 **약을 복용할 때뿐입니다.** 기운은 더 가라앉는 것 같고, 눕고만 싶어지며, 나른하고 잠이 오고, 그런데 별 진전이 없던 차에 친구의 소개로 찾아왔습니다."

• 무척 예민하고 좀 창백해 보이는 40대 후반 환자의 첫마디가,

"두통으로 15년 이상 고생하고 있습니다. 하루 건너 한 번 두통으로 거의 제 삶이 없는 것 같습니다. 어떻게든 좀 살려주세요! 머리에 수시로 안개가 끼어 있는 것 같으면서 한 달에 2~3회 심할 때는 구토 증상까지 있는 심한 두통에 시달리고 있습니다. 그리고 불안신경증 증상도 겹쳐 무척 힘듭니다.

양방·한방 어디를 가도 만족한 도움을 받지 못하고 있던 차에 인당 홈페이지를 보고 찾아왔습니다. 그리고 선생님! 신경이 너무 예민하고 불면증으로도 시달리고 있으며, 소화도 잘 안 됩니다. 저 같은 환자도 치료가 가능할까요?"

한의학적 진단과 치료는 이와 같이 일반적으로 진단과 치료가 잘 안 되는 질환에 좋은 성과를 올리고 있습니다. 특히 두통의 치료가 그러하고, 그 밖에 여드름, 비염, 소화기 질환, 신경정신 질환(불안신경증, 노이로제), 갱년기장애, 불면증, 경추통, 요통, 관절통 등의 치료에 중점을 두고 있습니다. 이러한 병에는 한의학적 치료의 효과를 크게 기대할 수 있는 질환입니다.

이 책의 제목이 '그럴 수도 있지~ 뭐!'입니다.

마음에 행복이 가득하면 삶의 가치가 높아집니다.
병은 어디에서 오는가? 행복하지 못한 마음으로부터 옵니다.

우선 먼저 꼭 드리고 싶은 말씀 한마디.
"스트레스를 받아 못 살겠네." 어른과 아이 모두 스트레스를 받는다고 야단들입니다.
그러나 "스트레스는 받는 것이 아니고 내가, 내 인격이 스스로 만든다." 즉, 나의 인격 모양에 따라 형성됩니다. 스트레스가 가슴에 쌓이면 화병이 됩니다.

누구나 '스트레스'는 나 이외의 다른 사람으로부터 온다고, 그리 알고 피해의식으로 힘들어 합니다. 천만에요! 스트레스는 내가 만든다는 사실을 명심하시기 바랍니다.
우리는 왜 행복하지 못할까요? 병은 행복하지 못한 마음으로부터 온다고 했는데, 행복이 너무 짧다고 야단들입니다. 나에게만은 행복이 길었으면 하고, 누구나 그리되기를 원합니다만, 아니요, 행복은 순간순간에 느껴지는 황홀함과 기쁨의 연속입니다.
그래서 행복이 짧게 사라지기에, 우리들은 인생이 무상함을 안타까워 합니다. 아니요! 무상하기 때문에 변하고, 달라지기 때문에 도리어 행복해진다는 사실을 명심하시기 바랍니다. 행복하지 못한 원인은 거의가 자기 자신을 기준으로 삼기 때문입니다.

행복한 것과 관계없이 우리를 견딜 수 없게 괴롭히는 너무 힘든 질환도 많습니다.

대표적으로 만성두통·편두통, 화병(신경증), 기력 부족입니다. 이는 체질 유전적인 소인이 강하지만, 특히 이 중에 만성두통은 한·양방 어디에서도 완치가 안 됩니다. 그러나 저자가 치료하는 경우의 포인트는 두통에 장수하는 약, 즉 조혈제를 처방해 놀라운 효과를 보고 있습니다.

저자의 박사학위 논문 제목이 '녹용이 흰쥐의 내분비 기능에 미치는 영향(호르몬 대사기능)'입니다. 따라서 오랫동안 면역력과 스태미나 등 허약체질의 기능 개선 노하우와 특히 두통(편두통), 화병(불안신경증), 여드름 등의 특수치료를 47년 이상 쌓아 왔습니다.

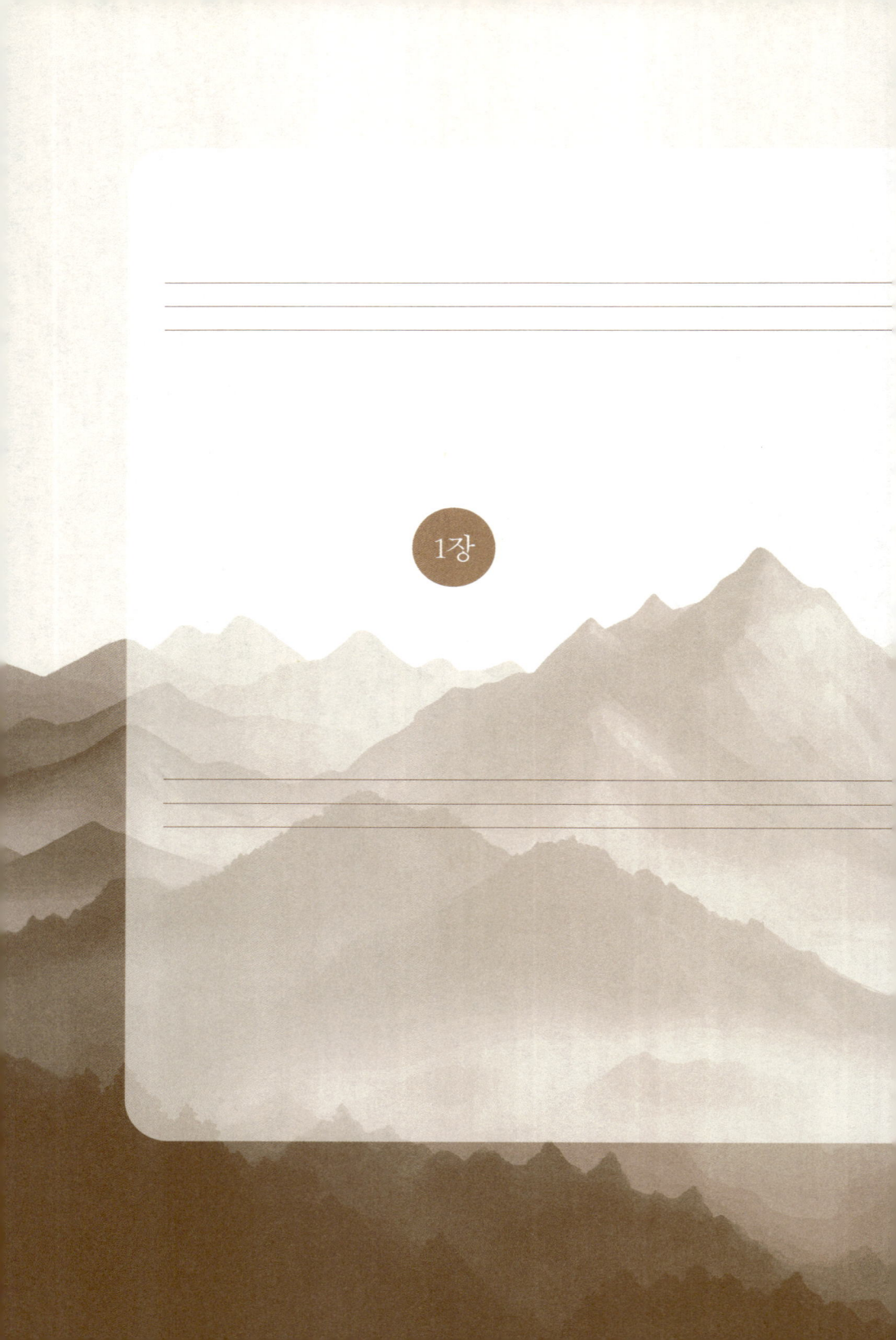

병은 어디에서 오는가?
행복하지 못한 마음으로부터 온다

그럼, 지금부터 왜 그런지, 펼쳐보겠습니다.

우리 각자의 삶이 온유와 겸손의 삶이면, 이 세상은 행복으로 충만해집니다. 그리되면 우리 모두 행복하고 병과 멀어지며, 오래도록 값있게 잘 살 수 있게 됩니다.

성경에 하나님의 아들인 예수가 우리에게 이렇게 말했습니다.
"나는 마음이 온유하고 겸손하니 나에게 와서 배워라."
*온유(溫柔: 심성이 온화하고 부드러움)
*겸손(謙遜: 남을 존중하고 자기를 낮추는 태도)
온유와 겸손은 단지 성품이 아니라 삶의 방식을 뜻합니다. 온유는 유약(柔弱)함이 아니라 강한 힘을 부드럽게 해 겸허히 살아감을 말하며, 겸손은 남을 존중하고 자신을 낮추며 다른 이를 높이기 위해 스스로 작아지는 사랑을 말합니다.

우리의 마음이 온유하고 겸손해지기 위해 심성(心性)을 가다듬으면, 사람 관계에서 수도 없이 발생하는 스트레스에서 벗어나 마음이 화평할 수 있게 되고, 각자의 마음에 평안이 자리하기에 우리 모두는 건강 장수할 수 있습니다. 그리고 이 세상은 즐겁게 살아볼 만한 무척 아름다운 곳이 되겠지요. 그래서 가장 이상적인 지고(至高)의 무병건강 장수의 포인트는 온유하고 겸손함입니다.

'스트레스를 받아 못 살겠네!'가 아니고, 스트레스는 내가, 내 인격이 만든다는 사실을 명심하시라

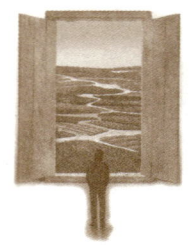

요즘 흔히 핑계로 가장 많이 등장하는 단어가 어른이나 아이 할 것 없이 '스트레스받아 못 살겠다'입니다. 많은 어려운 신경증 질환인 '화(火)'가 이 스트레스로부터 온다고 야단들입니다만, 이는 터무니없이 잘못된 생각입니다. 착각입니다. 놀라지 마세요. 그 스트레스는 다른 사람 때문이 아니라 내 스스로가 만든다는 사실입니다. 반드시 기억해 두시기 바랍니다.

마음이 행복으로 가득하면 노화를 늦출 수 있다고 했습니다. 그런데 스트레스가 우리의 마음을 매우 불편하게 하고 아프게 한다고, 많은 분이 건강을 위협하는 가장 큰 원인이라고 합니다. 먼저 이에 관해 함께 심도 있게 짚고 넘어가 보겠습니다.

이 스트레스란 단어가 무척 중요합니다. 왜냐하면 근대에 접어들어 정신적인 원인으로 지목받는 다양한 신경증 질환이 스트레스에 의한 스트레스 호르몬이 원인이 돼 발생하는 것으로 결론을 내리고 있습니다. 스트레스 호르몬의 발생이 문제랍니다. 이로 인해 발생하는 치료하기 어려운 다양한 질환의 발병 원인으로 스트레스가 작용하는 비중이 매우 크기 때문입니다. 궁극적으로 암 발생의 원인으로도 작용합니다.

타인으로 인해 마음이 몹시 힘들거나, 그 사람을 보기만 해도 스트레스가 쌓인다는 생각이 들 때는 마음을 돌이켜 넓은 마음으로 용서하고 받아들이십시오. 그러함에도 도저히 받아들일 수 없고 수용이 안 되면 무시하든지, 내치든지 하면 병으로 발전하지 않습니다. 그렇게 하지 못하고 계속 관계를 붙들고 속을 태우면, 이 스트레스 덩어리가 내 가슴에 쌓이고 또 쌓여 드디어 치료하기 어려운 화병이 됩니다.

반면에 우리 일상생활 중에 불편한 생활 스트레스를 개선하기 위해 피나는 노력으로 연구해 극복해 준 사람들(과학자들)에 의해 오늘날과 같은 놀라운 과학의 발전이 이뤄졌고, 또 어려운 문제(정신적 문제와 문화적·철학적인 문제)를 밤잠 못 자고 탐구해 준 고마운 학자들의 노력으로 찬란한 문화와 오묘한 철학적 지식으로 인해 올바른 정신세계가 형성됐다고 생각합니다.

이것이 바로 스트레스는 그 사람의 마음가짐에 따라 결정된다는 이론입니다. 즉, 스트레스는 내 자신이 만든다는 사실을 명심하시기 바랍니다! 이 스트레스를 극복하고 노력한 사람들에 의해 오늘날과 같은 놀라운 과학과 찬란한 문화와 철학이 이뤄지게 됐습니다.

이 스트레스의 발생 원인은 마음가짐입니다. '그럴 수도 있지~ 뭐!' 하고 마음을 다스리면 되는데, 그렇지 못하면 그 스트레스에 의해 우리의 가슴속에 화(火)가 쌓이게 되고, 이 화를 컨트롤하지 못하면 스트레스 호르몬에 의해 활성산소가 생성돼 우리의 DNA까지 공격받게 됩니다.

　사람을 살리고 생명을 유지해 주는 것도 산소고, 사람을 죽음으로 서서히 인도하는 것도 산소(활성산소)입니다. 이 활성산소는 DNA에 붙어 우리 몸의 노화를 촉진하고 질병을 유발하는 주범입니다. 인류가 앓는 수만 가지 질병 중 80% 이상이 활성산소 과다에 의해 발생합니다. 여러 유전적 요인, 환경적 노출(흡연이나 자외선 등), 생활 습관 선택, 과다한 활성산소 등이 DNA 손상을 복합적으로 일으켜 궁극적으로 암 발생에 영향을 미칩니다.

그 행복은 지금 어디에 있는가?
왜 우리는 별로 행복하지 못한가?

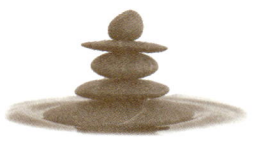

　인생의 행복은 감동과 감탄의 통로를 통해 이뤄집니다. 그런데 그 행복의 순간은 이 매우 짧은 순간이 모여 이뤄집니다. 행복 그 자체가 길어지면 이미 행복으로 느끼지 못하게 돼 안타까움의 갈증만 증폭돼 불행해집니다.
　태어날 때, 사랑할 때, 즐거울 때, 기쁠 때, 그리고 남에게 기쁜 마음으로 내 것을 나눌 때 행복의 진한 감동이 느껴집니다. 우리 다 함께 감동하고 또 감탄합시다.
　이것을 모으면 행복이고, 행복하면 가슴이 여유롭고 따뜻해져 노화의 걸음이 느려집니다. 아기와 아이는 엄마의 감탄을 먹고 무럭무럭 자라고, 부부끼리도 서로 칭찬하는 감탄을 먹고 또 먹고 더 튼튼하게 행복해집니다.

우리는 천천히 나이 들게 해준다는 수도 없이 많은 방법으로 열심히 살아갑니다. 그러나 세계 도처에서 전혀 다른 생활 방식과 각기 다른 환경에서 같지 않은 음식을 섭취함에도 오래 건강하게 사는 사람이 있고, 단명하는 경우도 있습니다. 건강과 불로는 섭취하는 음식의 종류나 어떤 특별한 약과는 그렇게 관계가 깊지 않습니다.

그러나 행복하면 누구나 건강해지고 노화의 속도도 늦출 수 있습니다. 행복한 가슴으로 행복을 전하는 삶에 나이 계산은 무의미합니다. 그 자체의 삶이 아름다운 장수의 삶이기 때문이지요. 따라서 오늘의 건강 장수 주제는 '행복'입니다.

행복하지 못한 원인?

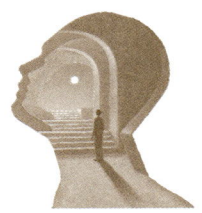

자기 자신을 기준으로 삼기 때문이다

우리는 누구나 행복을 추구하면서 아니, 행복하기 위해 산다고 해도 과언이 아닙니다. 그런데 행복하지 않은 모든 원인은 자기를 모든 것의 기준으로 삼기 때문입니다. 난 아닌데 네가 문제라는 겁니다. 이것으로부터 미움이 싹트고, 도저히 용서하지 못하며, 급기야 불미스러운 엄청난 일이 일어나는 경우도 많습니다.

나만을 위한 무차별적인 환경 파괴로 인해 지금 지구 곳곳에서 발생하는 천재지변, 지진, 폭풍, 이상기후 등. 이 모든 것은 지구가 인간으로부터 받은 상처를 치유하기 위해 자신을 스스로 정화하기 위한 몸부림으로 볼 수 있지 않을까요? 견(犬)공이 몸을 흔들어 물을 털어내는 것처럼요.

나 중심의 우리 삶은 너무 힘듭니다. 나를 기준의 축으로 삼을 때 세상 만사는 나 대(對) 세상의 구도가 되고, 그로부터 모든 번뇌와 고통, 즉 불행이 찾아오게 됩니다. 이와 같이 우리는 언제나 고통을 불러들이는 원인을 놀랍게도 스스로 만들고 있다는 사실입니다.

애증(愛憎)과 자비심(慈悲心) 부족

우리가 바쁜 시간을 내 교회나 절에 가서 예배나 예불을 드리는 이유가 무엇입니까? 즉, 진리를 통해 '상대방이 아니라' 내 자신의 생각과 삶이 달라지게 하기 위함이 아니겠습니까? 사랑이 무엇인가요? 제 생각에 사랑은 상대방이 나와 다름을 인정하고 있는 그대로를 받아들이는 것이라고 생각합니다.

인간사가 자유롭지 못한 원인은 애증(愛憎) 때문입니다. 지나치게 좋아하고 원수처럼 증오하는 분별 때문이지요. 우리는 이 지나침에서 벗어나야 합니다. 달라져야 합니다. 사랑과 자비는 비슷한 것 같으면서 좀 다릅니다. 사랑보다는 한 차원 높은 자비의 마음을 가져야 누구와도 가까워질 수 있습니다. 자비(慈悲)의 자(慈)는 함께 즐거워하고, 비(悲)에는 슬픈 자와 함께 슬퍼한다는 뜻이 있기 때문입니다.

어떻게 하면
행복할 수 있을까

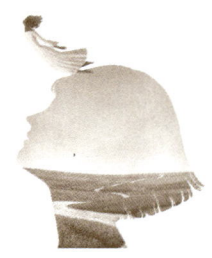

지금 행복하셔야 합니다

　마음이 자유로워지면 행복할 수 있는데 나로부터 자유하지 못하면, 내가 내 속에만 머물러 있으면 행복하기 어렵고, 자유하기란 더더욱 어렵습니다. 그냥 너그럽게 받아주면 되는데, 안타깝게도 누구나 그것이 잘 안 됩니다.

　우리 모두는 '행복은 먼 미래 어느 곳에 있다'고 믿고 그 미래의 행복을 위해 현재의 지금을 희생으로 감내(堪耐)하는 경우가 많습니다. 고진감래(苦盡甘來)는 거짓말입니다. 지금 이 순간이 행복하지 않으면 행복은 여기에도, 어느 곳에도, 미래에도 없습니다.

　과거는 이미 지나가 지금 이 자리엔 없고, 미래는 아직 오지도 않아 역시 지금에는 없는 존재입니다. 지나간 과거를 부러워하고 괴로워하며, 그리고 아직 오지도 않은 미래를 불안해하거나 동경하는 것은 어리석은 일이 아닐까요? 미래는 단지 오늘의 나를, 나의 결과를, 나의 삶의 모습을 올려놓을 쟁반이나 그릇에 지나지 않습니다. 그 그릇이나 쟁반을 동경하거나 불안해할 수 있겠습니까?

과거도, 미래도 아니고 지금 이 순간을 행복으로 가득 채우십시오. 우리는 오늘부터, 아니 이 순간부터 현재형 참 인격으로 살아갑시다. 그러한 사람 곁에는 병마가 접근하지 못합니다.

어떡하면 행복할 수 있을까? 행복은 얼굴에 따뜻한 미소를 머금고 이웃을 대하며, 아주 적은 것으로도 만족할 줄 알 때, 그리고 내 것을 나눌 때 찾아옵니다.

과함과 지나침에서 벗어나야 합니다

과함은 부족함만 못하다는 옛말이 있습니다. 우리의 삶에서 너무 미워하거나 좋아하고, 너무 사랑하는 이 도를 넘는 너무 심한 것에서 벗어나야 합니다. 그리되면 마음이 평온해집니다.

나의 마음이 평온해지면 나를 만나는 상대방도 자연스럽게 마음이 따뜻해집니다. 그래서 함께 살아가기가 매우 좋아집니다. 이렇게 되면 인간관계는 아름다워지지 않겠습니까?

행복은 나에 의한 이웃에게서 온다고 했습니다. 사람이 없으면, 이웃이 없으면, 너도나도 없으면 그 행복은 지금 어디에도 없습니다.

친절을 아끼지 마세요

 이웃을 귀찮은 존재라고 생각하는 경우가 종종 있지요. 누군가 말씀하시기를, 이웃은 내 복을 일구는 밭이라고 했습니다. 옆 사람은 경쟁자, 내가 싸워 이겨야 할 사람이라고 생각하면 이웃이 스트레스 그 자체가 됩니다. 옆에 계신 분의 얼굴을 보고 확인해 보세요. 그 얼굴이 내 복을 따는(거두어들이는) 밭이랍니다. 그런데 무료로는 안 됩니다.

 빈손으로 복을 거두어들일 수는 없습니다. 먼저 무엇을 해야 할까요? 그렇지요! 씨를 뿌리고 정성으로 가꾸어야 합니다. 만나는 사람이든, 짐승이든, 자연이든 모든 것에 그냥 친절하고 따뜻하게 대하면 됩니다. 그러면 우리 모두는 행복해질 수 있습니다.

 모든 종교를 한곳에 모아 쥐어짜면 무엇이 흘러나올까요? 사랑? 자비? 이건 너무 무겁고 어렵습니다.

 네! 친절이 흘러나옵니다. 이 친절은 세상 어느 종교보다 따뜻하고 포근합니다.

그런데
행복하려면?

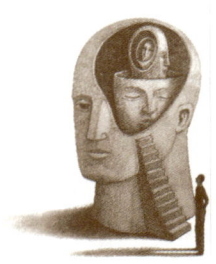

　먼저 내 가치가, 저 사람의 가치가 얼마인지 알아야 하지 않겠습니까? 그래야 진정으로 나 자신을 스스로 사랑할 수 있고, 그 가치에 걸맞은 삶을 살게 되며, 이웃도 존중하게 됩니다. 과연 나의 가치는 얼마나 될까요?

　기독교 성경에 당신의 값이 얼마라고 기록해 놓았던가요? '온 천하와도 바꿀 수 없다'입니다. 불교 경전에도 '천상천하유아독존(天上天下唯我獨尊)' 하늘과 땅 사이 즉 천지에 오로지 내가 존귀하다고 했습니다. 너도 그렇고 나도 존귀하답니다. 그런데 온 천하, 즉 우주가 얼마나 큰 줄 아세요?

　2013년 3월의 발표에 의하면 우주의 직경은 137.98±0.37억 광년이라고 합니다. 어마어마하지요? 빛의 속도는 1초에 30만km나 가는데, 우주의 지름은 그 빛이 약 138억 년 동안 달려야 도달하는 크기입니다.

그런데 우리들 한 사람 값이 저 천지보다 더 크다고 합니다. 존재는 상대적이기에 내가 없으면, 내가 죽으면 저 하늘도, 우주도, 아무것도 다 없어지는 거지요. 그렇기에 우리 한 사람 한 사람이 우주보다 크다는 의미입니다.

옆에 계시는 분을 보세요. 그분이 누구시지요? 뭐라고요? 네 맞아요. 소우주(小宇宙)입니다. 어찌 이 이웃을 보고 반가워하며 사랑하지 않을 수 있겠습니까. 내 가족, 이웃, 심지어 미운 사람들까지도 우주에 버금가는 위대한 창조물이구나! 존중하고 사랑하지 않으면 안 되겠구나! 내가 감히 누구를 미워하고 무시할 수 있겠는가?

두루두루 사랑하시기 바랍니다.

이처럼 크나큰 마음엔 질병이 감히 기웃거릴 수 있겠습니까? 이런 사람에게는 노화가 멀리서 뒤따라올 수밖에 없지 않겠어요?

인간의 뇌 구조와
우주의 비교

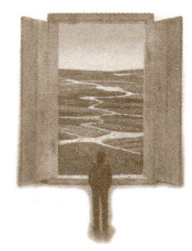

　어느 건방진 과학자가 이런 말을 했습니다. "인간의 뇌는 천지를 창조한 하나님보다 조금 못하다. 지구뿐 아니라 우주의 거의 모든 정보를 우리의 뇌와 마음에 담을 수 있기 때문이다." 도무지 무례한 비유라고 생각하면서도 다시 한번 더 깊이 생각해 보면, 창조주가 인간을 얼마나 사랑하기에 우리의 뇌를 그토록 엄청나게 창조했을까? 내 자신을, 이웃을 생각하며 숙연해집니다.

인간의 뇌 구조와 우주의 비교

　인간의 몸 전체 세포 수는 60조 개, 뇌의 무게 1.4kg, 뇌세포(+소뇌)는 1000억 개, 뇌세포 간 전달 기능의 시냅스는 1000조 개가 넘는답니다.

1000조를 1초에 하나씩 세면 1600만 년이나 소요됩니다. 어떻습니까? 이 또한 어마어마하지요. 그런데 우리의 뇌 속에 우주의 거의 모든 정보를 담을 수 있는 기능을 지니고 있답니다.

    이 인간의 뇌와 우주를 간단히 비교해 볼까요? 바로 위에 알려드렸듯이 우주의 직경(直徑)은 빛의 속도로 계산하면 138억 광년이라고 합니다. 어떻습니까? 이토록 광활한 세상에서 110세까지는 살아야 하지 않겠습니까! 그런 욕심이 생기지요!

    섭생(攝生)을 잘만 하면 110세까지의 삶이 가능합니다. 그런데 폭식＋폭음주＋폭흡연＋누군가를 지독하게 미워함, 여기에 정신적인 스트레스로 화(火)가 쌓이고 또 쌓이면 뇌세포가 하루에 100만 개 이상 죽는답니다(뇌세포 자연 소멸의 거의 5배). 여기에 더해 치매, 그리고 60세 이전부터 온갖 성인병, 또 급기야 암 발병 가능성도 매우 커집니다.

    이렇게 사시면 당연히 천천히 늙어가기 어렵겠지요?

인간의 뇌는?

뇌세포의 분열은?
- 생후 3개월 후부터 대뇌 활동을 시작하고, 2~3세 이후는 증식이 정지.
- 다른 연구 논문에는 25세까지 증식하면서 인지능력과 지능을 유지한다.
- 태어나면서부터 뇌세포는 조금씩 파괴되기 시작.
- 성인은 하루 15만~25만 개 정도의 뇌세포가 파괴되기 시작하고 재생은 안 된다(뇌세포가 많이 파괴되는 주된 원인은 수면 부족과 불규칙한 생활 및 지나친 욕심, 화(火)의 누적이다).

• 우리는 뇌세포를 평생 동안 겨우 10% 정도밖에 활용하지 못한다.

컴퓨터는 전류가 흐를 때를 '1', 흐르지 않을 때를 '0'인 2진법으로 계산한다. 인간도 뇌세포를 연결하는 정보 회로인 신경섬유(시냅스)가 컴퓨터와 유사한 2진법으로 작동한다고 합니다.

노화의 원인인 화(火)에 대해서
(신경증 질환의 한의학적 원인)

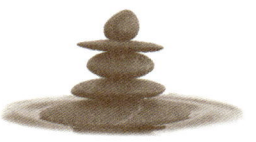

한의학의 기(氣)와 화(火)의 이론 원리는 매우 심오한 영역입니다. 이 기와 화의 원리 때문에 한의학이 영원히 존재해야만 할 깊은 뜻이 있습니다. 한방의학은 한마디로 표현하면 형이상학(形而上學 · 눈에 보이지 않는 의학 80%)적 의학이기 때문입니다. 그러고 보면 양방의학은 형이하학(形而下學 · 눈에 보이는 의학 80%?)적 의학이라고 할 수 있겠지요.

'기(氣)'의 예를 한 가지 들어보겠습니다. 힘과 기운(氣運)에 관해 설명해 드리겠습니다. 우리는 일상에서 오늘의 인사말로 "오늘 피곤해 보이시네요." 또는 "기운이 없어 보이는군요"라는 말을 자주 합니다. 이 힘 대신에 똑같은 의미로 사용하는 낱말은 기운입니다. '힘'이라 발음되는 한자는 없지만, 기운은 한문에서 온 우리 낱말로 '기운(氣運)'이라고 쓰고 힘과 같은 의미로 사용합니다. 氣(기운, 공기, 대기)는 에너지의 뜻이고, 運(운동, 회

전, 천체의 궤도)은 운행한다는 뜻으로, 기가 잘 돌면 힘이 있다는 뜻이 됩니다. 이해가 되시지요.

　이 기의 운행은 매우 중요합니다. 한의학에서는 기가 잘 돌면 건강하고 그렇지 않으면 여러 가지 병적인 상태로 나타난다고 봅니다. 한의학은 기와 화에 관한 의학이라 할 수 있고, 모든 병의 근원도 이 기와 연관을 짓습니다.

　우리가 흔히 답답함, 억울함, 슬픔, 미워함, 또는 매우 기쁨이 넘치는 상태, 깊이 사랑할 때 등과 같은 때에는 누구나 가슴이 뛰어 손을 가슴에 대기도 합니다. 또 "아! 기가 막혀" 하며 가슴을 치기까지 합니다. 위기의 순간을 넘겼을 때도 안도하며 가슴을 쓸어내립니다.

　왜 가슴일까요? 한의학에서는 양 젖꼭지 사이를 전중(膻中)이라고 해 이곳을 기의 원천으로 봅니다. 즉, 상하 유통이 잘 안 되는 기는 전중에 모이게 되고, 이렇게 되면 가슴이 조이든지 답답해지기도 하고 아프기까지 합니다. 그래서 한(恨)이 가슴에 맺힌다고 하지 않습니까? 한은 머리가 아니라 가슴으로 느낍니다. 가슴을 X선, CT, MRI로 진단해 이 사람이 한이 맺혀 있는지, 누구를 몹시 사랑하는지 미워하는지 알 수 있을까요? 그러나 우리 인간은 이 가슴이 무엇보다 중요합니다. 이 세상 모든 것을 이 작은 가슴에 거의 다 담을 수 있기 때문입니다.

　기회 있을 때마다 상대가 누가 됐든 안아 주시기 바랍니다. 그 가슴에 따뜻하고 포근함이 모든 것을 담고 있기 때문입니다. 특히 자녀들을 수시로 사랑이 가득 담긴 따뜻한 가슴으로 지그시 안아 주세요. 부부간에도 자주, 그리고 가까운 사이에도 더욱 그러합니다.

　우리를 괴롭히는 질병의 70% 이상은 이 기와 관계가 깊습니다. 즉,

마음의 그릇인 가슴에 의해 좌우됩니다. 즉, 한방의학에서는 거의 모든 질병은 '기'의 불균형에서 발생한다고 봅니다.

이 기에 문제가 발생하면 그 병적인 상태를 '화병(火病)'이라 하고, 이 화는 오장육부뿐 아니라 정신적인 면까지 균형을 깨트려 생명 에너지인 기의 흐름을 방해하기 때문에 만병의 원인이 된다고 보는 의학이 한의학입니다. 이 기를 잘 돌게 해 화기(火氣)를 씻어주면 화가 풀리고 가슴이 시원해지면서 참으로 편안해집니다.

기(氣)의 흐름을 원활히 하려면
(행복해지는 마음가짐)

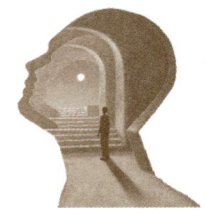

기 흐름의 방해를 해결하는 포인트는,
'그럴 수도 있지~ 뭐!'이면 됩니다

나는 이 기에 가장 큰 영향을 미치는 요소는 마음가짐이라고 단언하고 싶습니다. 그중에서도 욕심과 탐욕, 그리고 시기와 질투입니다. 그러면 이 욕심으로 기인한 질병의 원인을 차단하는 방법은 없을까? 살펴보기로 하겠습니다.

청빈(빈·貧) - 많이 벌어서 나눔. 탐욕(탐·貪) - 지나치게 벌어서 움켜 쥠. 그래서 피가 탁해지고 동맥경화, 당뇨, 심장병, 비만, 암 등이 발생하기 쉬운 환경이 된다고 보는 것이 한의학입니다.

마음의 따뜻함과 가지고 있는 물질을 함께 나눌수록 기의 흐름이 원활해져 행복해지고 당연히 질병은 무서워서 뒷걸음질합니다.

'그럴 수도 있지~ 뭐!'이면
내 인생이 바뀔 수도 있는데!

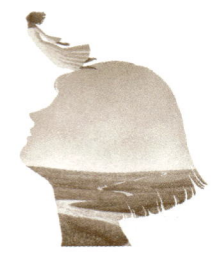

어떻게 하면 가슴속 깊은 마음에 이것을 새겨 넣을 수 있을지? 아래 13가지를 신중하게 생각하고 실천하면 된다.

1. 우리 모두는 각양각색임을 알자

　내 아내나 남편을 이웃의 아내나 남편과 비교하지 말라!
　우리는 모두 다르고 독특하다. 자기만의 색깔이 있고 그 색깔로 아름답게 꽃피워야 합니다. 나는 어디까지나 나이어야 합니다. 장미나 진달래나 국화나 목련꽃은 자신만의 꽃을 피우지 다른 꽃과 비교하고 부러워하며 시샘하지도, 탐내지도 않을 뿐만 아니라 무리하지도 않습니다. 이와 같은 상태에서는 가슴이 아프지 않고 기의 흐름이 평화로워져 가슴이 따뜻해집니다.

이런 가슴에 병마가 스며들 틈이 있을까요.

2. 모든 것에 감사하자

나는 감사할 것이 하나도 없어요!

그래요? 아닙니다! 지금, 이 순간에 살아 있음이 기적이고 감사의 큰 제목이지요. 아침에 세면대 거울에 비친 모습을 보며 내가 죽지 않고 살아 깨어 있음에 감사합시다. 그리고 "나는 할 수 있다. 나는 소중하다고 칭찬합시다." 이런 나를 만들어 주신 부모님과 신께 감사합시다.

이렇게 자신감 넘치는 내가 오늘을 가치 없이 살 수 있겠는가? 누구를 미워하거나 부러워할 수 있겠는가? 참다운 모습으로 참 좋은 하루를 살아가야 하지 않겠습니까!

오늘 하루도 전 세계에서 굶어 죽는 어린이만 3만여 명, 건강한 사람이 아침에 일어나지 못하고 5000여 명이나 사망한다고 합니다. 지금 살아 숨 쉬고 있음을 감사하지 않을 수 있겠습니까?

3. 서로 사랑하자, 자비를 베풀자

서로 사랑하면, 이거면 다 됩니다. 막연한 사랑이 아니라 구체적인 사랑이어야 합니다. 그리고 자비의 뜻을 다시 한번 더 살펴볼 필요가 있습니다. 자(慈)란 함께 즐거워하고, 비(悲)는 함께 슬퍼하고 함께 나눈다는 뜻이라고 했습니다. 애절한 마음으로 함께 슬퍼할 수 있어야 합니다.

특히 사랑만에는 문제가 있습니다. 사랑의 이면에 함께 따라붙는 것은 독점욕과 아집, 질투, 시기, 증오, 나아가서는 심지어 살인도, 전쟁까지도 일어납니다. 이와 같은 사랑이 아닌 참사랑을 생각해 보아야 하겠습니다. 참사랑일 때 가슴이 따뜻해져 행복해지고 어떤 병마도 깃들 자리가 없어집니다.

4. 산소 소모를 줄이자

산소를 최대로 소모하는 행위는 즉, 활성산소를 양산하는 행위입니다. 먼저 내 가슴에 산소를 소비하는 포인트는 상대방을 미워하는 마음입니다. 어떻게 미워하지 않을 수 있느냐고요? 아니요! 간단합니다. 상대방의 입장에서 생각하기, 그래도 정 안 되면 상대를 무시하든지 피하면 됩니다. 그리고 질투, 시기, 과식, 과음, 지나친 운동도 함께 삼갑시다. 그러면 그 무서운 암도 피해갑니다.

5. 나누는 삶, 베푸는 삶

나는 베풀 것이 없는데-, 아니요! 가장 작은 것으로부터 시작해야 나누는 삶이 가능합니다. 예를 들면 양보하기, 기다려주기, 상냥한 미소 짓기, 먼저 인사하기 등도 아주 좋은 베푸는 삶입니다. 간단하지요. 그런데 그 가치는 매우 큽니다.

6. 먼저 양보하면, 사랑하면 다 돼요

사랑은 상대가 나와 다르다는 것을 인정하고 수용하는 것이지요. 치유가 필요한 근원은 '너'가 아니고 '나'이기에 진짜 나를 먼저 순전(純全)하게 사랑하셔야 합니다.

한 단계 높여 보면, 자비의 마음을 가지고 함께 기뻐하고 함께 위로하시면 다 됩니다. 우선 나를 사랑하고 너를 더 많이 사랑하면 절로 미소가 가득해지겠지요. 그런 얼굴에 감히 병이 기웃거릴 수 있겠어요? 이리 되면 스트레스는 근접도 하지 못하지요.

7. 밝은 얼굴로 먼저 인사하기

내가 사는 동네, 아파트나 엘리베이터 안에서부터 먼저 웃는 얼굴로 '안녕하세요?' 인사하기입니다. 인사는 작은 행복의 창을 열어줍니다. 이 작은 것 하나만으로도 서로 간에 따사로움과 평화가 절로 피어납니다.

싱그러운 분위기가 만발하면 질병이 스며들 기회가 없어집니다.

8. 칭찬 아끼지 않기

우리 인생은 상대방을 칭찬하기에도 너무 짧습니다. 원래부터 우리는 남을 칭찬하기 좀 어색해하고 인색하지요. 칭찬받은 얼굴이 환~하게 변하는 그 모습이 내게 돌아와 나도 무척이나 기분이 좋아집니다.

예를 들면 자녀를 바르게 키우기 위해서는 훈계 3%, 칭찬 97%를 하시면 내 딸과 아들의 심성(心性)이 착해지고 건강하고 행복해져 더 건강하고 아름다운 인격으로 잘 자랄 수 있습니다. 칭찬을 자주 해주면 야단쳐야 할 것까지 절로 없어집니다. 그리되면 내 자녀의 인격이 격상되고 무척 건강해집니다.

칭찬을 자주 먹고 자란 아이는 얼굴 모습이 매우 맑고 매사에 자신감이 넘칩니다. 그리고 아내나 남편에게도 칭찬을 자주 하세요. 포근한 사랑이 가득 찹니다. 부부 간에도 먼저 '미안해요' '내가 더 미안해요' 하세요. 포근한 행복이 살며시 찾아듭니다.

그렇게 하면 나와 자녀, 부부간에도, 우리 모두에게까지도 병마가 끼어들 틈이 없어집니다.

9. 용서(容恕)하기, 먼저 사과하기

기독교의 성경에도 용서받을 수 있는 조건이 엄하게 붙어 있습니다. 예수님이 가르쳐 주신 주기도문에도 '네가 먼저 이웃을 용서하면 나도 너를 용서하리라'라고 기록돼 있습니다. '상대방을 먼저 용서하면'이라는 이 말의 뜻을 깊이 생각하시기 바랍니다.

진짜로, 참으로 용서하기란 정말 너무 어렵습니다. 그렇지만 용서하셔야 합니다. 왜냐하면 나도 용서받지 않고는 안 될 용서받아야 할 사람이기 때문입니다.

남을 용서하는 넓은 마음을 가진 자에겐 당연히 질병도 고개를 숙이고 비켜 가겠지요.

10. 천지에 변하지 않는 것은 단 하나도 없다

인생은 무상(無常)? 아니요! 인생은 변하기 때문에 아쉽고, 애틋하고, 아름답고, 살뜰하고, 고맙고, 신비한 것 아닌가요? 그래서 그 무상으로 인해 행복의 참뜻을 음미하게 됩니다.

변치 않기를 바라면 가슴엔 화(火)가 쌓여 빠르게 노화가 일어납니다. 화병이란 자신의 영혼까지 불안하게 만드는 무서운 병입니다.

11. 양보에 인색한 우리들

양보 잘하면, 그렇게 하면 상대는 고마워하고 나는 기분 좋아지고 마음 편해지며 모두가 훈훈해집니다. 그리되면 너도나도 마음이 따뜻해지고 가슴에 화가 쌓이지 않아 병이 피해 가겠지요. 이와 같은 마음의 변화는 행복을 낳습니다.

그래서 변화의 수용은 행복입니다.

12. 과식하지 않는 것이 건강의 첫걸음[소식장수(小食長壽)]

한방 체질의학의 네 가지 체질 중 본인이 어느 체질에 속하든 아무 관계없이 먹고 싶을 때 먹고 싶은 어떤 음식이든 감사한 마음으로 꼭꼭 씹어(30번) 먹되 과식하지 맙시다.

암을 한문으로 '癌'이라고 씁니다. 이 癌자를 분해하면, 병들어 기댈 녁(疒)과 입(口) 3개, 그리고 뫼 산(山)으로 구성돼 있습니다. 입을 3개나 가지고 산(山)만큼 많이 먹고 병들어 벽에 기대게 된다는 뜻의 한자가 바로 癌입니다. 자주 지나치게 너무 많이 먹으면 암에 걸린다는 뜻글입니다.

13. 내 슬하(膝下)에 자식이라니! 아니요. 같은 눈높이로 올립시다!

"슬하에 자식을 몇이나 두셨습니까?"라고 흔히 질문하는데, 왜 내 자식이 내 무릎 아래여야 합니까? 그리되면 자식은 부모에게 화의 덩어리로 자리하게 됩니다. 그 자식을 부모가 죽을 때까지 책임져야 할 힘든 상대가 되는 것이지요.

    슬하 즉, 부모의 무릎 밑이 아니라 부모·자식이 같은 눈높이로 함께 영혼과 피를 나눈 인격적인 관계로 서로 한없이 사랑하는 사이가 돼야 하지 않겠습니까? 그리되면 무자식상팔자가 아니라 유자식상팔자(有子息上八字)가 됩니다.

노화는 자기가 하는 말에서부터 시작된다

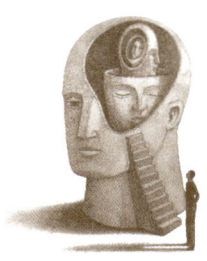

여러분도 혹시 "아~ 피곤하다" "나도 젊지 않구나" "나도 이젠 나이를 먹었구나" "나도 이젠 늙었어" "이 나이에 무슨"이라는 등의 입버릇이 시작되지 않았습니까? "아~ 이젠 젊지 않구나"라는 말을 가장 먼저 듣는 곳이 그 본인의 '뇌'라는 사실을 잊지 맙시다!

그렇게 되면 뇌가 들리는 그 '말'에 맞춰 '뇌'나 '몸'을 변화시키는 방향으로 작용한답니다. 이와 같은 생리 기능이 최신뇌의학협회(最新腦醫學協會)와 언어심리학협회(言語心理學協會)의 임상 논문에 의해 명확하게 입증됐습니다. 말이 늙으면 마음과 육체의 노화 시계가 빠른 속도로 노화로 향해 달려간다는 사실을 꼭 기억하시기 바랍니다.

참으로 젊게 살려면, 젊어질 수 있는 말의 습관(말투)을 가지고 일상을 자연스럽고 겸손하게 수용하면 됩니다. 이 이론은 인생을 행복으로 이끄는 공식으로 명확하게 판명됐습니다. 이와 같이 노화 시계를 멈추게 하는 성장 호르몬인 '사이트카인10'이 잘 분비되도록 유도해 심신을 함께 젊어지게 합시다. 이것이 즉, 행복 공식입니다.

    이제부터 각자 자신의 나이를 5~10년쯤 낮춰 설정하세요. 그만큼 더 젊어집니다. 젊어지기가 어렵지 않지요? 젊게 사시기 바랍니다.

세계적 장수 나라 일본인(9만5119명)의 100세 건강한 삶

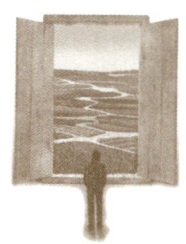

[인용: 2025년 3월 11일 조선일보 의학전문기자 김철중의 생로병사]

일본 NHK는 백세인 100명을 찾아가 건강 비결을 분석해 세 가지로 압축했다.

첫째는 염증을 줄이고 노화를 억제하는 양배추 등 식이섬유를 매일 많이 섭취했다. 둘째는 하루 종일 꾸준히 뭔가를 하며 부지런히 움직였다. 셋째는 이웃과 함께 어울림이다. 여러 사람과 두텁고 끈끈한 관계를 맺으며 살아왔다는 것이다.

NHK는 사진과 사생활이 노출되는 것을 동의한 90명을 모아 인물 편람을 냈다. 100세인의 일상과 인생 좌우명, 100년을 살면서 기뻤던 순간 등이 잔잔히 나온다.

• 102세 여성은 일본 민속 현악기 샤미센을 연주하며 노래를 부르는 낭곡사(浪曲師) 생활을 열일곱 살에 시작해 지금도 하고 있고, 그녀는 모르는 사람에게도 먼저 말을 거는 수다쟁이라며 매일 낫토를 먹는다고 했다.
• 사교댄스 강사가 직업이던 100세 할머니는 여전히 수강생을 가르친다. 그녀는 독일어를 잘해서 독일인 제자도 키운다고 했다. • 101세 현역 약사인 여성은 살면서 가장 재미있었던 영화로 2016년에 개봉된 판타지 로맨스 애니메이션인 '너의 이름은'을 꼽았다. • 90년째 자전거 수리점을 하고 있는 102세 남성은 낚시로 큰 복어를 잡았던 기억이 가장 기뻤다고 했다. 그는 '절대'라는 말을 하지 않는 게 좌우명이라고 했다. • 전직 교사인 104세 여성은 자기가 가르친 학생들이 88세가 돼 열린 동창회에 초대 받아 갈 수 있었던 일이 너무나 기뻤다고 했다.

백세인 모두 매일 한결같이 취미생활을 즐기거나 '인생 운동'을 가지고 있었다. • 94세에 기타를 배우고, • 96세에 컴퓨터를 알고, • 96세에 그림을 시작하고, • 100세에 영어를 새로 익힌다. • 나이 든 이들을 상대로 화장품 판매원으로 일하는 101세 여성은 열흘에 한 번 미용실에 다니며 자신을 꾸민다. • 한 달에 4~5번 등산을 다니는 101세 남성은 매일 50명과 대화를 나누는 게 목표라며 데이케어센터 자원봉사에 나선다. • 12세에 배운 유도를 100세가 돼서도 하고, 60년 이상 매일 신문을 숙독하며 가족에게 시사 뉴스를 해설한다.

햄버거, 감자튀김, 피자, 스파게티, 일본 술(정종)을 즐기는 사람도 꽤 된다. 어떤 이는 늘 밭일을 한다. 활쏘기, 서예, 역사소설 읽기, 자전거 타기, 프랑스 수예, 그림 색칠하기, 여행기 쓰기, 거리 청소, 수영, 게이트볼 등 각자 즐기는 취미와 일상 작업이 다양하다. 위와 같은 다양한 일을 계속하기에 인생이 즐겁고 건강을 유지할 수 있어 장수하고 행복한 삶을 산다.

100개의 무덤에는 100개의 스토리가 있다. 100세인 인물 편람을 보면 100년의 인생이라는 것, 별거 없다는 생각이 든다. 매일 하던 것을 하고, 나이에 굴하지 않고 하고 싶은 것을 하면 될 것 같다. 건강은 스스로 지키기 위해 노력해야 한다.

인생은 짧고 예술은 길다고 하는데, 인생을 예술가처럼 살면 인생도 길어지고 삶이 작품이 되지 않을까. 건강하게 오래 살고 싶다면 거창한 것보다 일상을 무엇으로 채울지를 고민하시라. 건강이 우리에게 시간과 기쁨을 선물해 줄 터이니.

비밀 하나 알려드리면
누구나 예외 없이 모두는 아픔 하나쯤은 안고 삽니다

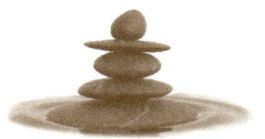

　나 말고 모두는 행복한 것같이 보여도 누구나 다 아픔 하나쯤은 가슴 저 깊은 모퉁이에 간직하고 산답니다. 그 아픔이 수시로 마음과 가슴을 찔러댑니다. 그런데 놀라운 것은 그 아픔이 오히려 나를 사람답게 만들고, 도리어 행복하게 한다는 것을 아셔야 합니다.

　그 아픔 때문에 겸손할 수 있습니다. 그로 인해 아픔이 있는 자와 함께 슬퍼할 수 있고, 또 함께 기뻐할 수 있습니다. 언젠가 그 아픔이 해결되는 날 정말 행복하지 않겠습니까? 그래서 아픔은 행복을 예비하는 흠집이라고도 합니다. 하여 아픔이 하나도 없으면 행복하게 되기도 어렵고, 인간적이지도 못하게 되는 것이 아닌가 생각해 봅니다.

　자유로워지시기 바랍니다. 자유하시기를 원하신다면, 진실로 욕망으로부터 자유로워져 행복해지기를 원하신다면? 자유롭지 못하다는 것은 어딘가에 얽매여 있기 때문입니다. 감히, 심지어 신(神)에게까지도 얽매이지 마시기 바랍니다.

　이런 마음엔 행복이 가득하고 건강해질 수밖에 없습니다. 그리되면 노화도 저 멀리서 숨차게 따라오다가 지쳐 주저앉게 되겠지요? 모두 모두 행복하세요! 그리고 더더욱 건강하시기를 기원합니다.

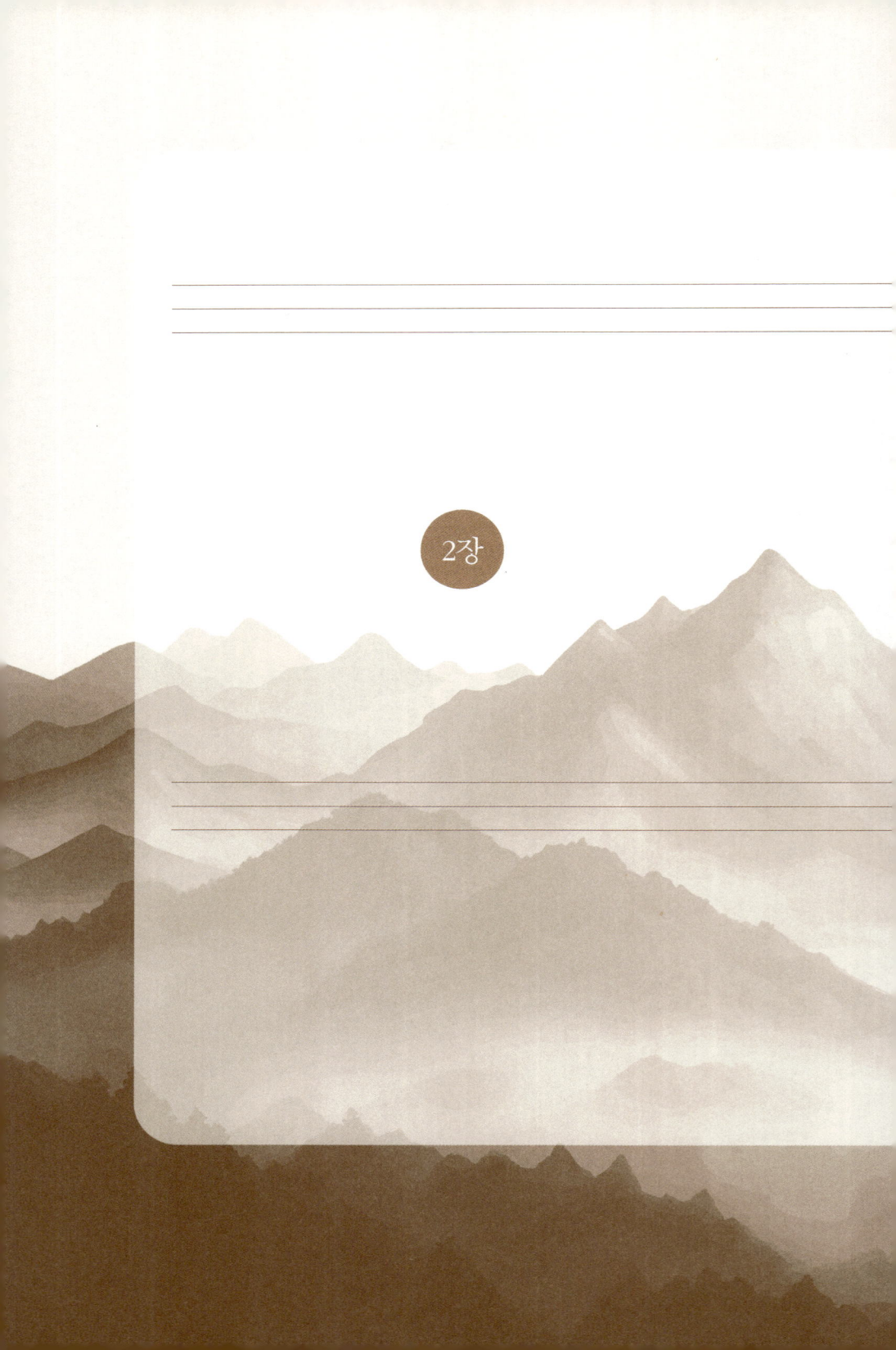

인당장양가
(仁堂長生歌)

인당(仁堂·저자의 한의원)의 장수양생법

인당장생가(仁堂長生歌)
욕(慾)은 정(正)하게 – 바람은 바르게
기(氣)는 장(長)하게 – 기분은 느슨하게
심(心)은 광(廣)하게 – 마음은 넓게
식(食)은 세(細)하게 – 음식은 담백하게
언(言)은 절(節)하게 – 말은 바르고 절제 있게
동(動)은 적(適)하게 – 운동은 적당하게
근(勤)은 고(固)하게 – 일은 견실하게
색(色)은 밀(蜜)하게 – 성은 절실하고 농밀하게

*각항의 말미에 소개된 한약차를 꾸준히 마시면 건강에 큰 도움이 된다.

욕(慾)은 정(正)하게
- 바람은 바르게

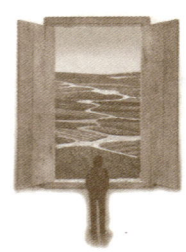

　욕심에 의한 강박관념은 무리를 낳고, 이 스트레스에 의해 우리의 귀중한 피가 탁해져서 만병의 독인 어혈(瘀血)을 만들어 탁해진 피가 뇌세포에 산소를 충분히 공급하기 어렵고, 성인병도 발생하기 쉬워져 천수를 다 누리지 못하게 된다. 오래 건강하게 잘 살려면 지나친 욕심을 버려야 한다.
　건강 장수의 비결은 정신적으로 욕심으로부터 자유스러워짐을 통해 육체적으로 피를 깨끗하게 하는 길밖에 없다. 맑은 피는 귀중한 영양소인 산소를 뇌세포에 충분히 공급해 뇌세포를 젊게 유지해 주기 때문에 100세 시대에 건강하고 천천히 노화할 수 있게 한다.
　'자신의 능력 이상의 것을 하지 않으면 안 된다'는 욕심에 의한 강박관념이 무리를 낳고 스트레스를 유발한다. 바로 이것이 우리들의 건강을 해치는 가장 큰 원인이 된다는 사실을 직시해야 한다는 것이다. 이와 같은 욕심에서 벗어나지 못할 때 결과는 성인병으로 찾아온다.

> 감사할 줄 모르는 지나친 욕심은 정신적·물질적 스트레스를 만든다. 이 스트레스는 기(氣)를 결(結)하게 해 피를 오탁(汚濁)시켜 어혈(瘀血·탁해져서 혈류에 장애를 일으키는 상태의 피)을 형성하고, 이 어혈이 혈류의 장애를 초래해 모든 성인병을 유발하는 최대의 원인으로 작용한다. 한의학에서는 이 어혈을 **만병의 독**이라고 한다.

성인병의 예방과 치료, 즉 어혈을 제거해 주기 위해 하늘이 선물한 명약 '계지복령환(桂枝茯苓丸)'이 있다.

*용법은 하루 2~3회, 식후 30분, 용량은 1회 40환(4~5g)

계지복령환		
계지(桂枝)	등분	말초혈관 확장, 수족 따뜻하게, 건위, 복통, 상열하한, 요통(무릎통증), 해열진통
복령(茯苓)	등분	이뇨작용, 당뇨보조제, 설사 진정, 피부미용, 정신안정, 불면증, 체력증진
목단피(牧丹皮)	등분	해열, 진통, 소염, 생리불순(진경, 생리통), 어혈 제거, 열병, 혈행보조
도인(桃仁)	등분	어혈 제거, 혈액순환 보조, 생리 불순, 복통, 타박상, 해독, 피부 표백, 혈액 청정
작약(芍藥)	등분	위기능 개선, 소화 촉진, 어혈 개선, 관절 건강, 신경 진정, 스트레스 완화

기(氣)는 장(長)하게
– 기분은 느슨하게, 심(心)은 광(廣)하게 – 마음은 넓게

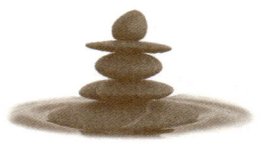

앞에서 건강의 적은 정신적인 스트레스며, 이 스트레스의 원인은 욕심에서 기인한다고 한다. 이로 인해 우리의 귀중한 피가 오탁(汚濁)돼 어혈이 발생하고 이것이 만병의 독(염증)으로 우리 몸에 해를 끼쳐 성인병을 일으키는 원인으로 작용한다. 동물의 위장을 위 카메라로 관찰하며 사이렌 소리를 들려주면, 그 잡음으로 인한 스트레스 때문에 위벽의 모세혈관이 파열돼 출혈하는 것을 관찰할 수 있다.

인간도 심한 스트레스를 받으면 혈관 벽에 상처가 생기고 그곳을 통해 콜레스테롤 등이 혈관 벽으로 유입돼 동맥경화가 발생한다. 이렇게 되면 혈관의 탄력이 약해지고 파열되기 쉬운 상태가 돼 뇌졸중이나 혈전증의 원인이 될 수도 있다.

즉, 안절부절(마음이 조급해 안달이 나는 상태 – 조금만 참고 기다리면 될 것을), 전전긍긍(사소한 일을 떨쳐버리지 못하고 늘 걱정하는 모양)하지 않도록 마음을 느긋이 가지는 습관을 길러야 한다.

감정이 격해 있을 때는 혈압이 높아져 혈관 내막의 상처로 보통 때보다 강하게 콜레스테롤 등이 함입되고, 스트레스성 코티졸 수치(스트레스 호르몬)가 올라가서 면역 시스템에 영향을 미치고, 염증 반응을 유발합니다. 따라서 여유 있는 마음을 가지면 동맥경화나 고혈압에 도움이 되는 좋은 조건이 된다.

이는 장생가의 '기(氣)는 장(長)하게, 심(心)은 광(廣)하게'와 일치한다. 이로 인해 가장 발생하기 쉬운 질환이 화(火)병이다.

*화를 가라앉혀 고혈압과 중풍의 예방과 치료에 좋은 약차를 소개한다.

삼황차(三黃茶)		
황금(黃芩)	6g	화병(가슴의 병)과 화(火)를 내리며, 장염을 고친다.
천황련(川黃連)	3g	명치 부위의 답답함을 제거하고, 화병을 고치고 눈을 맑게 하며, 상열(上熱)을 내리고, 눈을 맑게 한다.
대황초(大黃炒)	5g	어혈을 제거하고, 대소변을 잘 통하게 하며, 내열을 내리고, 복부의 적취(積聚)를 제거한다.

식(食)은 세(細)하게
– 담백하게, 과식을 삼가자

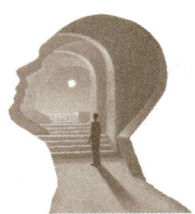

특히 저녁식사를 적게 먹으라고 했다. 과식하면 위를 왕성하게 움직이게 하기 위해 소화기관이 많은 양의 피를 요구하게 되므로 뇌에 순환돼야 할 피의 양이 부족하게 된다. 특히 저녁식사의 과식은 위장 뒤를 지나가는 복대동맥(腹大動脈)을 압박하기에 고혈압 환자에게 위험하다. 또 젊은 여성이 가장 싫어하는 비만의 원인이 된다. 또 과식으로 잠자는 동안 쉬어야 할 기관들이 쉬지 못하고 활동해야 하기 때문에 오장육부가 피로해진다.

소식하라는 말 속에는 욕심을 부리지 말라, 즉 지나친 욕심은 자신을 병들게 만든다고 하는 준엄한 교훈이 숨겨져 있다. 동맥경화나 고혈압을 예방하기 위해서는 식이요법이 무엇보다 중요하다. 소금이나 동물성(특히 소고기 지방) 지방질을 과다하게 섭취하지 말아야 한다.

사람은 누구나 오래 살기를 원한다. 틀림없이 여러분도 똑같은 마음일 것이다. 그러나 유감스럽게도 장수는 체질이나 유전적인 소인과 깊은 관계가 있다. 조상이 장수하는 경우 본인도 장수할 수 있는 원천적인 소인(素因)을 갖게 된다. 이러한 근본적인 사실을 모르고 있는 사람들은 장수하는 사람들이 즐겨 먹는 음식이나 약을 먹으면 장수할 수 있다고들 착각한다. 사람의 체질은 개개인에 따라 본질적으로 다르기 때문에 유전적으로 장수하는 사람의 식사법을 흉내낸다고 해서 그 식사 방식이 자신을 반드시 장수하게 해주는 것은 아니다.

세계에 선정된 장수촌인 오키나와 지방과 코카서스 지방의 장수인들을 조사해 본 결과, 두드러진 공통된 점은 에너지 섭취량이 적다는 사실이다. 하루 1900~2100칼로리 정도의 음식을 섭취해 총에너지 섭취량은 적지만 비타민, 미네랄, 섬유질, 항산화 물질이 가득한 영양 밀도가 높은 식단을 유지한다는 보고였다. 평균 동양인이 하루에 필요로 하는 칼로리양은 약 2400인 데 비해 평균 400칼로리나 적게 섭취함에도 균형 잡힌 영양 섭취로 장수한다는 사실이다. 이들의 식단은 일반적으로 포화지방과 가공식품이 적고 채소(특히 고구마), 콩류(대두 등), 해조류, 생선류가 풍부하다.

그리고 육류 등 동물성 단백질과 지방질을 주로 섭취하는 사람들, 또는 채식을 위주로 하는 사람 등 각기 지방의 특성과 개개인의 기호에 따라 달리 섭취함에도 양자 모두 장수하고 있다는 사실이다. 이는 근래에 와서 채식주의자가 더 장수한다는 이론과도 전혀 무관하다는 사실에 주목할 필요가 있다.

기억할 것은 지치게 많이 섭취하는 사람, 특히 정력에 좋다면 물불을 가리지 않고 과식하는 사람은 오히려 단명할 수밖에 없다는 준엄한 사실이다.

이는 장생가의 '식은 세(細)하게'에 속한다.

위 기능 허약에 소식차(消食茶)		
산사육(山査肉)	12g	엉킨 것을 풀고, 육류의 소화를 도우며, 콜레스테롤을 감소시켜 피를 맑게 하는 효능이 우수하다.
후박(厚朴)	8g	복부 팽만감을 해소하고, 토사(吐瀉)를 진정시킨다.
지실(枳實)	8g	기체(氣滯)를 풀어주고, 명치 부위의 답답함을 해소하며, 숙식(宿食)을 제거한다.

언(言)은 절(節)하게
– 말은 바르고 절제 있게

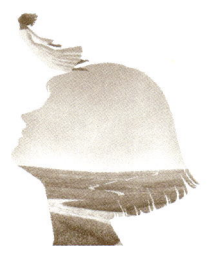

적당히 말하고 품위를 지키라고 한 교훈도 역시 마찬가지다. 많은 말을 하려면 많은 생각을 해야 하기에 뇌 활동이 지나쳐 산소와 영양분이 노동할 때 이상으로 소모된다.

또한 말이 많으면 실수가 따르게 마련이어서 이것이 정신적인 스트레스의 원인이 될 뿐만 아니라 말이 많아지면 남에게 도움이 되기보다는 폐가 되는 경우가 많아진다. 결과적으로 보면 말을 많이 하면 상대방을 살리기보다는 언짢게 하는 경우가 훨씬 더 많아진다는 의미다.

* 말이 많고, 그 때문에 스트레스를 잘 받거나 주는 사람에게는 정심차(靜心茶)가 좋다.

정심차(靜心茶)		
석창포(石菖蒲)	10g	마음을 열고, 오장을 보하며, 막힌 것을 통하고, 지혜롭게 한다.
원지(遠志)	10g	지혜롭게 하고, 이목(耳目)을 맑게 하며, 건망증 치료, 마음을 진정.
당귀(當歸)	8g	피를 생성하고, 피를 맑게 하며, 정신을 보하고, 변비를 치료.

동(動)은 적(適)하게
– 운동은 적당히

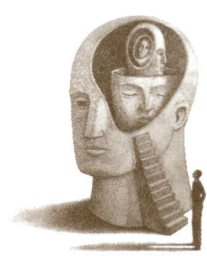

    적당히 움직이고 과한 운동은 삼가라는 의미다. 지나치게 심한 운동을 하면 몸속에 활성산소가 많이 발생해 노화가 촉진된다.
    일반적으로 운동을 많이 하면 건강에 도움이 된다고 생각하기 쉬우나, 25세 전까지는 활성산소의 독을 중화시키는 항산화 효소인 SOD(Superoxide Dismutase · 슈퍼옥사이드 디스뮤타제)라는 물질이 충분히 분비돼 문제가 되지 않으나, 나이가 들수록 이 SOD가 급격히 감소해 운동하지 않는 것보다 운동을 급격하고 과하게 많이 하는 사람이 보다 피해를 보게 된다.
    그러면 활성산소는 어떤 경우에 많이 발생하며, 우리 몸에 어떠한 나쁜 영향을 미치는가를 생각해 보자.
    첫째, 활성산소가 가장 많이 발생되는 시기는 심한 운동을 한 바로 직

후, 즉 격심한 운동으로 인해 에너지가 다량으로 요구되는 때다. 좀 더 자세하게 설명하면 재관류(再灌流) 때인데, 이는 즉 혈류가 잠시 멈추었다가 다시 흐르는 때다.

모세혈관은 혈구 하나가 겨우 지나갈 정도의 굵기인데, '놀아드레날린'이 분비돼 혈관이 심하게 수축하면 순간적으로 혈류가 멈춘다. 그러나 혈액은 심장의 펌핑 작용으로 다시 흐르게 되는데, 바로 이때 활성산소가 다량으로 발생한다.

둘째, 세포를 공격해 유전자에 상처를 입힌다. 문제는 이 상처를 입은 세포가 암세포로 발전할 가능성이 매우 크다는 것이다. 그 밖에 이 활성산소는 혈관의 내피에 상처를 입혀 우리의 혈관을 녹슬게 해 생명을 단축시키는 원흉으로 작용한다.

*지나친 운동으로 몹시 피로해지고, 관절과 근육이 쑤시는 경우는 우슬차(牛膝茶)가 아주 좋다.

우슬차(牛膝茶)		
우슬(牛膝)	15g	모든 관절 즉 무릎과 요통, 그리고 신경통을 치료하고, 피로회복, 정력을 증진시킨다.
오가피(五加皮)	12g	오장육부를 보하고, 익기(益氣), 보정(補精), 그리고 요통과 무릎 통증에 좋다.

근(勤)은 고(固)하게
– 일은 확실하고 견실하게

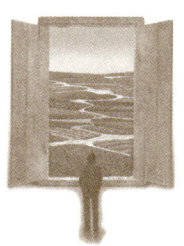

어떻게 해야 일을 철두철미하게 잘할 수 있을까? 가장 좋은 방법은 일에 쫓겨서 하는 것이 아니고 일을 찾아서 하는 습관을 기르는 것이다. 현대인의 스트레스 원인 중 가장 문제가 되는 것은 눈코 뜰 새 없이 지나치게 바빠서 일에 쫓기는 것이고, 다음이 능력 이상의 욕심에서 오는 좌절감과 열등감이다.

일에 쫓기면 안절부절못하게 되고, 욕심에 의한 좌절은 전전긍긍하게 만든다. 이것이 혈관을 늙게 하는 큰 원인이 된다. 이를 피하기 위해서는 검소한 가치관을 가지고 일의 시간을 미리 계획해 항상 여유를 갖는 방법이 좋다.

*일을 매끈하게 잘하려면 총명해야 하고, 머리까지 자주 아플 때는 '총명차(聰明茶)'가 좋다.

총명차 (聰明茶)		
택사(澤瀉)	15g	이뇨제로서 피를 맑게 하고, 신장 기능을 도우며, 두통과 어지럼증 치료.
복령(茯笭)	10g	이뇨제, 정신경 안정, 소화 기능을 돕고, 갈증을 멈추며, 기(氣)를 보한다.
계지(桂枝)	10g	이뇨, 말초 혈액순환 촉진, 신경통, 설사, 오한, 두통을 치료한다.

색(色)은 밀(蜜)하게
– 성생활은 절실하고 농밀하게

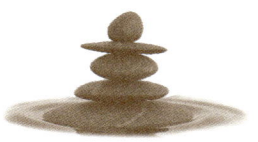

꿀은 너무 달다. 따라서 사랑은 꿀같이 달게, 그리고 과색하지 말라는 교훈이다. 꿀이 달기는 하지만 너무 많이 자주 먹으면 속이 부대끼고 물만 먹힌다. 마찬가지로 사랑할 때는 충실히, 그리고 지나치면 부족함만 못하다는 교훈이다.

* 천수차(千壽茶) – 쌍화탕(雙和湯)

과로해 심신(心身)이 모두 피로하고 기혈이 쇠약해져서 병이 발생한 경우는 쌍화탕을 따를 약이 없다.

일반적으로 이 약을 몸살약의 대표적인 처방으로 알고 있으나 실은 방사과다(房事過多·성생활을 지나치게 무리한 경우)한 후에 탈기(脫氣·기가 많이 소모됨)돼 몸살이 발병했거나, 지나친 과로 또는 심한 병 후의 기력이 빠지고 밤에 식은땀을 많이 흘리는 경우에 매우 효과적인 귀한 처방이다. 물론 남녀 모두에게 좋은 이 처방을 약간 변형해 손쉽게 즐길 수 있는 맛이 좋은 차로 소개하니, 많이 이용하시기 바랍니다.

쌍화탕(雙和湯)		
백작약(白芍藥)	9g	기력 회복, 간기능 개선, 여성 생리기능 개선, 조혈 기능, 변비와 설사, 노폐물 배설
당귀(當歸)	9g	조혈 기능, 피로회복, 여성 생리기능 개선, 혈액순환 개선, 변비, 탈모, 혈액순환
천궁(川芎)	9g	피로회복, 허약 원기 충전, 운동 수행능력 상승, 역류성 식도염, 소화기 건강 증진
숙지황(熟地黃)	7g	빈혈, 생리통, 기침, 변비, 피로회복, 강장제, 전립샘 비대, 항산화 작용
황기(黃耆)	7g	강장제, 면역체계 강화, 암 예방, 혈압 감소, 간과 신장 보호, 혈당 수치 저하, 피로 개선
계지(桂枝)	4g	두통 치료 탁월, 감기몸살, 오한, 인후통, 발한발열, 관절통, 근육통, 발한출
감초(甘草)	4g	약초 독성 제거, 해독작용, 두드러기, 피부염, 진해, 거담, 근육이완, 이뇨
생강	4g	감기 예방, 가래 삭인다, 노폐물 배설, 면역력 증진, 혈액순환 개선, 세균 박멸
대추	5개	스트레스 해소, 불면증, 면역력 증진, 간기능 보조, 항암작용, 해독작용, 이뇨작용

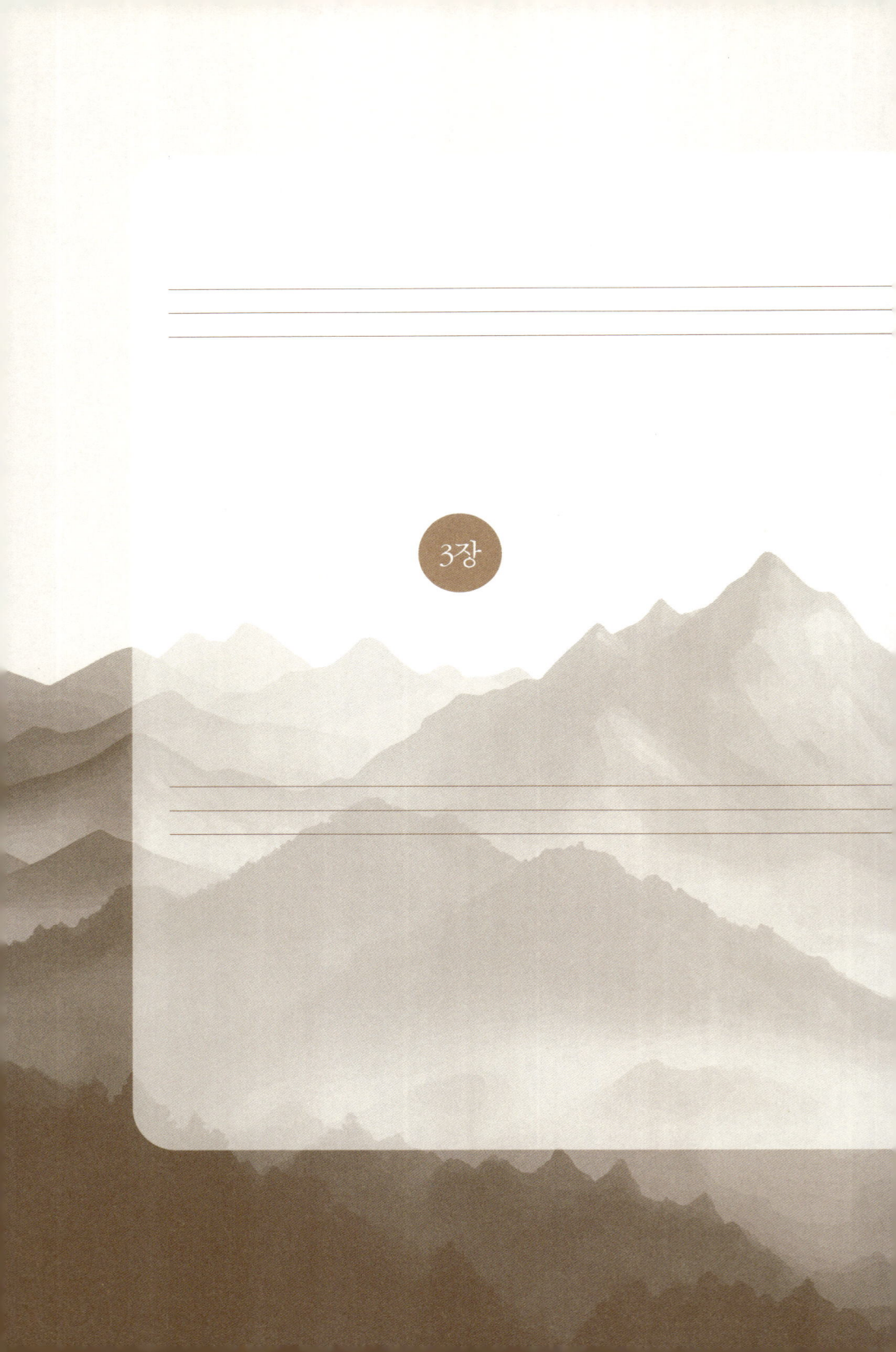
3장

한의학 원리로 본 체질의학(體質醫學)

〈동의수세보원(東醫壽世保元)〉

– 사상체질론(四象體質論) 및 사상체질 감별 가이드

동무(東武) 이제마(李濟馬)의 사상체질의학(四象體質醫學)

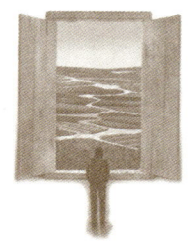

　이제마(李濟馬 · 1837~1900년)는 조선 말기와 대한제국 시대의 한의사, 한의학자(韓醫學者), 문관(文官), 무관(武官), 시인(詩人)이며 조선 왕족의 방계(傍系) 혈족이다. 본관은 전주(全州), 자는 무평(務平), 호는 동무(東武)다.
　현대인들은 우리 조상들이 먹지 못해 영양실조로 병에 걸린 것과는 달리, 영양가 높은 음식을 지나치게 많이 먹어서 영양이 넘쳐흐를 뿐만 아니라 도리어 적당한 소모가 이뤄지지 않아 비만 등 건강을 해치는 경우가 허다하다. 몸에 좋다는 음식이라면 가리지 않고, 요즘은 이상야릇한 식품이 마치 불로장수의 건강식품인 양 과대 선전되고, 또 잘 팔리고 있습니다.
　그리고 한방의 어느 특정 보약이 마치 누구에게나 보약이 되는 줄 알고 분별없이 복용해 도리어 큰 부작용을 일으키는 것을 보면 참으로 안타깝습니다. 희귀 동물이나 특정된 한약재가 어느 체질 누구에게나 보양(補養)의 효력을 발휘하는 것은 아닙니다. 체질에 따른 유익한 음식 종류도 체질별로 살펴드릴 터이니 참고하시기 바랍니다.

왜, 한약은 어느 특정된 보약을 누구에게나 투여할 수 없는지 그 원리에 관해 간단히 알리고 싶습니다. 예를 들면 양약의 서프리먼트와 같이 어느 체질에나 효과가 있는 약은 없는지? 생약은 화학적인 약과 그 근본부터 다릅니다. 예를 들면, A와 B 두 사람이 똑같이 감기에 걸렸을 때 양약은 A, B 모두에게 감기약을 누구에게나 투여할 수 있으나, 생약은 같은 병일지라도 환자의 체질에 따라 처방이 달라지므로 A, B 두 사람에게 같은 처방의 약을 투여할 수 없습니다. 그러나 A와 B가 같은 체질이고 증상이 유사할 경우는 예외입니다. 그 때문에 어떤 특정된 한 가지 생약이 모두에게 좋은 효과를 나타낼 수 없는 것이 생약의 특성입니다.

한마디로 말해 한의학은 생리, 병리, 약리, 치료 등 모든 바탕이 음양학(陰陽學)에 기인돼 있기 때문입니다. 따라서 생약을 인체에 투여할 때도 그 생약의 기본 음양과 인체의 기본적인 음양에 따라 달라집니다.

경우에 따라 병 그 자체를 위주로 해 음양을 따져 투약하기도 하고, 또는 환자 건강의 음양 상태에 따라, 또는 사람마다 태생기의 체질적인 음양에 따라 투약하는 등 매우 복잡하고 까다로운 원리로 돼 있습니다.

한의학의 독특한 체질 이론(사상체질의학)이 19세기 중반부터 시작됐습니다. 그 체질의학의 근본적인 이론에 관해 설명하기에 앞서, 우선 짚고 넘어가야 할 중요한 사실이 있습니다. 그동안 매스컴을 통해 한의학의 체질론이 자주 소개돼 한의학을 폭넓게 이해하는 데 조금이라도 도움을 주고는 있으나, 자칫 잘못하면 체질의학이 한의학의 전부인 줄로 착각하게 되기 쉽다는 염려입니다. 한의학의 근본 체질 이론은 매우 오래된 역사를 지니고 있으며, 그 기원은 고대 중국에서부터 시작됐습니다. 이제마 선생의 체질 이론은 사람을 중심으로 체질에 따라 건강과 질병의 발생, 치료 방법이 다르다고 보는 개념으로, 한의학에서 이를 통해 체계적인 치료를 제시하려고 했습니다.

체질 이론의 초기 형태는 『황제내경(黃帝內經)』이라는 고대 중국의 한의학의 기초가 되는 저서에서부터 발전하기 시작했습니다. 이 책은 기원전 3세기께에 완성된 것으로 알려져 있으며, 그 안에서 사람의 체질이나 기질에 대해 설명하고 있습니다. 특히 '사상체질' 또는 '오행체질' 이론 등이 포함돼 있으며, 이를 바탕으로 사람의 성향이나 건강 상태에 맞춘 치료법을 제시하고 있습니다.

체질 분류 및 이론은 17~19세기에 한의학자들이 체질을 구체적으로 연구하고 분류하면서 발전했으며, 그 이후 한의학에서 체질에 대한 연구와 이론은 지속적으로 발전하고 있었습니다.

그중에서도 사상체질 이론은 사람을 태생기적으로 네 가지 체질로 나누는 이론으로, 성의(聖醫) 이제마 선생에 의해 체계화됐습니다.

이제마 선생의 사상체질론(四象體質論)은 19세기 중엽부터 시작됐습니다. 이제마 선생은 1837년에 태어나 1900년에 생을 마감한 조선 후기의 독보적인 위대한 한의학자며, 그의 대표적인 저서인 『동의수세보원(東醫壽世保元)』은 사후 제자들에 의해 선생의 저서들을 편집해 2001년에 처음 출간돼 체계화된 놀라운 이론입니다. 이 책은 한의학에서 사람의 체질을 태생적으로 네 가지 유형으로 나눈 독보적인 이론인 사상체질론의 기초가 되는 경전으로, 각기 다른 체질에 따라 질병의 발생과 치료법을 달리하는 원리며, 적응하는 음식까지 자세하게 제시한 놀라운 이론으로 완성 됐습니다.

사상체질론에서는 인간을 태양인, 소양인, 태음인, 소음인 네 가지 체질로 분류하고 체질별로 체형, 성정(본성), 성격, 건강 상태, 병리적 특성 등이 다르다고 설명합니다. 이 이론은 그 당시까지의 기존 체질 이론에 놀랍고 새로운 이론을 제공하며, 개개인에 맞춘 맞춤형 치료법을 강조하는 근본적인 기초 이론이 됐습니다.

한의학의 기본은 증(證) 위주의 의학이지 결코 체질의학만은 아닙니다. 물론 이조시대 말기인 19세기에 이제마 선생에 의해 새롭게 주창된 체질의학은 한의학 이론 중에서도 감히 말로 표현하기 어려운 위대한 학설임에는 틀림없으나, 내가 이를 거론함은, 체질의학이 한의학 이론의 전부가 아니라는 사실입니다.

소우주보다도 더 오묘한 인체의 생리와 병리를 다룸에 있어 어느 한 가지 이론에만 치우치면 때로는 본의 아니게 큰 잘못을 저지를 수도 있기에 밝혀 두는 바입니다. 그러나 짧은 기간에 체질의학이 한의학에 미친 업적은 실로 놀랍고도 지대하다고 하겠습니다.

한의학의 사상체질론(四象體質論)의 원조인 이제마 선생의 체질의학 경전인 『동의수세보원』의 이론을 중심으로 알기 쉽게 설명해 보기로 합니다.

이 체질의학의 이론의 중점을 살펴보면,
인간은 천부적으로 부모로부터 받은 장(臟)과 부(腑)에 허(虛)와 실(實)이 있고, 이에 따른 희(喜), 노(怒), 애(哀), 락(樂)의 성정이 작용해 생리현상을 이룬다고 했으며, 한약뿐 아니라 체질에 맞는 음식과 양생법에 이르기까지 광범위하게 논의되고 있습니다. 이 이상의 설명은 매우 오묘하고 이해하기 어려워 줄이기로 합니다.

대표적인 체질: 태양(太陽), 소양(少陽), 태음(太陰), 소음(少陰)	
태양인(太陽人)은 간대폐소(肝大肺少)	호흡 순환 기능 계통은 강하고 간장 기능 계통이 약함.
소양인(少陽人)은 비대신소(脾大腎少)	소화 흡수 기능 계통은 강하고 생식 기능 계통이 약함.
태음인(太陰人)은 간대폐소(肝大肺少)	간장 기능 계통은 강하고 호흡 순환 기능 계통이 약함.
소음인(少陰人)은 신대비소(腎大脾少)	생식 기능 계통은 강하고 소화 흡수 기능 계통이 약함.

사상(四象) 네 가지 체질 중 소음인을 대표로 예를 들면,

소음인은 신대비소(腎大脾少) 즉, 생식 기능 계통은 강하고 소화흡수 기능 계통이 약함이라고 했는데, 이는 각 체질에 따른 장부(臟腑)의 허(虛)와 실(實)이 상대적으로 작용하고, 만일 허한 것이 더욱 허해지거나 실한 것이 더욱 실해지는 경우 병적인 상태가 나타난다고 했고, 이를 장과 부의 태(太), 소(少)로 칭했습니다.

그러나 여기서 태(太), 소(少) 즉, 대(大), 소(小)란 장과 부의 해부학적인 의미의 크기가 아니고 기능의 허함과 실함을 나타내는 것입니다.

사상체질

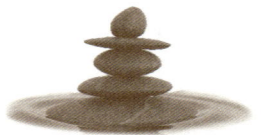

　아래에 체질별로 체형과 용모, 심리 상태 등을 기술해 체질별 특성을 분류하고 각 체질에 잘 적응하는 음식 종류를 간단히 알기 쉽게 정리했습니다.

사상체질별 체형과 용모, 심리 상태, 적응하는 음식

• 태양인

	태양인(太陽人) 사상체질의학 분석
체형과 용모	• 호흡순환기 계통이 실하고, 간기능 계통이 허약하다. • 목덜미 부위가 건실하고, 머리가 대체적으로 큰 경향이다. • 얼굴은 둥근 편이고 비대하지 않으며, 체격은 보통으로 아담한 편이다. • 얼굴은 이마가 넓고, 광대뼈가 나온 편이며, 눈의 광채가 강하다. • 척추와 허리 부위가 약해 기대어 앉거나 눕기를 좋아한다. • 다리가 비교적 약해 오래 걷지 못하며, 육체적인 운동보다 두뇌 운동이 적합하다. • 신체의 균형이 약간 불안한 느낌이다. 그 때문에 오래 서있거나 걷는 것에 약하고, 기름진 음식을 싫어하고, 담백한 음식을 즐긴다. • 여성은 자궁 기능이 약해 다산(多産)하지 못하고, 남성은 50세 이후 성기능이 대체로 약해지는 경향이다. • 남자는 결단력이 확고하고 강하다. • 발명가나 혁명가의 기질이 있다. • 동물에 비유하면 사슴과 같은 느낌이지만 품성은 강하다.
심리 상태	• 남들과 잘 소통하고 사교적인 반면, 그렇지 않을 때도 종종 있다. • 과단성과 진취성이 강하다. • 그렇지 않은 것 같으나 그다지 계획적이지도 못하고, 그렇게 담대하지도 못하다. 그러나 때로는 정반대적이기도 하다. • 매우 절도 있고, 근접하기 어려워 보이지만 문화적이기도 하고, 음악적이기도 하다(외강내유). • 대화법이 직설적인 편이며, 적당히 후퇴할 줄 모르며, 지나친 영웅심과 자존심이 강하다. • 머리가 명석하고 뛰어나며, 창의력이 있어서 남이 생각지도 못하는 것을 연구하고 힘 있게 추진하는 편이다. • 상대방의 실수를 용납하지 못한다. • 일이 뜻대로 잘 안 될 때는 분노를 잘 표출해 화병이 된다. • 때때로 남과 잘 어울리지 못하고, 혼자서 조용히 시간을 잘 보내기도 한다. • 스스로 자신이 독특하다고 느껴질 때가 있다. • 독선적이고 안하무인적인 경향이 있는 편이다. • 의욕은 강하나 사리사욕은 없다. • 뱀처럼 차갑고 차분한 면이 있다.

적응하는 음식	• 태양인은 담백한 음식이 좋다. 맵고 뜨거운 음식을 계속하면 위를 상하게 되니 주의해야 한다. 태양인은 그 수가 너무나 적어서 이제마 선생도 연구를 다 하지 못했다고 했으며, 처방도 두세 가지, 그리고 음식에 대해서도 몇 가지를 분류했을 뿐이다. • 생냉(生冷)한 음식 중에서도 다음과 같은 것이 좋다. • 육류: 돼지고기가 좋으나 기름진 것은 피한다. • 해조류: 새우, 조개류(굴, 전복, 소라, 홍합) • 과실류: 포도, 밤, 앵두, 다래, 모과 • 곡물류: 특히 메밀이 좋고, 옥수수 • 야채류: 매운 것 이외에는 크게 가리지 않아도 된다. • 건강차: 오가피, 모과, 대추

• 소양인

	소양인(少陽人) 사상체질의학 분석
체형과 용모	• 소화흡수 기능이 실하고, 생식 기능이 허약하다. • 위장 부위인 흉곽이 발달하고, 허리 아랫부분이 약하다. • 몸매가 좋은 기본형의 체형이고, 상체가 하체보다 잘 발달돼 걸음걸이와 행동이 경쾌하며, 얼굴이 밝고 맑은 편이다. • 눈이 총명하고, 턱은 뾰족한 편이고, 외향적이다. 그리고 반사형이다. • 상체가 잘 발달하고 하체가 가벼워 걸음걸이가 매우 경쾌해 장거리보다는 단거리경주(순발력이 우수하다)에 강하다. • 요통을 호소하는 경우가 많고, 더위를 많이 타며, 찬 음식을 좋아한다. • 여성은 다산(多産)하지 못하고, 남성은 갱년기 때를 전후해 기력은 그대로 좋은 편이나 성 능력이 좀 떨어지는 경향이 있다. • 직업으로는 직업군인 같은 절도 있는 직업이 좋으나 의외로 모든 직업에 잘 적응한다. • 동물에 비유하면 말과 같은 느낌이다.

심리 상태	• 남의 일에는 희생을 아끼지 않으며, 자신의 일은 대스롭지 않게 여긴다. • 판단력과 순발력이 빠른 반면에 은근과 끈기가 부족하고, 지구력도 약하며, 체념도 잘한다. • 두뇌회전이 매우 빠르고, 그것을 실행에 옮기는 것도 지나치게 빠르다. • 개척하는 데는 능하나, 끈기 있게 마무리하는 면이 부족하다. • 겉으로는 빈틈없고 깔끔하며 일처리가 깨끗해 틈이 없어 보이지만, 속으로는 이해심의 폭이 아주 넓고 다정다감하며, 감정이 풍부해 눈물을 잘 흘린다. 다분히 감성적이다(외강내유+유). • 의리를 존중하고 동정심이 많아 상대방의 잘못을 잘 용서하고 재론하지 않는다. • 실수할 때는 후회가 깊어서 애심(哀心)으로 변해 건강을 해치는 경우가 많다. • 다정다감하며 꾸밈을 싫어하고, 때로는 일을 처리하는 속도가 지나치게 빨라서 후회하는 일이 생긴다. • 항상 솔직 담백하고, 아첨을 하지 않으며, 직선적이고, 때로는 좀 가볍다. • 이해타산에 잘 변질하지 않고, 봉사정신이 강해 사람들에게 호감을 갖게 한다. • 사상체질 중에서 가장 욕심이 적다. 그래서 오락에도 별 소질이 없고, 또한 호색가도 못 된다. • 열이 많고, 성질이 급하다.
적응하는 음식	• 열이 많은 체질이므로 시원하고 담백한 음식을 먹고 변비가 생기지 않도록 주의해야 한다. 정신적으로는 급한 마음을 절제해 행동하기 전에 먼저 깊이 생각하는 습관을 길러야 한다. • 육류: 돼지고기, 계란 • 해조류: 굴, 해삼, 게, 전복 등이 좋으며 너무 기름진 음식은 피한다. • 과실류: 수박, 참외, 포도 등이 가장 좋다. • 야채류: 배추, 오이, 가지, 호박 • 곡물류: 보리, 팥, 녹두, 참깨, 메밀 • 건강차: 구기자, 산수유, 대추

• 태음인

	태음인(太陰人) 사상체질의학 분석
체형과 용모	• 간기능 계통이 실하고, 호흡순환기 계통이 허약하다. • 허리가 잘 발달되고(배에 지방이 많은 편), 목덜미 부위가 허리에 비해 약한 편이다. • 대륙성 기질로 사상체질 중에 비교적 체격이 큰 편이고, 손발이 크고 비대한 경우가 많다. • 얼굴에 살집이 좋고, 혈색(검붉은 경향)이 좋다. • 자칫 잘못하면 남을 무시하는 것 같은 눈빛이나 욕심이 배어 있다. 눈 갓이 치켜올라간 분은 마치 호랑이 같은 인상을 준다. • 자신감이 가득해 보이는 모습이며, 걸음걸이가 배를 내밀고 걷는 모습이 오리걸음 같기도 하고 양반걸음 같기도 하다. • 주로 힘을 쓰는 운동인 씨름, 역도, 투포환, 일본의 스모선수 등에 잘 적응한다. • 땀을 잘 흘리며(찬밥을 먹을 때도 땀을 흘리며, 사우나를 무척 좋아한다), 장이 냉한 편이어서 특히 맥주를 많이 마시면 설사(연변)를 하는 경향이다. 소화력이 왕성해 과식하는 편이다. • 여성은 산후조리에 각별히 신경써야 하는 편이고, 남성은 45세를 전후해 일반적인 기운은 좋은 편이나 성적 능력이 아주 급격히 저하되는 경향이 있다. • 직업으로는 장사나 사업가의 기질이 강하다. • 동물에 비유하면 소와 같은 느낌이다.
심리 상태	• 겉으로는 점잖으나 속으로 생각이 무궁무진하며, 좀처럼 속마음을 드러내지 않는다. • 마음이 넓을 때는 바다 같고, 고집스럽고 편협할 때는 바늘구멍보다 더 좁다. • 용감하고 큰소리를 잘 치지만, 속으로는 의외로 겁이 많은 편이고, 엄살도 심하다. • 뻔히 잘못된 줄 알면서도 밀고 나가려는 우둔성이 마치 소와 같다. • 겉모습은 풍만해 보이고 부드럽지만, 내면의 깊은 계산은 만만치 않다(외유내강). • 매사에 자기중심적이고, 긍정적이며, 뚝심이 강하다. • 묵묵히 속으로 무궁한 설계를, 그리고 이를 실현시키기 위해 지구력 있게 밀고 나가므로 대성하는 경우가 많다. • 상대방의 잘못을 용서는 하되 크게 꾸짖는다. • 전체적인 계획을 잘 세워서 끈기 있게 잘 추진해 성공하는 비율이 높으나 욕심이 지나쳐서 크게 잃게 되기도 한다. • 겉으로는 계산하지 않는 것 같으나 속으로는 정확한 계산에 의한 손익을 정확히 따진다. • 과식이나 욕심으로 인한 스트레스성 성인병으로 고생하는 경우가 가장 많다. • 자신의 이익을 위해서는 어떤 일이든 할 수도 있다. • 본인의 것보다는 남의 것을 잘 비판한다. • 욕심이 지나치고, 고등 사치를 즐기며, 식도락가이고, 대식가이기도 하다.

적응하는 음식	• 적당한 운동으로 땀을 항상 잘 배설하는 것이 좋으며, 음식을 조절해 비만을 방지해야 한다. • 육류: 소고기가 가장 좋은 체질 식품이다. 따라서 소고기 육회가 좋고, 그 밖에 우유, 버터, 곰탕, 설렁탕, 맥주는 삼갈 것. • 생선류: 담백한 생선류 • 과일류: 배, 밤, 호두, 은행 • 야채류: 무, 도라지, 연근, 고사리, 마, 토란, 더덕, 호박, 버섯류 • 곡물류: 밀, 콩(두부, 콩비지, 콩나물), 율무, 들깨 • 건강차: 오미자, 맥문동, 대추

• 소음인

	소음인(少陰人) 사상체질의학 분석
체형과 용모	• 생식 기능이 실하고, 소화흡수 기능이 허약하다. • 상체보다는 하체가 건실하나 대체적으로 균형이 잘 잡혀 있는 편이다. • 모습이 파리한 편이고, 용모는 호감형이다. • 얼굴색이 희고(창백), 이마가 솟고, 눈, 코, 입이 크지 않다. • 눈에 정기가 없는 편이고, 잔잔한 눈웃음을 짓고, 조용하며, 모습이 매우 얌전하고 내향적이다(말도 속삭이는 편이다). • 하체가 잘 발달돼 있어 안정감이 있고, 걷는 모습은 매우 조용하다. 그 때문에 단거리보다는 장거리 경주(지구력 우세)에 강하다. • 여름에도 뜨거운 음식을 선호하며, 땀을 잘 흘리지 않고, 소화가 잘 안 되는 경우가 많으며, 건강할 때의 대변은 변비의 경향이고, 잘 체하며, 찬 것을 많이 먹으면 설사하기 쉽고, 추위에 약하다. • 여성은 다산형이며, 남성은 기운이 없는 듯이 보이면서도 성적인 능력은 매우 강한 편이다. • 직업으로는 목사, 교육자, 작가 등이 잘 어울린다. • 동물에 비유하면 양과 같은 느낌이다.

심리 상태	• 내성적이나 사교적이며, 매우 침착하고, 치밀한 성격이다. • 작은 일에도 너무 세심하고, 과민성이 지나쳐 늘 불안정한 마음이다. • 머리가 총명하고, 지구력이 강하다. • 겉으로 유연해도 속은 강하며 꽁하기도 하고, 다분히 이성적인 면이 강하다(외유내강+강). • 지나치게 치밀해 그것을 실행으로 옮기는 결단이 늦어 기회를 놓치는 경우도 있다. 그러나 어떤 일이든 시작하기는 힘드나 일단 발동이 걸리면 치밀하고 조직적으로 끈기 있고 깔끔하게 매듭을 짓는다. • 상대방의 잘못을 부드럽게 용서하는 것 같으나 속으로 잊지 않고 기억해 두었다가 언젠가는 표출한다. • 머뭇거리다가 놓친 것이나, 아쉽고 안타까운 것을, 그리고 억울한 감정을 언제까지나 떨쳐버리지 못해 병이 된다. • 맡은 일은 빈틈없이 처리하나 속도가 좀 느리다. • 자신의 생각을 숨기고 잘 나타내지 않으며, 강자나 윗사람에게 아첨도 잘 한다. • 자기보다 강자 앞에서는 후퇴를 할 수 있으나 기회를 기다려 역전시키는 끈기를 지니고 있다. • 수전노의 기질(남녀 모두)이 있어서 가장 살림살이를 알차게 잘하는 편이다. • 특히 음식에 욕심이 없는 편이고, 깔끔하고 착실하며 매사에 치밀하고, 밖으로 잘 나돌지 않는다. • 질투와 샘이 많아서 마음이 불안초조한 경우가 많다. 지나치게 예민해 식구나 친척들과 조화를 잘 이루지 못하는 경우도 많다. 몸이 냉하고, 신경증(신경쇠약, 노이로제, 우울증 등)으로 고생하는 경우가 많고, 가끔 한숨을 쉬기 때문에 고민이 많은 사람같이 여겨진다.
적응하는 음식	• 소화가 잘 안 되는 음식이나 찬 음식을 피하며 설사를 하지 않도록 조심하고, 항상 몸을 따뜻하게 하는 것이 좋다. 항상 소극적이고 불안한 마음을 떨쳐버리고 진취적인 기상을 길러야 한다. 어떤 일을 결정할 때 머뭇거리지 말고 우선 먼저 한 발 내디디는 용단성이 필요하다. • 육류: 명태, 고등어, 미꾸라지, 뱀장어 • 어육류: 닭, 양, 염소 • 과일류: 대추, 사과, 귤, 복숭아, 토마토 • 야채류: 시금치, 미나리, 양배추, 홍당무, 쑥갓, 감자, 꿀, 파, 마늘, 부추, 달래, 후추, 생강, 들깨, 고사리, 미나리 • 곡물류: 찹쌀, 차좁쌀, 엿 • 건강차: 인삼, 황기, 대추

사상체질 자가감별 가이드와
체질감별 계산 및 채점표

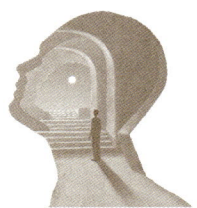

우선 자신의 체질이 사상체질 중 어디에 속하는지를 알기 위해 체질의학을 어느 정도 공부하고 이해하는 것이 건강한 노화에 도움이 되는 지름길이라고 생각돼 체질감별 가이드(저자의 한의원 제작)를 올려드리니 참고하시기 바랍니다. 이 체질감별 가이드에 의해 자신의 체질이 결정되면, 체질에 따른 장단점을 잘 숙지해 장점은 키우고 단점은 고쳐나가기 위해 노력하시기 바랍니다. 또한 체질에 적응하는 음식과 가능한 한 삼가야 할 음식, '자신의 체질 이외의 음식물'을 가려서 귀중한 건강을 보전하는 계기로 삼으세요.

아래의 체형과 용모 - a부터 k까지와 심리상태 - A부터 O까지의 내용을 보면, 각기 한 묶음에 네 가지씩의 내용으로 구성돼 있다. 이 각각의 내용을 잘 이해한 후, 그중에 본인에게 맞는 하나를 골라 아래에 있는 체질 감별 계산 및 채점표의 해당란에 'V' 표 모양으로 표시하고, 그 'V' 표시를 합해 합계란에 합산한 수를 적고 채점표 하단의 지시에 따르면 자신의 체질을 알게 된다. 각 항의 네 가지 내용 중에서 하나를 선택할 때 다음의 사항에 주의해야 한다.

어떤 특정된 체질이 다른 체질보다 좋은 것이 아니므로, 네 가지 중에서 자기에게 가장 맞는 하나를 골라 선택한다. 내용 중에 자신과 정확히 맞는 내용이 없을 때는 가장 비슷한 것을 고르자. 자신과 맞지 않은 것 같으나 내용이 마음에 들어 고른다면 체질감별에 오류가 발생할 수 있으므로 주의해야 한다.

사상체질 자가감별 가이드

체형과 용모: 각 항목의 네 가지 내용 중 자신에게 가장 적합한 것을 선택해 해당란에 'V' 표시를 하시오.

번호	사상체질 체형과 용모 자가감별 가이드	
	유형의 세부 사항	선택V
a-1	호흡순환기 계통이 실하고, 간기능 계통이 허약하다.	
a-2	소화흡수 기능이 실하고, 생식 기능이 허약하다.	
a-3	간기능 계통이 실하고, 호흡순환기 계통이 허약하다.	
a-4	생식 기능이 실하고, 소화흡수 기능이 허약하다.	
b-1	목덜미 부위가 건실하고, 머리가 대체적으로 큰 경향이다.	
b-2	위장 부위인 흉곽이 발달되고, 허리 아랫부분이 약하다.	

b-3	허리가 잘 발달되고(배에 지방이 많은 편), 목덜미 부위가 허리에 비해 약한 편이다.	
b-4	상체보다는 하체가 건실하나 대체적으로 균형이 잘 잡혀 있는 편이다.	
c-1	얼굴은 둥근 편이고 비대하지 않으며, 체격은 보통으로 아담한 편이다.	
c-2	몸매가 좋은 기본형의 체형이고, 상체가 하체보다 잘 발달돼 걸음걸이와 행동이 경쾌하다.	
c-3	대륙성 기질로 사상체질 중에서 비교적 체격이 큰 편이고, 손발이 크고 비대한 경우가 많다.	
c-4	모습이 파리한 편이고, 용모는 호감형이다.	
d-1	얼굴은 이마가 넓고, 광대뼈가 나온 편이다.	
d-2	얼굴이 밝고, 맑은 편이다.	
d-3	얼굴에 살집이 좋고, 혈색(검붉은 경향)이 좋다.	
d-4	얼굴색이 희고(창백), 이마가 솟고, 눈, 코, 입이 크지 않다.	
e-1	눈의 광채가 강하다.	
e-2	눈이 총명하고, 턱은 뾰족한 편이고, 외향적이다. 그리고 반사형이다.	
e-3	자칫 잘못하면, 남을 무시하는 것 같은 눈빛이나 욕심이 배어 있다. 눈 갓이 치켜올라간 분은 마치 호랑이 같은 인상을 준다.	
e-4	눈에 정기가 없는 편이고, 잔잔한 눈웃음을 짓고, 조용하며, 모습이 매우 얌전하고 내향적이다(말도 속삭이는 편이다).	
f-1	척추와 허리 부위가 약해서 기대어 앉거나 눕기를 좋아한다.	
f-2	상체가 잘 발달되고 하체가 가벼워서 걸음걸이가 매우 경쾌하다.	
f-3	자신감이 가득해 보이는 모습이며, 걸음걸이가 배를 내밀고 걷는 모습이 오리걸음 같기도 하고 양반걸음 같기도 하다.	
f-4	하체가 잘 발달돼 있어 안정감이 있고, 걷는 모습은 매우 조용하다.	
g-1	다리가 비교적 약해서 오래 걷지 못하며, 육체적인 운동보다 두뇌 운동이 적합하다.	
g-2	장거리보다는 단거리경주(순발력이 우수하다)에 강하다.	
g-3	주로 힘을 쓰는 운동인 씨름, 역도, 투포환 등에 잘 적응한다.	
g-4	단거리보다는 장거리 경주(지구력 우세)에 강하다.	

h-1	신체의 균형이 약간 불안한 느낌이다. 그 때문에 오래 서 있거나 걷는 것에 약하고, 기름진 음식을 싫어하고, 담백한 음식을 즐긴다.	
h-2	요통을 호소하는 경우가 많고, 더위를 많이 타며, 찬 음식을 좋아한다.	
h-3	땀을 잘 흘리며(찬밥을 먹을 때도 땀을 흘리며, 사우나를 무척 좋아한다), 장이 냉한 편이어서 특히 맥주를 많이 마시면 설사(연변)를 하는 경향이다. 소화력이 왕성해서 과식하는 편이다.	
h-4	여름에도 뜨거운 음식을 선호하며, 땀을 잘 흘리지 않고, 소화가 잘 안 되는 경우가 많으며, 건강할 때의 대변은 변비의 경향이고, 잘 체하며, 찬 것을 많이 먹으면 설사를 하기 쉽고, 추위에 약하다.	
i-1	여성은 자궁 기능이 약해 다산(多産)하기에 어려움이 있다. 남성은 50세 이후 성기능이 대체로 약해지는 편이다.	
i-2	여성은 다산(多産)하지 못하고, 남성은 갱년기 때를 전후해 기력은 그대로 좋은 편이나 성 능력이 좀 떨어지는 경향이 있다.	
i-3	여성은 산후조리에 각별히 신경써야 하는 편이고, 남성은 45세를 전후해 일반적인 기운은 좋은 편이나 성적 능력이 아주 급격히 저하되는 경향이 있다.	
i-4	여성은 다산형이며, 남성은 기운이 없는 듯이 보이면서도 성적 능력은 매우 강한 편이다.	
j-1	발명가나 혁명가의 기질이 있다.	
j-2	직업으로는 직업군인 같은 절도가 있는 직업이 좋으나 의외로 모든 직업에 잘 적응한다.	
j-3	직업으로는 장사나 사업가의 기질이 강하다.	
j-4	직업으로는 목사, 교육자, 작가 등이 잘 어울린다.	
k-1	동물에 비유하면 사슴와 같은 느낌이나, 품성은 강하다.	
k-2	동물에 비유하면 말와 같은 느낌이다.	
k-3	동물에 비유하면 소와 같은 느낌이다.	
k-4	동물에 비유하면 양과 같은 느낌이다.	

체형과 용모: 각 항목의 네 가지 내용 중 자신에게 가장 적합한 것을 선택해 해당 란에 'V' 표시를 하시오.

사상체질 심리상태 자가감별 가이드

번호	유형의 세부 사항	선택V
A-1	남들과 잘 소통하고 사교적인 반면, 그렇지 않을 때도 종종 있다.	
A-2	남의 일에는 희생을 아끼지 않으며, 자신의 일은 대수롭지 않게 여긴다.	
A-3	겉으로는 점잖으나 속으로 생각이 무궁무진하며, 좀처럼 속마음을 드러내지 않는다.	
A-4	내성적이나 사교적이다.	
B-1	과단성과 진취성이 강하다.	
B-2	판단력과 순발력이 빠르다.	
B-3	마음이 넓을 때는 바다 같고, 고집스럽고 편협할 때는 바늘구멍보다 더 좁다.	
B-4	매우 침착하고, 치밀한 성격이다.	
C-1	그다지 계획적이지도 못하고, 그렇게 담대하지도 못하다. 그러나 때로는 정반대적이기도 하다.	
C-2	순발력은 강하나 은근과 끈기가 부족하고, 지구력도 약하며, 체념도 잘한다.	
C-3	용감하고 큰소리를 잘 치지만, 속으로는 의외로 겁이 많은 편이다.	
C-4	매사를 부드럽게 잘 수용하는 듯하지만, 깐깐하고 빈틈이 없어 좀처럼 잘 수용하기 어렵다.	
D-1	매우 절도 있고, 근접하기 어려워 보이지만 문화적이기도 하고, 음악적이기도 하다(외강내유).	
D-2	겉으로는 빈틈없고 깔끔하며 일처리가 깨끗해 틈이 없어 보이지만, 속으로는 이해심의 폭이 아주 넓고 다정다감하고, 감정이 풍부해 눈물을 잘 흘린다. 다분히 감성적이다(외강내유+유).	
D-3	겉모습은 풍만해 보이고 부드럽지만, 내면의 깊은 계산은 만만치 않다(외유내강).	
D-4	겉으로 유연해도 속은 강하며 꼼꼼하기도 하고, 다분히 이성적인 면이 강하다(외유내강+강).	

E-1	대화법이 직설적인 편이며, 적당히 후퇴할 줄 모르며, 지나친 영웅심과 자존심이 강하다.
E-2	개척하는 데는 능하나, 끈기 있게 마무리하는 면이 부족하다.
E-3	뻔히 잘못된 줄 알면서도 밀고 나가려는 우둔성이 마치 소와 같다.
E-4	작은 일에도 너무 세심하고, 과민성이 지나쳐 불안정한 마음이다.
F-1	지나친 영웅심과 자존심이 강하다.
F-2	개척을 잘하며, 순발력이 강하다.
F-3	긍정적이며, 뚝심이 강하다.
F-4	머리가 총명하고, 지구력이 강하다.
G-1	머리가 명석하고 뛰어나며, 창의력이 있어서 남이 생각지도 못하는 것을 연구하고 힘있게 추진하는 편이다.
G-2	두뇌회전이 매우 빠르고, 그것을 실행에 옮기는 것도 지나치게 빠르다.
G-3	묵묵히 속으로 무궁한 설계를, 그리고 이를 실현시키기 위해 지구력 있게 밀고 나가므로 대성하는 경우가 많다.
G-4	지나치게 치밀해 그것을 실행으로 옮기는 결단이 늦어 기회를 놓치는 경우도 있다. 그러나 어떤 일이든 시작하기는 힘드나 일단 발동이 걸리면 치밀하고 조직적으로 끈기 있고 깔끔하게 매듭을 짓는다.
H-1	상대방의 실수를 용납하지 못한다.
H-2	상대방의 잘못을 잘 용서하고 재론하지 않는다.
H-3	상대방의 잘못을 용서는 하되 크게 꾸짖는다.
H-4	상대방의 잘못을 부드럽게 용서하는 것 같으나 속으로 잊지 않고 기억해 두었다가 언젠가는 표출한다.
I-1	일이 뜻대로 잘 안 될 때는 분노를 잘 표출해 화병이 된다.
I-2	실수할 때는 후회가 깊어서 애심(哀心)으로 변해 건강을 해치는 경우가 많다.
I-3	전체적인 계획을 잘 세워서 끈기 있게 잘 추진해 성공하는 비율이 높으나 욕심이 지나쳐서 크게 잃게 되기도 한다.
I-4	머뭇거리다가 놓친 것이나, 아쉽고 안타까운 것을, 그리고 억울한 감정을 언제까지나 떨쳐버리지 못해 병이 된다.
J-1	때때로 남과 잘 어울리지 못하고, 혼자서 조용히 시간을 잘 보내기도 한다.
J-2	다정다감하며 꾸밈을 싫어하고, 때로는 일을 처리하는 속도가 지나치게 빨라서 후회하는 일이 생긴다.

J-3	겉으로는 계산하지 않는 것 같으나 속으로는 정확한 계산에 의한 손익을 정확히 따진다.	
J-4	맡은 일은 빈틈없이 처리하나 속도가 좀 느리다.	
K-1	스스로 자신이 독특하다고 느껴질 때가 있다.	
K-2	항상 솔직 담백하고, 아첨을 하지 않으며, 직선적이고, 때로는 좀 가볍다.	
K-3	과식이나, 욕심으로 인한 스트레스성 성인병으로 고생하는 경우가 가장 많다.	
K-4	자신의 생각을 숨기고 잘 나타내지 않으며, 강자나 윗사람에게 아첨도 잘 한다.	
L-1	독선적인 경향이 있다.	
L-2	이해나 타산에 잘 변질하지 않는다.	
L-3	자신의 이익을 위해서는 어떤 일이든 할 수도 있다.	
L-4	자기보다 강자 앞에서는 후퇴를 할 수 있으나 기회를 기다려 역전시키는 끈기를 지니고 있다.	
M-1	안하무인적인 경향이 있다.	
M-2	봉사정신이 강해서 다른 사람들에게 호감을 갖게 한다.	
M-3	본인의 것보다는 남의 것을 잘 비판한다.	
M-4	수전노의 기질(남녀 모두)이 있어서 가장 살림살이를 알차게 잘하는 편이다.	
N-1	의욕은 강하나 사리사욕은 없다.	
N-2	사상체질 중에서 가장 욕심이 적다. 그래서 오락에도 별 소질이 없고, 또한 호색가도 못 된다.	
N-3	욕심이 지나치고, 고등 사치를 즐기며, 식도락가이고, 대식가이기도 하다.	
N-4	특히 음식에 욕심이 없는 편이고, 깔끔하고 착실하며 매사에 치밀하고, 밖으로 잘 나돌지 않는다.	
O-1	뱀처럼 차갑고 차분한 면이 있다.	
O-2	열이 많고, 성질이 급하다.	
O-3	과시욕이 지나친 편이다.	
O-4	질투와 샘이 많아서 마음이 불안초조한 경우가 많다. 지나치게 예민해서 식구나 친척들과 조화를 잘 이루지 못하는 경우도 많다. 몸이 냉하고, 신경증(신경쇠약, 노이로제, 우울증 등)으로 고생하는 경우가 많고, 가끔 한숨을 쉬기 때문에 고민이 많은 사람같이 여겨진다.	

사상체질 감별계산 및 채점표

체질감별 계산 및 채점표 표기 방법

위의 체형과 용모 – a부터 k까지와 심리상태 – A부터 O까지의 내용 중 각기 한 묶음(네 가지 예문)의 내용을 잘 이해한 후 자신에게 맞는 내용을 선택해 한 개의 번호를 골라 아래의 체질감별 계산 및 채점표의 해당 란 우측 빈칸에 '✓' 표시를 하고, 그 '✓' 표시를 합해 같은 줄 아래의 합계란에 합산한 수를 적는다.

체형과 용모							
a-1		a-2		a-3		a-4	
b-1		b-2		b-3		b-4	
c-1		c-2		c-3		c-4	
d-1		d-2		d-3		d-4	
e-1		e-2		e-3		e-4	
f-1		f-2		f-3		f-4	
g-1		g-2		g-3		g-4	
h-1		h-2		h-3		h-4	
i-1		i-2		i-3		i-4	
j-1		j-2		j-3		j-4	
k-1		k-2		k-3		k-4	
토털		토털		토털		토털	

심리 상태							
A-1		A-2		A-3		A-4	
B-1		B2		B-3		B-4	
C-1		C-2		C-3		C-4	
D-1		D-2		D-3		D-4	
E-1		E-2		E-3		E-4	
F-1		F-2		F-3		F-4	

G-1		G-2		G-3		G-4	
H-1		H-2		H-3		H-4	
I-1		I-2		I-3		I-4	
J-1		J-2		J-3		J-4	
K-1		K-2		K-3		K-4	
L-1		L-2		L-3		L-4	
M-1		M-2		M-3		M-4	
N-1		N-2		N-3		N-4	
O-1		O-2		O-3		O-4	
토털		토털		토털		토털	

최종 체질감별 확정법

체형과 용모의 합계와 심리상태의 합계 가운데 가장 큰 수를 각각 선택한다.

〔태양인〕: '체형과 용모'의 1번과 '심리상태'의 1번이 가장 큰 경우.

〔소양인〕: '체형과 용모'의 2번과 '심리상태'의 2번이 가장 큰 경우.

〔태음인〕: '체형과 용모'의 3번과 '심리상태'의 3번이 가장 큰 경우.

〔소음인〕: '체형과 용모'의 4번과 '심리상태'의 4번이 가장 큰 경우.

참고 : 이 사상체질 감별 계산 및 채점표를 여러 장 복사해 가족이나 친지가 어떤 체질인지 감별할 때 사용하시기 바랍니다.

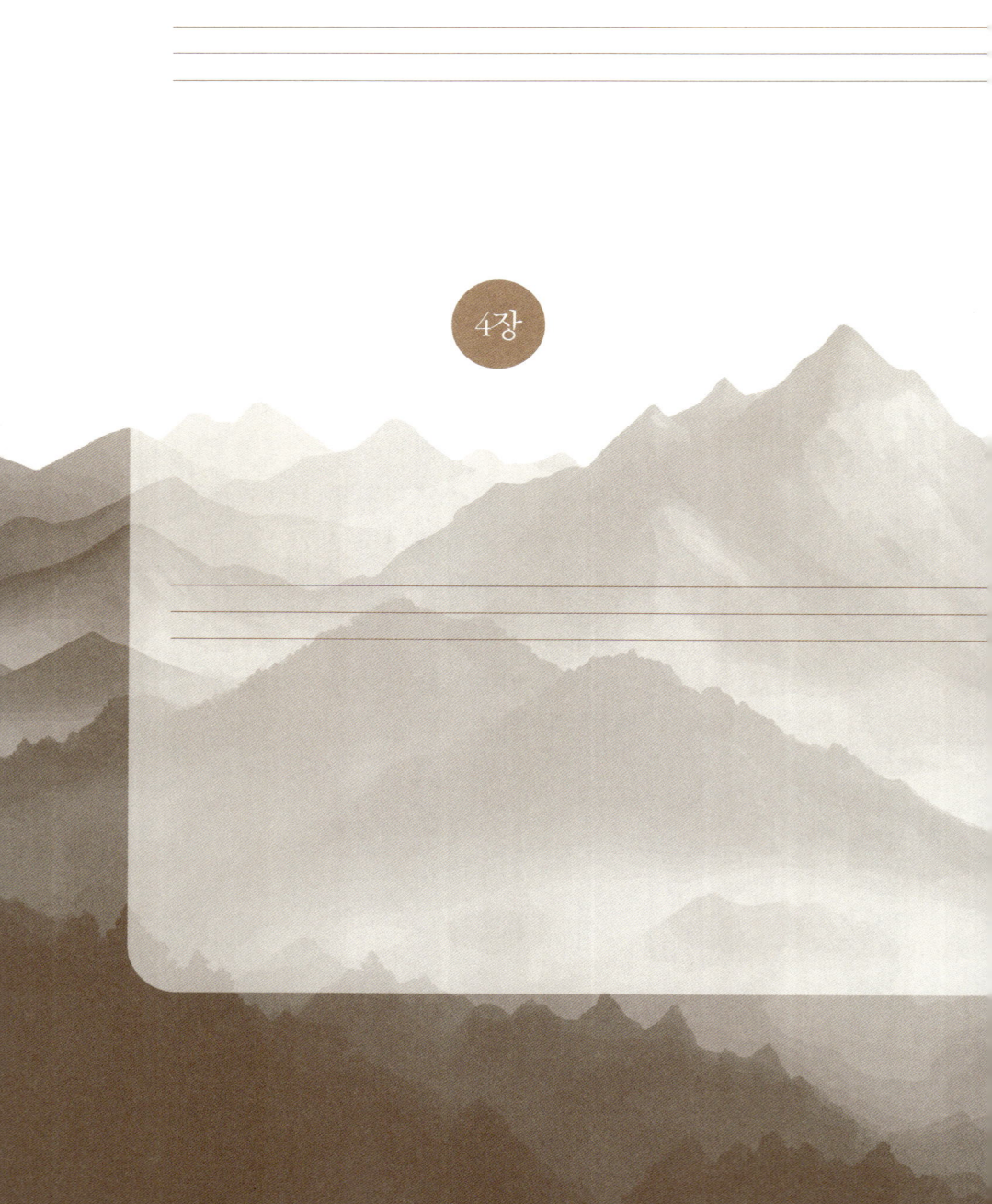

4장

활력 있고 아름다우며
천천히 나이 들게 하는 key point는
식재료 선택과 조리 방법이다

아래를 자세히 읽어보시고 본인과 식구들의 건강을 지킵시다!

건강과 젊은 에너지를 유지하고 질병 없이 노화를 느리게 해 건강하고 행복한 삶을 살기 원하신다면 가장 먼저 음식 종류와 조리 방법에 대해 알아두세요. 지금부터의 이 내용을 깊이 이해하고 기억하셔서 실천하시면, 나 자신을 비롯해 내 가족은 물론 자손까지 건강하고 노화를 늦추는 큰 선물이 될 것입니다.

천천히 아름답게 나이 들어가게 하는 조건 중 식재료 선택과 올바른 조리 방법이 기본적으로 매우 중요합니다. 기회 있을 때마다 반복적으로 경고해 드리고 있음에도, 지키지 않아도 당장 피해가 눈에 보이지 않기 때문에 흘려버리기 쉽지만, 당화(糖化)로 인해 AGEs(Advanced Glycation End-Products)인 최종당화산물이 높아지는 식사를 계속하시면 아름답지 않게 쭈글쭈글한 얼굴로 늙어가고, 멋지고 보람되며 행복하게 장수하기도 어렵다는 사실을 가슴속 깊이 새겨 두시기 바랍니다.

매일 먹는 음식 종류와 음식물 조리가 잘못되면 중년기 이후의 삶이 힘들고 노년기에는 고약한 병으로 고생하게 되며, 따라서 노화 속도도 빨라집니다. 지금부터 이 귀중한 문제를 이해하기 쉽게 간단히 정리해 드리겠습니다. 한 가지 더 강력하게 권합니다. 조리할 때는 반드시 마스크를 착용하세요. 폐암이 예방됩니다.

천천히 아름답게 나이 들어가게 하는 조건 중 식재료 선택과 올바른 조리법이 기본이다

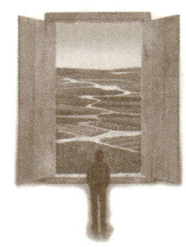

몸을 아름답지 않고 늙게 만드는 조리법

　이제까지 '몸을 늙게 만드는 것'에 대한 안티에이징의학에서의 이론은 '산화(酸化)'였습니다. 산화란 우리 몸이 '녹슨다'는 것이다. 즉, 체내 활성산소에 의해 세포에 상처가 생겨 노후화돼 가는 것입니다. 흡수되는 산소의 2~3%가 활성산소로 변해서, 몸에 큰 해악을 끼치는 것에 의해 노화가 빠르게 진행된다는 이론입니다.

　최근의 이론은 산화보다 훨씬 공포스러운 것은 당화(糖化)라고 결론을 내리고 있습니다. 당화는 한마디로 표현하면 '그을림'입니다. 단백질이 당질과 결합해 열화, 즉 당질이 내외적인 영향을 받아 화학적 및 물리적으로 성질이 나빠지는 현상을 말하는 것입니다. 이 과정에서 나빠지는 가장 큰 원인은 높은 온도로 조리하는 것입니다.

'산화'→ 몸의 전 조직이 녹슬어 간다. '당화'→ 몸의 전 조직이 그을린다.

산화(활성산소)로 인해 몸의 전 조직이 녹슬어 가고, 당화로 인해 몸의 전 조직이 그을림(예: 고기를 구울 때 타는 현상)이 발생합니다. 이에 의해 체내에 대량으로 만들어지는 '나쁜 물질'이 최근의 안티에이징의학에서 가장 큰 관심을 갖게 됐는데, 이것이 바로 AGEs라는 물질입니다.

AGEs란 무엇인지 반드시 자세히 알아두자

AGEs(Advanced Glycation End-products)는 최종당화산물입니다. 이는 당분과 단백질이 결합하면서 발생하는 최종반응물질(最終反應物質)입니다. 이 화합물은 체내에서 염증을 유발하고 세포에 손상을 일으켜 노화를 촉진하거나 다양한 만성질환을 유발합니다. AGEs는 음식을 고온에서 불에 굽는 방법으로 조리할 때 가장 많이 발생하는데, 특히 고기를 구울 때 태우면 다량의 AGEs가 발생합니다. 이 때문에 육류는 가능한 한 찌거나, 물에 데치거나, 가볍게 볶는 등의 조리 방식을 택하는 것이 노화를 느리게 하는 지름길입니다.

문제는 이 AGEs가 활성산소를 훨씬 더 뛰어넘는 무서운 노화의 원흉이란 사실입니다. 기미, 검버섯, 주름, 동맥경화, 암, 치매 등을 일으키는 주범입니다. 건강하게 천천히 노화하기를 원하신다면 음식물(특히 육류)을 브라우닝이 되게(겉이 갈색/거무스름하게 조리) 굽거나 튀기는 요리법은 삼갑시다! 육류는 가볍게 구워 드시는 게 좋습니다.

AGEs가 많이 발생하는 맛있는 요리

'단백질과 포도당을 동시에 가열'하는 요리는 세상 사람 모두가 너무 좋아하는 스테이크 구이, 양념고기 구이, 삼겹살 구이, 튀김류, 부침개, 전 등의 요리입니다. 공통점은 겉을 누렇고 약간 갈색으로 조리한 음식이란 사실입니다. 조리할 때 음식 재료의 겉을 노랗고 갈색으로 조리해 그 색이 나타남과 동시에 AGEs가 다량으로 발생한다는 사실을 명심하기 바랍니다.

지금까지는 '나이를 먹어감에 따라 발생하는 거의 모든 현상은 어쩔 수 없지'라고 체념했던 많은 질환이나 부조화가 실은 누차 강조한 '당화(糖化)에 의해 발생하는 것이구나!'라고 이해하시면 좋겠습니다.

그러면 당화가 진전돼 쌓이는 AGEs는 어디서 오는 것일까요? 매일 조금씩 몸속에서 화학반응에 의해 발생하지만, 실은 섭취하는 음식물에 더 많이 함유돼 있습니다. 올바른 조리 방법의 식사를 하지 않으면 다량의 AGEs가 몸에 축적된다는 것을 꼭 기억해 두시기 바랍니다.

식품에 함유돼 있는 AGEs 중에 10% 정도는 소화되는 과정에서 분해되지 못하고 체내에 남게 됩니다. 소화 분해되지 못한 AGEs는 장에서 흡수돼 전신의 각 처소에 쌓이게 되는데, 신장 기능에 문제가 있는 경우는 이 중 10% 정도가 몸에 쌓입니다. 그러나 신장이 제 기능을 발휘하는 경우엔 AGEs 대부분이 체외로 배출되지만, 그래도 약 1% 정도는 체내에 축적됩니다.

별로 신경을 쓰지 않아도 될 수치라는 생각이 드세요? 그러나 하루 3회의 식사가 1년 단위로 계산해 보면 1년에 1000회 이상 되지요. 그런데 문제는 일단 몸에 축적된 AGEs는 자력으로 배출할 수단이 없다는 것이 문제입니다. '티끌 모아 태산'이어서 점점 노화에 가속도가 붙습니다. 어찌하면 좋을까요!

기억해 두셔야 할 것은 AGEs의 양은 식재료 그 자체에 함유돼 있는 것 말고도 조리 방법과 먹는 타이밍, 그리고 함께 먹는 식재료에 의해 많이 달라진다는 사실입니다.

'당화(糖化)'에 의해 발생하는 AGEs는 전신의 단백질에 누적돼 악영향을 끼칩니다. 더구나 AGEs가 축적돼 노화가 빨리 오는 몸의 특정 부위는 피부의 진피층(특히 얼굴 피부)과 안구의 수정체, 관절연골 등을 만드는 콜라젠 섬유입니다.

- 피부가 매끄럽지 못한 노화는 당화가 원인이다.
- 당화에 의해 골다골증(骨多孔症)의 진전이 빨라진다.
- 혈관의 노화에도 AGEs가 가장 큰 영향을 미친다.
- 변형성 관절염도 AGEs가 가장 큰 원인이다.

식재료 선택과 특히 올바른 조리 방법이 너무도 중요하다

식재료와 특히 조리 방법이 얼마나 중요한지 이해가 되셨나요?

여러분이 스스로 택하는 식재료와 조리 방법에 따라 누구는 고운 얼굴로 늙어가고, 어떤 이는 기미·주근깨와 주름살·검버섯으로 덧칠한 이름답지 않은 얼굴이 됩니다. 그뿐 아니라 힘들고 무서운 병(암 등)에 걸려 괴로운 가운데 빨리 생을 마감하게 되지는 않을까! 걱정되시지요?

여러분은 어느 편에 서시겠습니까? 정확하고 확실한 지식으로 매일의 식재료와 조리 방법에 신경 쓰는 사람과 그렇지 않은 사람을 비교해 보면 노화의 속도가 다를 뿐만 아니라 삶의 질(질병 유무나 정신건강), 그 자체에 확연한 차이가 나타나게 됩니다.

 같은 연령인데도 어떤 이는 싱싱한 젊음과 맑은 정신으로 매일매일 행복한 나날을 즐기는 사람이 있는가 하면, 반면에 행복하지 않은 사람도 있습니다.

 인생 후반기가 서로 다를 수밖에 없는 이와 같은 결과의 절반 이상이 매일 섭취하는 식사와 조리 방법에서 크게 차이가 난다는 사실을 가슴에 새겨 두시기 바랍니다.

노화를 촉진하는 대표 음식/조리법 다섯 가지를 멀리하자

 음식물의 조리법에 따라 AGEs(최종당화산물)의 함유량에 차이가 큽니다. 그 때문에 AGEs가 많이 함유된 음식물은 가급적 피하시는 것이 첫 번째로 매우 중요합니다.

절대적으로 섭취량을 줄이거나 피해야 할 대표적 음식/조리법	
구운 고기	양념고기, 스테이크, 바비큐, 그릴에 구운 소시지류 등: 고기류는 조리 방법에 따라 AGEs 함유량이 크게 달라집니다.
튀긴 음식	감자튀김, 치킨너겟, 튀김, 바싹 구운 베이컨 등: 튀긴 음식은 기름에 고온으로 조리되기 때문에 AGEs가 많이 생성되고 축적됩니다.
가공육	햄, 소시지, 베이컨 등: 가공육은 가공 과정에서 고온의 열을 사용하는 경우가 많고, 보존을 위해 설탕과 같은 당류가 첨가되는 경우가 많아 AGEs 농도가 높습니다.
탄 음식	음식이 너무 많이 탄 경우, 특히 과도하게 구운 빵, 구운 감자, 바비큐 등에서는 AGEs 함유량이 상당히 높습니다.
조리된 고당분 음식	케이크, 쿠키, 아이스크림 등: 설탕이나 고당분이 많이 들어간 단 음식이나 가공된 디저트도 고당분이 단백질과 결합해 AGEs를 생성하기 때문에 AGEs 농도가 높습니다.

문제는 위의 음식에 놀라울 정도의 많은 AGEs가 함유돼 있다는 사실입니다. 따라서 노화를 지연시키기 위해서는 식재료의 선택보다 더 중요한 것이 조리 방법입니다.

같은 식재료라도 조리 방법에 의해 AGEs 함량이 놀라울 정도로 달라집니다. 가장 위험한 조리 방법은 고온으로 조리하는 방법입니다. 기름에 튀기는 경우의 온도는 170~200도, 구이는 180~230도, 가마(窯)에서 굽는 경우는 300도가 넘는 경우도 있는데, 이와 같이 고온으로 조리하면 바로 AGEs가 급격히 증가한다는 놀라운 사실을 기억하시기 바랍니다.

소시지나 베이컨을 구워서 아침에 토스트와 함께 먹는 경우가 많을 것으로 생각되는데, 실은 얼마나 많은 AGEs가 포함돼 있는 줄 아세요! AGEs의 하루 상한(초과 불가)량이 7000ku인데, 소시지를 불에 구우면 무려 1만4300ku, 베이컨은 1만1000ku를 초과합니다. 아침식사 한 번으로 하루 AGEs 양이 놀라울 정도로 초과합니다.

남녀노소에게 사랑받는 위험한 '감자튀김'

위에 열거된 감자튀김의 AGEs 수치는 낮으나 사람에게는 가장 위험한 물질임이 입증됐습니다. 특히 기름에 튀긴 감자입니다. 왜냐하면 AGEs는 100이 좀 넘지만, 최악의 물질인 아크릴아마이드(acrylamide)가 함유돼 있기 때문입니다. 국제적 암 연구기관에서 이 아크릴아마이드의 발암성에 관해 요주의 물질로 분류돼 여러 나라에서 본격적인 조사를 시작하고 있습니다.

이 아크릴아마이드라는 물질은 감자나 옥수수 등 당질이 많이 함유된 식품을 고온으로 가열하면 생성된다는 사실을 알게 됐습니다. 이 중에서도 감자튀김과 포테이토 칩에는 비교할 수 없이 엄청나게 많은 AGEs가 함유돼 있다는 사실을 알고 각별하게 피하기 바랍니다. 많은 남녀노소가 즐기는 것이기에 더욱 문제가 심각합니다. 단, 건강한 기름에 가볍게 조리하는 건 예외입니다.

노화를 지연시키는 조리법

▶ **건강하고 아름답게 천천히 노화하게 하는 음식 조리법**

　새우, 연어나 복어는 튀기면 날것의 2.5배 정도 AGEs 양이 증가하고, 닭가슴살은 끓이면 1.5배, 불에 구우면 7.5배, 기름에 튀기면 약 12배 정도 증가한다는 놀라운 사실입니다! 그리고 매장에서 높은 온도로 튀긴 감자튀김도 가정에서 튀긴 것보다 AGEs 양이 2배 이상 증가합니다.

　노화 지연 조리법의 포인트는 끓이고, 데치고, 삶고, 찌고, 가볍게 볶고입니다. 물을 사용하는 조리는 아무리 온도를 높이 올려도 99도까지입니다. 좋은 기름(엑스트라 버진 올리브오일, 아보카도오일, 코코넛오일, 탈로우, 목초버터)과 함께 조리하면 몸에 좋은 식품도 있으나, 이 경우에도 높은 온도로 굽든지 볶는 것은 삼가는 것이 좋습니다.

　참고로 주식(主食) 중에 AGEs가 가장 적은 것은 쌀밥인데, 다른 음식과 비교해 보면 토스트는 3배, 시리얼은 8배, 파스타는 12배, 팬케이크는 75배, 와플은 96배입니다. 엄청나지요! 육류보다는 어패류에 AGEs가 적고, 유제품 중 치즈는 요주의입니다. 치즈가 숙성되는 긴 시간 동안 AGEs의 기본인 당질과 단백질이 함께 존재해 반응하기 때문입니다. 우유나 요구르트, 모차렐라 치즈와 같이 짧은 숙성 기간 또는 숙성되지 않은 치즈는 염려가 없습니다. 계란은 문제가 없으나 계란프라이는 삶은 계란의 6배,

기름을 두른 계란프라이는 그 수치가 높이 올라가니 유의하시기 바랍니다. 야채는 전반적으로 별문제가 없으니 안심하시기 바랍니다.

노화를 예방하는 귀중한 조리법은 연어의 경우 회로 먹는 경우를 기준으로 보면 튀기는 것은 회에 비해 AGEs 발생이 2.5배 이상, 닭가슴살은 삶으면 1.5배, 구우면 7.5배, 튀기면 10배 이상 됩니다. 건강에 가장 좋은 조리법은 삶기, 물에 데치기(샤브샤브 스타일), 찜, 조림 등이 가장 좋은 요리 방법입니다. 그 이유는 물을 쓰는 조리 방법은 99도를 넘지 않기 때문입니다. 따라서 생선은 회나 졸임, 육류는 데쳐서 또는 삶아서 조리하는 것이 가장 좋습니다.

우리 몸 어느 부위에 노화(주름)가 가장 빨리 오는가?

AGEs가 침착되기 쉽고 노화가 빨리 오는 부위는 얼굴 피부와 관절의 연골을 만드는 콜라겐 섬유입니다. 노화의 진행이 빠른 부위는 피부의 진피나 혈관을 만드는 콜라겐 섬유인데, 신진대사에 의해 교환이 이뤄지기까지 약 14~15년이 걸립니다. 콜라겐 섬유는 전신의 뼈나 장기, 혈관 등에 함유돼 있으며 몸속 단백질 전체의 약 3할을 차지하고 있습니다.

피부의 그을림(거무칙칙한 주름살)과 혈관의 노후화도 당화가 원인이다

아무리 고가의 화장품을 써도 당화의 진행을 멈추지 못하면 피부 전체가 누런색으로 노화되는 것을 피할 수 없습니다. 기미는 당화 때문에 더욱 심해질 수 있습니다.

혈관은 어떻게 노후화하는가? 혈관이 노후화하는 것도 AGEs가 가장 큰 영향을 미친다는 것을 아셔야 합니다. 동맥경화의 진행도 AGEs가 깊이 관여합니다. 혈관에 침착된 나쁜 콜레스테롤과 결합해 동맥경화를 일으키는 것도 이 AGEs입니다.

AGEs에 의해 백내장이나 인지증(치매)도 발생한다

뿌옇게 보이든지, 흐릿해 보이든지, 밝은 곳에서도 잘 안 보이든지, 눈이 잘 부시든지 하는 백내장과 치매도 당화와 관계가 깊습니다. 특히 당화의 진행을 어떻게 느리게 할 수 있느냐가 백내장을 막을 수 있는 중요한 요건입니다. 치매의 원인도 당화와 관계가 있다는 사실, 그리고 노인의 검버섯에는 AGEs가 다량 함유돼 있다는 사실도 꼭 기억하시기 바랍니다.

조미료 또는 양념을 미리 첨가하고 굽는 요리법의 문제점

간장이나 된장, 또는 샐러드 소스에도 AGEs가 많지만 보통의 양을 쓰는 경우엔 문제가 없습니다. 그러나 간장을 바르고 굽는 참치는 아무것도 바르지 않고 구운 참치보다 AGEs가 약 6배, 설탕을 섞은 간장을 바르고 구울 때는 몇십 배의 AGEs가 검출됩니다.

신선한 야채나 어패류에 드레싱할 경우는 엑스트라 버진 올리브오일이나 소금 후추, 레몬/식초 등으로 충분합니다. 그리고 식초나 레몬은 AGEs를 감소시키는 효과가 있기 때문에 먹을 때 뿌리든지, 육류는 조리 후 양념으로 첨가하는 것을 추천합니다.

노화의 진행에 브레이크를 거는 조리법은 같은 식재료라도 조리하는 방식의 열에 따라 AGEs 양이 크게 달라진다는 것입니다. 역시 가장 중요한 것은 고온으로 조리하는 것을 피해야 합니다. 식재료의 AGEs가 높아지지 않게 조리하는 방법은 생으로 먹든지 끓이는 것이 가장 안심할 수 있습니다.

커피에 밀크와 설탕을 섞으면 AGEs 양이 달라진다

커피는 끓이는 방법이나 마시는 방법에 따라 AGEs의 양이 변화합니다만, 밀크나 설탕을 첨가할 때 어느 정도 변하는지 살펴보겠습니다. 끓인 커피에 밀크를 넣으면 AGEs 양이 4배, 설탕을 넣으면 약 5배, 그리고 보통 인스턴트 믹스커피에는 3배의 AGEs가 함유돼 있습니다.

중년기 이후 젊음의 비밀은 비타민 B군에 있다

언제까지나 젊게 건강을 유지하려면 비타민 B군에 관심을 가지시기 바랍니다. 우선 쉽게 구할 수 있는 식재료나 서플리먼트를 섭취하는 것만으로도 충분한 효과를 얻을 수 있습니다.

비타민 B군 중 비타민 B3, B6, B12를 기억하세요. 비타민 B1은 피로나 어깨가 아픈 증상에 효과가 좋습니다. 이 B1은 당화를 억제하기도 하고 AGEs 발생도 억제하는 효능이 있습니다. 돼지고기, 민물장어, 명란, 견과류 등에 많이 함유돼 있어 적극적으로 섭취하는 것이 좋습니다. 그리고 B6는 소나 닭의 간, 조개류, 꽁치, 바지락, 청어 등에 많이 함유돼 있습니다. 이 식품들은 AGEs가 만들어지지 못하도록 강력히 작용하고, 특히 B6는 젊음을 유지하기 위해서는 없어서는 안 될 영양소입니다.

산화·당화와 용감히 싸우는 비타민

항산화와 항당화 물질인 비타민을 세 가지 소개하면, 비타민 A는 소·돼지·닭의 간, 오징어, 계란, 버터 등에 많이 함유돼 있습니다. 당근과 시금치 등의 녹황색 야채에도 베타카로틴 형태로 함유돼 있습니다. 비타민 A는 세포막에 들어가 활성산소의 공격을 방어합니다. 비타민 E는 세포를 방어하는 지용성 비타민입니다. 비타민 C는 몸속의 활성산소와 결합해 무력화합니다.

폴리페놀(polyphenol)의 대단한 능력

미용이나 건강에 좋은 효과를 주는 폴리페놀도 강력한 젊음을 유지해주는 효과를 기대할 수 있습니다. 강력한 항산화물질인 동시에 항당화물질입니다. 적포도주의 폴리페놀은 동맥경화의 원인이 되는 나쁜 콜레스테롤의 산화를 방지하는 것으로 알려져 있습니다. 일상적으로 마실 수 있는 녹차에는 카테킨이라는 성분이 있는데, AGEs를 억제하는 확실한 효능이 있습니다.

당질을 많이 섭취하지 않아도 건강하게 잘 살 수 있다

노화를 방지하기 위해 꼭 기억해 두어야 할 것은 '당질의 과다 섭취'입니다. 결론적으로 말씀드리면 당질을 섭취하지 않아도 건강에는 별문제가 없다는 것입니다.

그런데 '별로 달지 않은 당질'에 주의해야 합니다. 요즘 과자류나 청량

음료에 포함돼 있는 포도당, 설탕, 바나나 등 과일에 포함된 과당이 문제입니다. 이것들을 먹으면 바로 흡수돼 혈당치가 즉시 상승합니다. 특히 탄산음료, 에너지드링크, 착즙주스가 문제입니다.

그리고 또 다른 문제는 달게 느껴지지 않는 당질입니다. 곡물이나 감자, 고구마 등의 전분 녹말을 대표하는 당질(糖質)은 복합당질이라고 부르는데, 소화 흡수가 빠르고 15~20분 이내에 혈당치가 상승하기 시작합니다. 입에 별로 달지 않은 식품에도 주의를 게을리하지 말아야 합니다.

건강을 유지하며 노화의 속도를 느리게 하려면 이 30가지 음식을 선택해 섭취하자!

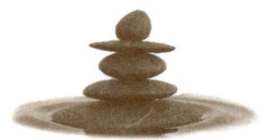

노화의 속도를 느리게 도와주는 항산화 성분, 비타민, 미네랄, 불포화 지방산 등이 가득한 음식을 생활화해 건강을 유지하고 행복한 삶을 살게 하는 음식 종류를 소개합니다. 각 음식이 어떻게 노화 방지에 기여하는지 간략한 설명을 드리겠습니다.

안티에이징, 미네랄, 비타민 성분이 풍부한 30가지 음식물	
녹차, 말차	폴리페놀의 일종인 카테킨이 다량 함유돼 있어, 이 카테킨은 항산화제가 풍부해 세포 보호와 함염증 효과가 뛰어나고 피부 노화를 지연시킵니다.
엑스트라 버진 올리브유	중년 이후에도 건강과 아름다움을 원한다면 엑스트라 버진 올리브유를 매일 아침 한 스푼씩 복용한다면 올리브오일의 주성분인 올리에크산(oleic acid)이나 폴리페놀 성분의 종류와 함께 나쁜 콜레스테롤을 감소시키고 동맥경화를 예방한다.

블루베리 (특히 냉동 와일드 블루베리)	항산화 성분인 안토시아닌이 풍부해 세포 손상을 예방하고, 염증을 줄이며, 기억력과 인지 기능을 개선한다. 또한 AGEs의 축적에 의해 생긴 주름이나 피부 탄력과 햇볕에 탄 피부를 이전 상태로 돌려주는 역할을 한다. 블루베리는 냉동하면 항산화력이 농축되고, 와일드 블루베리는 일반 블루베리보다 안토시아닌이 거의 2배나 높고 영양적으로 유익한 부분이 더 많습니다.
아보카도	아보카도는 건강한 지방인 불포화지방산과 비타민 E가 풍부해 심장 건강 촉진, 소화 건강 개선, 피부 건강, 체중 관리, 항염증 관리, 혈당 조절과 눈 건강에 유익한 효과를 제공합니다. 이 과일은 균형 잡힌 식단의 중요한 부분이 됩니다.
석류	안티에이징 파워하우스인 석류는 미토파지 자극(손상된 미토콘드리아 제거)과 노화에 따른 세포 재생 및 근육 기능 지원, 그리고 노화 지연과 연관된 텔로미어를 보호해 DNA 복구 및 슬로에이징을 지원합니다. 뇌 건강(산화 스트레스로부터 뉴런을 보호), 호르몬 균형 건강, 피부 및 콜라겐을 보호하고 엘라스틴의 보존을 도우며, 몸의 순환(산화된 LDL 콜레스테롤 감소 및 건강한 혈압 지원) 증진에 기여합니다. 부스터, 두뇌와 호르몬 건강에 기여합니다.
레몬	레몬은 높은 항산화 성분, 특히 비타민 C가 풍부한 슈퍼푸드로 면역력 강화, 항염증 효과, 소화 건강과 피부 건강에 유익합니다. 요리할 때 함께 하면 당화(糖化)의 피해를 막아주고, 튀김 요리에 뿌리면 AGEs 양을 줄여줍니다. 식단의 일부로 레몬을 포함해 이러한 이점을 누리시기 바랍니다. 공복에 레몬을 복용하면 수분 공급 촉진, 소화 지원, 면역력 증진, 해독의 장점이 있지만 간혹 위장 질환 병력이 있으신 분들은 공복 섭취를 삼갑시다.
강황tumeric(커큐민 curcumin)	전통 한방의학에서도 오랫동안 사용돼 온 황금색 향신료인 강황은 커큐민이라는 주요 항염증 및 항산화 성분 덕분에 건강한 노화를 지원합니다. 커큐민은 강황에 포함돼 있어 블랙페퍼나 건강한 지방과 함께 섭취하면 관절, 뇌 기능, 세포 건강에 도움이 됩니다. 더 강력한 효과를 원할 경우, 커큐민은 농축된 보충제로도 섭취 가능합니다.
마늘	마늘의 독특한 냄새(알리신)가 항염증과 항산화 효과가 있어 노화와 암을 억제하고 면역력을 강화하며 노화 방지에 기여하는 매우 우수한 식품입니다.
생강	생강은 항산화 성분이 풍부한 식품으로, 건강한 노화에 도움이 되는 효능을 제공합니다. 생강의 항산화, 항염증, 소화 작용은 산화 스트레스로부터 신체를 보호하고 염증을 줄이며 뇌 건강, 심장 건강, 피부 건강을 지원합니다. 또한 내장을 따뜻하게 해 면역력을 높이고, 가래를 삭이며 독을 제거하는 효능이 있습니다.
시금치	특히 젊음을 유지해 주는 영양소인 비타민 A, C, 그리고 엽산이 풍부해 피부 건강을 개선하고 노화 방지에 도움이 됩니다. 항당화 작용이 강하고, AGEs의 축적을 막아 주는 종합 야채다.

브로콜리	다양한 영양소를 함유한 야채로 높은 항당화 작용과 해독 작용으로 노화의 원흉인 AGEs의 생성을 억제해 몸을 방어하고 비타민 C, 설포라판, 섬유질 및 기타 영양소가 풍부해 산화 스트레스로부터 보호하고 염증을 줄이며 뇌 건강을 지원하고 심장 건강을 개선하며 피부 건강을 증진하는 데 도움이 됩니다.
케일	케일에는 비타민 C, 베타카로틴, 비타민 K, 설포라판, 플라보노이드가 풍부하게 함유돼 있어 산화 스트레스와 싸우고 염증을 줄이며 암, 심장병, 인지 기능 저하와 같은 노화 관련 질병을 예방하는 데 도움이 됩니다.
적색 양배추	적색 양배추에는 항산화 물질, 특히 안토시아닌이 풍부해 피부 건강, 뇌 기능, 암 예방, 심장 건강에 유익합니다. 적색 양배추의 항산화제는 산화 스트레스와 싸우고 염증을 줄이며 노화 관련 질병을 예방하는 데 도움이 됩니다.
붉은 피망/파프리카	붉은 피망/파프리카에는 비타민 C, 베타카로틴, 캡산틴, 플라보노이드와 같은 항산화 물질이 풍부해 노화 과정을 늦추고 전반적인 건강을 증진하는 데 탁월합니다. 산화 스트레스와 싸우고 염증을 줄이며 피부 건강, 눈 건강, 뇌 기능 및 심혈관 건강을 지원하는 피망은 건강한 저속 노화를 촉진하는 최고의 식품 중 하나입니다.
당근	당근에는 특히 베타카로틴(비타민 A)이 풍부해 피부 건강, 눈 건강, 면역 기능, 심장 건강, 뇌 건강에 도움이 되는 훌륭한 식품입니다. 당근의 항산화제는 산화 스트레스와 싸우고 염증을 줄이며 세포를 손상으로부터 보호하는 등 전반적인 건강을 유지하고 노화 과정을 늦추는 데 필수적인 역할을 합니다.
비트	비트에는 베타시아닌, 비타민 C, 플라보노이드와 같은 항산화 물질이 풍부하고 피부 건강, 두뇌 기능, 심장 건강, 해독, 소화기 건강을 지원해 건강한 슬로 에이징을 위한 식단에 포함할 수 있는 훌륭한 식품입니다. 또한 산화 스트레스, 염증, 세포 손상을 줄이는 데 도움이 됩니다.
토마토 (특히 조리된 토마토)	토마토의 붉은 색인 라이코펜이 풍부해 베타카로틴의 2배, 비타민 E의 100배 정도의 강력한 항산화 작용으로 세포 손상을 줄여줍니다. 항당화 작용이 강해 AGEs의 체내 축적을 방지하고 미용 효과가 우수한 비타민 C를 다량 함유해 혈관을 강하게 하고, 젊음과 미용에 좋다고 알려져 있습니다.
콩류 (두부, 낫토)	콩류, 낫토, 두부는 노화와 만성질환의 주요 원인인 산화 스트레스와 활성산소 손상을 막는 데 도움이 되는 항산화 물질이 풍부하며 식물성 단백질, 섬유질, 비타민(엽산, 비타민 K, 칼슘 등), 미네랄(철분, 마그네슘 등)을 함유하고 있습니다. 심장 건강 증진, 소화 개선, 뼈 건강 지원, 피부 건강, 산화 스트레스 감소를 통한 노화 지연 등 강력한 건강상의 이점을 제공합니다.

버섯류	버섯(표고버섯, 영지버섯, 느타리버섯, 양송이버섯, 사자갈기버섯, 차가버섯, 동충하초버섯, 잎새버섯 등)은 종류에 따라 영양소 프로필이 조금씩 다를 수 있지만 일반적으로 저칼로리 식품으로, 항산화 물질이 풍부하고 전반적인 건강에 도움이 되는 다양한 영양소가 풍부합니다. 버섯은 강력한 노화 방지, 면역체계 지원, 심장 건강, 인지력 향상, 장 건강에도 도움이 됩니다.
호두	호두는 항산화 물질과 오메가3이 풍부하고 다양한 영양소가 풍부해 균형 잡힌 식단에 훌륭한 추가 식품입니다. 호두에는 건강한 지방, 단백질, 섬유질, 비타민, 미네랄, 항산화제가 함유돼 있어 심장 건강과 뇌 건강 기능부터 암 예방과 체중 관리에 이르기까지 다양한 건강상의 이점을 제공합니다.
아몬드	아몬드는 가장 건강에 좋은 견과류 중 하나로 꼽히며 전반적인 웰빙에 도움이 되는 영양이 풍부한 간식으로 건강한 불포화지방산, 단백질, 섬유질, 비타민(특히 비타민 E), 미네랄이 함유돼 있습니다. 아몬드는 항산화 물질이 풍부하고 심장 건강, 뇌 기능, 체중 관리, 당뇨병 조절 등을 촉진하는 필수 영양소가 가득해 이는 광범위한 건강 기능에 기여하는 슈퍼푸드입니다.
치아시드	슈퍼푸드인 치아시드는 항산화 물질이 풍부하고 인상적인 영양 성분과 전반적인 건강 증진 능력으로 수많은 건강상의 이점을 제공합니다. 치아시드의 중요 영양소인 항산화제, 오메가3 지방산, 섬유질, 필수 비타민과 미네랄은 심장 건강과 혈당 조절부터 소화 개선, 체중 관리, 피부 건강에 이르기까지 다양한 면으로 건강에 도움을 줍니다. 요거트, 스무디, 오트밀 등에 첨가해 전반적인 건강에 도움이 되는 다재다능하고 영양가 높은 슈퍼푸드를 섭취합시다.
퀴노아	퀴노아는 영양이 풍부한 안티에이징 지원 식품입니다. 아홉 가지 필수 아미노산을 모두 함유하고 있는 완전한 식물성 단백질로 근육 유지 및 조직 복구를 돕고 콜라겐 형성(비타민 C가 풍부한 식품과 함께)에 도움을 줍니다. 또한 주요 미량 영양소(마그네슘, 철분, 아연, 비타민 B, 망간)가 풍부하고, 항염증 및 항산화 성분도 포함돼 있습니다. 섬유질이 높아 장내 미생물 건강을 돕고, 혈당 수치 조절을 도와 식욕 감소에 도움을 줍니다.
연어(특히 자연산)	연어는 오메가3 지방산(DHA, EPA)이 풍부해 피를 맑게 하기 때문에 심혈관 건강을 개선하고 염증을 억제하는 효과가 있습니다. 연어에는 그 밖에 샤몬 핑크(chamon pink)라는 색소가 있는데, 이 핑크색은 아스타잔틴(astaxanthin)이라는 색소인데 비타민 E의 550배, 비타민 C의 6000배라는 궁극의 항산화 작용이 있어 나쁜 콜레스테롤을 정화하고, 암을 예방합니다. 연어의 몸속에는 비타민 B군이 많아 피부를 젊게 하는 성분이 풍부해 미용 화장품으로 많이 사용됩니다.

등 푸른 생선 (靑魚 · 참치, 꽁치, 전어, 고등어 등)	특히 가을이 되면 등 푸른 생선의 기름에는 오메가3(DHA, EPA), 단백질, 비타민 D, 셀레늄, 아스타잔틴 성분이 더욱 풍성해진다. 이 성분은 특히 40세 이후의 나이에 적극적으로 섭취하면 뇌나 혈관의 노화를 천천히 진행되게 하고, 혈액을 청소해 줘 동맥경화나 암을 예방하며 뇌 기능 지원, 눈 건강 유지, 염증 감소 및 피부 건강 개선에 탁월합니다.
마누카 허니	마누카 허니는 항산화 물질이 풍부할 뿐만 아니라 항균성, 비타민, 미네랄, 아미노산 등 기타 생리 활성 화합물의 독특한 조합으로 다양한 건강 효능을 제공하는 슈퍼푸드입니다. 특히 많은 치료 효과를 일으키는 메틸글리옥살(MGO) 성분이 풍부하게 함유돼 있어 의학적 특성으로도 높이 평가받고 항염증, 면역체계 지원, 상처 치유 촉진, 피부 건강, 소화기 건강 개선, 기침 및 인후통 완화 등 다양한 건강 효능이 있어 놀라운 치료 잠재력을 지닌 뛰어난 천연 제품입니다.
다크 초콜릿 (카카오 함량 80% 이상)	카카오 함량이 80% 이상 되는 다크 초콜릿은 풍부한 항산화 성분 특히 플라보노이드, 비타민, 미네랄(마그네슘, 철분, 구리 등) 및 다양한 건강상의 이점으로 심장 질환을 예방하고, 뇌 건강을 지원하며, 기분을 좋게 하고, 인슐린 민감성을 개선하며, 항염증 및 항산화 효과를 제공합니다.
해조류	해조류에는 단백질, 당질, 비타민(특히 비타민 A, C, E, K가 풍부하며 식물성 식품에서는 찾아보기 어려운 B12를 비롯한 다양한 비타민 B군도 함유), 무기질, 철 성분 등이 많이 함유돼 필수 영양소의 훌륭한 공급원입니다. 아미노산, 불포화지방산, 식이섬유, 요오드 등이 풍부해 각종 성인병 예방, 빈혈 예방, 갑상샘 기능과 신진대사를 지원하며, 변비에도 매우 좋습니다. 또한 항산화 물질이 풍부해 신체의 유해한 활성산소를 중화시키는 데 도움이 됩니다. 해조류는 세 가지 종류(갈조류: 다시마, 미역, 톳, 실말 등. 녹조류: 파래, 매생이, 스피룰리나, 클로렐라 등. 홍조류: 우뭇가사리, 김, 등)로 나뉘며 우리나라에서는 50여 종이 있습니다.
계란	계란은 저렴하면서도 양질의 영양소와 다양한 활용성이 탁월한 식품입니다. 고품질 단백질(신체에 필요한 아홉 가지 필수 아미노산을 모두 함유하고 있는 완전 단백질의 훌륭한 공급원), 비타민(비타민 B12, 비타민 D, 비타민 A)과 미네랄(엽산, 철분, 콜린, 셀레늄), 건강한 지방(오메가3)이 풍부해 근육 기능, 두뇌 건강, 눈 건강 등 다양한 측면의 건강을 지원합니다. 이렇게 영양은 풍부하지만 비교적 낮은 칼로리와 고단백질 함량으로 포만감을 오해 지속시켜 건강한 체중 관리에도 도움이 될 수 있습니다.

발효식품	곰팡이, 세균, 효모 등 미생물의 작용으로 유기물이 분해돼 새로운 성분을 합성하는 발효 과정을 통해 만든 식품으로, 대표적인 한국 식품이 김치와 된장이다. 발효식품에는 프로바이오틱스, 섬유질, 비타민, 미네랄이 풍부해 영양을 강화하고, 소화를 지원해 건강한 장내 미생물을 증진시키고, 면역 기능을 지원하며, 영양소 흡수를 개선하고 정신건강(장내 미생물의 정신건강에 필수적인 역할), 면역체계 지원에도 도움이 됩니다. 영양소 밀도, 소화율, 신체에 미치는 긍정적인 영향으로 인해 전반적인 건강에 매우 유익한 식품으로 꼽힙니다.

심신을 안정시키고 기(氣)의 흐름을 돕는 식사의 핵심 요소

- 음식은 치유의 도구이자 일상의 보약이다.
- 몸과 음식은 세포와의 대화 방식으로 몸의 기(氣) 흐름에 기여한다.
- 음식은 세포와 장내 미생물(마이크로바이옴) 환경을 설계하는 근원이 된다.
- 리듬 있게 먹는 것은 생체시계와 기(氣)를 조화롭게 만든다.
- 육식이든, 채식이든 가공되지 않은 자연 그대로의 음식을 선택한다.
- 풍부한 색감과 다양한 식재료는 세포에 다양한 영양을 공급한다.
- 내 몸의 반응을 관찰하고 존중하며, 음식을 유연하게 선택한다.

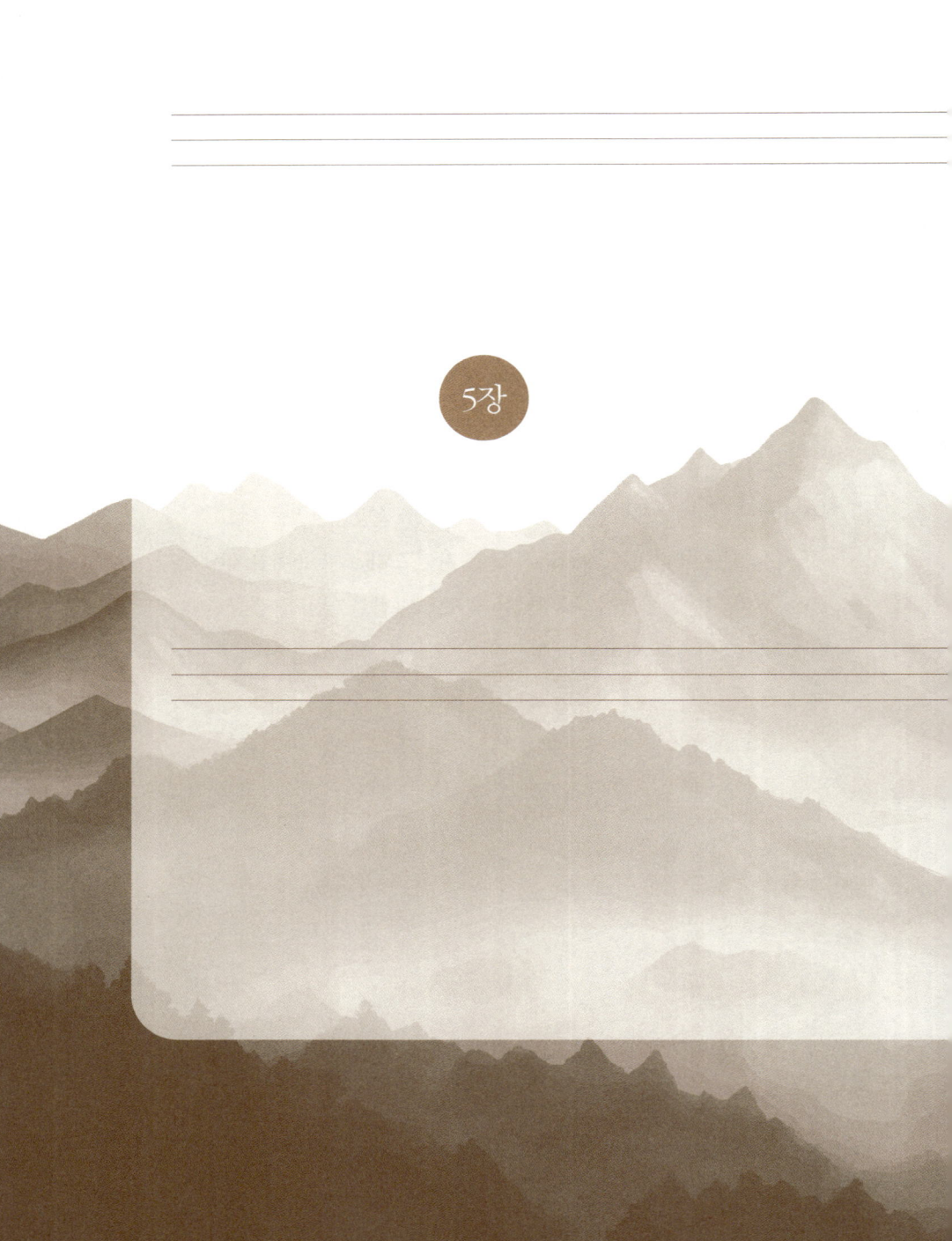

5장

노화가 천천히 진행되는
사람의 성격과 생활습관

노화가 천천히 진행되는 사람은
어떤 성격일까?

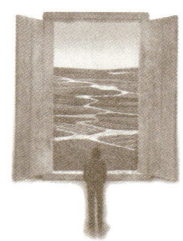

그게 어디 내 탓인가! 이런 배짱 좋은 사람일수록 장수한다?
마음씨가 착하고 감정을 억제하는 사람일수록 병에 잘 걸린다?

마음의 안정과 건강한 삶의 연결고리

적당하게 낙관적인 사람일수록 장수한다고 합니다. 현대의학과 심리학은 단지 육체적인 건강뿐 아니라 정서적 안정과 마음의 평화가 전반적인 건강과 수명에 긍정적인 영향을 미친다는 점을 점점 더 강조하고 있습니다.

우리는 일상 속에서 실패나 좌절을 겪을 때 종종 자기 자신에게 가장 가혹한 비평가가 되곤 합니다. 그러나 지속적인 자기 비난, 감정 억제, 스트레스 누적은 몸과 마음 모두에 부정적인 영향을 줄 수 있습니다.

건강한 삶을 위한 마음가짐의 전환
- 자기 자신을 비난하기보다 이해하려는 태도
- 감정을 억누르기보다 건강하게 표현하는 연습
- 완벽함보다 꾸준함과 유연함을 중시
- 사회적 관계와 지지 체계의 소중함을 인식

이러한 심리적 접근은 단순한 기분 개선을 넘어 면역 기능 향상, 수면 질 개선, 혈압 안정화, 우울증 예방 등 다양한 건강 지표에 긍정적인 영향을 미친다는 연구들이 지속적으로 발표되고 있습니다.

요컨대 생각한 대로 잘되지 않았을 때 그 결과는 전부 자신의 책임이라고 생각하는 착한 사람은 비관적으로 돼 칩거하는 경우가 많았습니다. 매사를 비관적으로 자기 잘못으로 돌리는 성격은 지양하고 밝고 적극적인 삶이 되도록 노력합시다. 장기적인 감정 억제와 정서적 억압, 만성 스트레스는 면역 기능을 약화시킬 수 있습니다. 감정을 건강하게 표현하고, 사회적 지지 체계를 갖추는 것은 전반적인 건강과 회복에 긍정적인 영향을 줄 수 있습니다.

한 연구에 따르면, 낙관적인 태도를 가진 사람은 뇌졸중의 발병률이 유의하게 낮은 경향을 보인다고 합니다. 연구진은 낙관주의가 건강한 생활 습관을 장려하고, 스트레스를 효과적으로 관리하며, 심혈관계 건강을 유지하는 데 도움을 줄 수 있다고 설명합니다.

[참고문서: 미국 심장학회지 Stroke; Kim, E. S., Park, N., & Peterson, C. (2011).

Optimism Associated With Lower Risk of Having Stroke. Stroke: Journal of the American Heart Association, 42(9), 2649–2653]

 이는 곧, 마음에 불편한 어떤 감정이든 가슴에 꾹꾹 담아두기보다 그때그때 풀어내는 것이 몸에도 이롭다는 뜻이기도 합니다. 마음의 불인 화(火)가 쌓이지 않도록 스스로를 이해하고, 때로는 용서하는 연습이야말로 장수의 비결 중 하나일 수 있습니다.

천천히 노화하는 사람들의 성격과 생활 습관: 심리적 특성과 항노화 과학의 연결

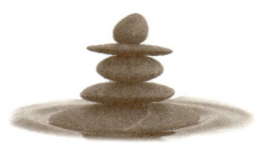

최근 여러 연구에 따르면, 성격 특성과 생활 습관은 사람들의 노화 속도에 중요한 역할을 하며 생리적 노화와 건강 수명에 영향을 미친다고 합니다. 유전적인 요인도 중요하지만 전문가들은 사람들이 일생 동안 생각하고 느끼고 행동하는 방식이 노화 과정의 속도와 질에 중요한 영향을 미친다고 주장합니다. 또한 이러한 특성은 새로운 항노화 치료법과 시너지 효과를 일으켜 장수에 대한 포괄적인 접근을 가능하게 합니다.

천천히 노화하는 사람들과 관련된 성격 특성

낙관주의와 감정 조절

낙관적인 성향을 지니고 감정을 잘 조절하는 사람들은 더 오래 살고 더 건강하게 노화되는 경향이 있습니다. 긍정적인 감정을 유지하고 스트레스를 효과적으로 관리하며 역경에 강한 사람들은 만성 염증 수치가 낮습니다. 만성 염증은 노화와 관련된 질병의 중요한 원인으로 알려져 있습니다. 심리학자이자 연구자인 로라 카르스텐센 박사에 따르면, 낙관주의는 사람들의 장수에 중요한 예측 변수며 심혈관 건강, 면역 기능 개선 및 스트레스 호르몬인 코르티솔 감소와 관련이 있습니다. 긍정적인 감정 상태는 노화의 생물학적 특징인 산화 스트레스를 완화할 수 있습니다.

[참고문서: Dr. Laura Carstensen (Stanford University), Stanford's Center for Longevity. https://longevity.stanford.edu/.]

[참고문서: T. J. Giltay, A. C. N. S. G. H. de Geus, et al. "Optimism and cause-specific mortality: a prospective cohort study", American Journal of Epidemiology (2004).]

사회적 참여와 목적의식

사회적 참여와 삶의 목적은 장수 연구에서 잘 문서화돼 있는 중요한 요소입니다. 장수 지역(Blue Zones)에서의 연구에 따르면, 강한 사회적 네트워크를 가지고 소속감과 공동체 내에서 의미 있는 역할을 하는 사람들은 현저히 더 오래 사는 경향이 있습니다. 사회적 고립과 외로움은 노화가 가속화되는 위험 요인으로 인식되며 이는 인지 저하, 심혈관 질환, 면역 기능 저하와 관련이 있습니다. 장수 연구의 선도적 연구자인 댄 뷰트너 박사는 삶의 목적을 가지고 있는 사람들(가족, 일, 공동체 활동을 통해)이 만성질환과 쇠약 없이 삶을 이어가는 데 기여한다고 강조합니다.

[참고문서: Julianne Holt-Lunstad, Timothy B. Smith, et al. "Social relationships and health: A flashpoint for health policy", American Psychologist (2010).]

[참고문서: Dr. Dan Buettner (National Geographic Fellow and Blue Zones Expert). Study: Dr. Buettner's research on Blue Zones. https://www.bluezones.com/.]

성실성

최근 JAMA Psychiatry에 발표된 연구에 따르면, 성실성(규칙적이고 조직적이며 목표 지향적인 성격 특성)은 장수와 중요한 연관이 있다는 사실이 밝혀졌습니다. 성실한 사람들은 운동, 균형 잡힌 식사, 치료 순응과 같은 건강한 행동을 실천하는 경향이 있어 조기 노화를 예방하는 데 도움이 됩니다. 심리적으로 성실한 사람은 장기적인 건강과 웰빙을 우선시하는 결정을 내리는 경향이 있습니다.

[참고문서: R. A. T. Costa, A. M. McCrae, et al. "Personality and longevity: A meta-analytic review". Psychological Bulletin (2000)]

[참고문서: Dr. Robert McCrae (National Institute on Aging NIA). Study: Dr. McCrae's research in the Five-Factor Model of Personality.]

천천히 노화하는 사람들의 생활 습관

신체 활동 및 운동

정기적인 신체 활동은 심장병, 제2형 당뇨병, 골다공증 등 다양한 만성질환의 위험을 낮추는 데 효과적이라는 것은 이미 널리 입증된 사실입니다. 최근에는 운동이 세포 노화 및 수명과 어떤 관련이 있는지에 대한 연구가 활발히 진행되고 있습니다.

운동은 호르메시스(hormesis)라 불리는 긍정적 스트레스를 유발해 세포 복구 기능을 자극하고 텔로미어(telomere · 유전적 안정성 유지를 돕는 각 염색체 끝에 있는 보호 캡으로, 세포 분열 과정에서 점진적으로 짧아지며 노화 과정 및 노화 관련 질병과 밀접한 관련이 있다)의 손실을 늦추는 효과가 있습니다. 또한 SIRT1과 같은 장수 유전자의 발현을 촉진해 건강 수명을 연장하는 데 기여할 수 있습니다.

유산소 운동과 특히 근력 운동(저항 운동, 근육량 증가 운동 등)은 근육 감소증(sarcopenia) 예방에 필수적이며 노년기 기능 유지, 인지 기능 보호, 인슐린 감수성 개선 등 전반적인 건강 노화에 매우 중요한 역할을 합니다. 정기적인 근력 훈련은 염증 수치(CRP, IL-6) 감소, 근육 줄기세포 활성화, 미토콘드리아 기능 개선과도 밀접한 관련이 있습니다. 근육 양은 단순한 외형 문제가 아닌, 대사 건강과 직결된 항노화 지표입니다. 노년기에 근력 운동을 병행하는 사람들은 낙상 위험이 줄고, 독립적인 삶을 오래 유지할 가능성이 큽니다.

- 근력 유지: 근력 운동은 신체 기능과 균형을 유지하고 노화 과정에서 자립성과 활동성을 높이는 데 결정적인 역할을 합니다.
- 세포 건강 개선: 꾸준한 운동은 미토콘드리아 기능을 활성화시키고, 염증 수치를 낮추며, 전반적인 대사 건강을 개선하는 데 기여합니다.
- 조기 사망 위험 감소: 근력이 높은 사람은 전반적인 사망률이 낮으며, 이는 유산소 운동과는 별개의 독립적인 효과로 밝혀졌습니다.
- 뇌 건강 증진: 근력 운동은 BDNF(뇌 유래 신경영양인자) 수치를 높여 기억력과 학습 능력을 향상시키며, 노인 인지 기능 향상에도 효과적입니다.

건강한 노화를 위한 운동 계획은 어떻게 구성해야 할까요?

노화를 늦추기 위해서는 다음 두 가지 운동을 균형 있게 병행하는 것을 추천합니다.

- 유산소 운동: 빠르게 걷기, 수영, 자전거 타기 등. 주당 150~300분 정도 실시하면 심폐 기능 향상, 순환 개선, DNA 보호에 도움을 줍니다.
- 근력 운동: 주 2~3회 실시. 맨몸 운동, 탄력 밴드, 아령, 헬스 기구 등을 활용해 다리, 엉덩이, 복부, 등, 팔 근육을 골고루 단련해야 합니다.

근력 운동은 젊은 사람들만을 위한 것이 아닙니다. 노화를 늦추고 활기찬 삶을 유지하기 위해 모든 성인에게 필수적인 "운동 처방"입니다. 유산소 운동과 함께 하면 뇌와 몸을 모두 보호하고, 건강 수명을 실질적으로 늘릴 수 있습니다. 지금 시작해도 늦지 않습니다.

[참고문서: Ludlow, A. T., et al. (2008). "Exercise and telomere length: Molecular mechanisms and recommendations for aging adults." Ageing Research Reviews, 7(3), 223-234.]

[참고문서: Kirk, B., Zanker, J., & Duque, G. (2020). "Osteosarcopenia: Epidemiology, diagnosis, and treatment—Facts and numbers." Journal of Cachexia, Sarcopenia and Muscle, 11(3), 609-618.]

[참고문서: Robinson, M. M., & Lowe, V. J. et al. (2017). "Enhanced protein synthesis and improved mitochondrial function with resistance training in elderly." Cell Metabolism, 25(5), 1127-1136.]

[참고문서: Marzetti, E., et al. (2019). "Physical activity and inflammation in aging." Ageing Research Reviews, 47, 8-17.]

[참고문서: Santos-Parker, J. R., et al. (2018). "Regular aerobic exercise improves markers of oxidative stress and inflammation in middle-aged and older adults." Journal of Physiology, 596(13), 2891-2900.]

건강한 노화를 위한 영양 전략

영양은 세포 수준에서 노화 과정을 조절할 수 있는 가장 강력한 도구 중 하나입니다. 단일 식단 방식에만 의존하기보다 최신 항노화 과학은 염증 조절, 산화 스트레스 완화, 장 건강, 영양 밀도 최적화와 같은 핵심 생리적 기전을 기반으로 한 접근법을 강조합니다.

노화 지연을 위한 핵심 식생활 원칙입니다:

- 항산화 성분이 풍부한 천연 식품을 우선으로

다채로운 색의 과일과 채소(베리류, 시금치, 적양배추, 강황, 마늘, 석류 등)는 폴리페놀, 플라보노이드, 기타 항산화 물질이 풍부해 세포 손상을 유발하는 활성산소를 중화해 줍니다. 이는 세포 노화를 막는 핵심 경로입니다.

[참고문서: López-Otín 외, "The Hallmarks of Aging," Cell, 2013.]

[참고문서: Petersen & Kris-Etherton, "Diet Quality and Cardiovascular Aging," 2021.]

- 근육과 미토콘드리아를 위한 단백질 섭취

노화에 따라 나타나는 근감소증(사르코페니아)은 대사 건강, 면역력, 신체 기능에 직접적인 영향을 미칩니다. 고품질 단백질(계란, 생선 특히 등 푸른 생선, 청국장 등 발효 대두, 콩류, 닭고기 등)을 꾸준히 섭취하면 근육 유지뿐 아니라 미토콘드리아 기능도 함께 향상시킬 수 있습니다.

[참고문서: Breen & Phillips. "Skeletal Muscle Protein Metabolism in the Elderly." 2011.]

• 염증을 낮추는 건강한 지방을 충분히 섭취

엑스트라버진 올리브오일, 등 푸른 생선, 호두, 치아시드, 아마씨 등은 오메가3 지방산과 단일 불포화지방산이 풍부해 염증을 완화하고 심혈관계의 건강을 지켜줍니다.

[참고문서: Calder. "Omega-3 fatty acids and inflammatory processes." Nutrients, 2020.]

• 장 건강을 위한 발효식품과 섬유질 섭취

건강한 장내 미생물군은 면역 조절, 염증 억제, 기분 및 인지 기능에도 관여합니다. 김치, 요거트, 된장, 청국장 등 발효식품과 마늘, 양파, 부추 등 프리바이오틱 섬유, 녹차, 카카오, 블루베리 등 폴리페놀 식품을 함께 섭취하는 것이 중요합니다.

[참고문서: Valdes 외. "Role of the gut microbiota in nutrition and health." BMJ, 2018.]

• 무리한 칼로리 제한 대신 시간 제한 식사법(TRE)

지속 가능성이 낮고 영양 부족 우려가 있는 칼로리 제한(CR)보다는 최근 연구들은 시간 제한 식사(TRE · Time-Restricted Eating)가 더 실용적인 대안이 될 수 있음을 보여줍니다. 예: 하루 중 8~10시간 동안만 식사하고 나머지 시간에는 공복을 유지함으로써 자가포식(autophagy)이 촉진되고 세포 복구가 활성화됩니다.

〔참고문서: Patterson 외. "Metabolic Effects of Intermittent Fasting." 2015.〕

〔참고문서: Chaix 외. "Time-Restricted Feeding Is a Preventative and Therapeutic Intervention." Cell Metabolism, 2014.〕

- 건강한 노화를 위한 하루 식단 구성:

50~60% – 색이 진한 채소, 과일, 허브(항산화+섬유소)

20~25% – 고품질 단백질(동·식물성 균형)

15~20% – 건강한 지방(불포화지방산)

기능성 식품 – 녹차, 발효식품, 강황, 생강 등

이 접근법은 유연하고 지속 가능하며 한식, 지중해식 등 다양한 문화권에 맞춰 적용할 수 있는 장점이 있습니다.

수면 건강

규칙적이고 질 좋은 수면은 세포 복구, 면역 기능, 인지 건강에 필수적입니다. 만성적인 수면 부족은 텔로미어 단축을 초래하며, 이는 가속화된 노화와 직결됩니다. 깊은 수면 중에 신체는 손상된 세포를 복구하고 기억을 통합하는데, 이는 건강한 노화에 필수적입니다. 규칙적이고 질 좋은 수면은 면역 기능, 호르몬 조절, 기억 강화, 손상된 세포 복구 등 다양한 회복 작용을 활성화합니다.

수면은 크게 렘(REM · Rapid Eye Movement) 수면과 비렘(Non-REM) 수면으로 구분됩니다. 이 두 수면 단계는 서로 다른 생리적 역할을 하며, 모두 건강한 수면 구조에 필수적입니다. 렘 수면은 전체 수면 시간의 약 20~25%를 차지하며, 주로 정신적 회복과 관련이 있습니다. 이 단계에서는 꿈이 생생하게 나타나며, 기억의 통합과 감정 조절 기능이 활발하게 이뤄집니다. 비렘 수면은 전체 수면의 약 75~80%를 구성하며, 신체의 회복과 재생에 중요한 역할을 합니다. 비렘 수면은 다시 1단계부터 3단계까지 나뉘는데, 1단계와 2단계는 얕은 수면 단계로 몸과 뇌가 점차 이완되기 시작하는 시기입니다.

3단계는 깊은 수면 단계(Slow-wave sleep)로 세포 손상 복구, 면역 기능 강화, 성장 호르몬 분비 등 신체 회복이 집중적으로 이뤄지는 시간입니다. 특히 깊은 비렘 수면은 노화 방지, 뇌 건강 유지, 전반적인 회복력 증진에 중요한 역할을 하므로, 이 단계를 충분히 확보하는 것이 건강 수면의 핵심이라 할 수 있습니다.

수면연구학회(Sleep Research Society) 및 여러 주요 기관의 연구에 따르면, 매일 7~9시간의 규칙적인 수면을 유지하는 사람들은 불규칙하거나 수면 시간이 부족한 사람들에 비해 만성질환, 치매와 같은 병의 발병률이 낮고 인지 기능 저하 속도도 느린 것으로 나타났습니다.

[참고문서: Diekelmann & Born. (2010). "The memory function of sleep." Nature Reviews Neuroscience.]

[참고문서: Besedovsky, L., et al. (2012). "Sleep and immune function." Pflügers Archiv.]

[참고문서: Spira, A. P., et al. (2013). "Self-reported sleep and β-amyloid deposition in community-dwelling older adults." JAMA Neurology.]

자기 자신을 합리화하는 사람이
건강하고 노화도 느리게 진행된다

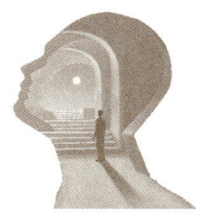

50세 이후는 과격한 운동은 삼가자

　성호르몬을 인위적으로 투약하는 것보다 장기적으로 적당한 운동, 식사요법, 두뇌 활동을 게을리하지 않는 것이 천천히 건강하게 노화하도록 하는 좋은 길입니다.

　사람을 살리고 생명을 유지해 주는 가장 중요한 것이 '산소'이고, 사람을 죽음으로 서서히 인도하는 것도 산소(활성산소)입니다. 아이러니하지요. 이 활성산소는 격한 운동, 과식, 심한 스트레스 등에 의해 우리 몸속에서 많이 발생합니다. 강철은 공기 중에서는 빨리 녹슬지 않지만, 산소 함량이 높은 물속에서는 빨리 부식해 부서집니다.

1주에 5시간 이상 무리하지 않은 운동으로 세포의 수명을 늘리자

한 주에 3~4일 토털 5시간 이상의 무리하지 않은 운동을 습관적으로 하는 사람은 운동하지 않는 사람과 비교하면 세포의 수명이 10년 정도 길어진다고 합니다. 운동은 좋지만, 건강을 위해 하기 싫은데 억지로 운동하는 것은 운동하지 않는 사람보다 그 스트레스 때문에 오히려 마이너스가 된다는 사실도 기억하시기 바랍니다. 그리고 겨울에 몸을 덥히기 전에 준비 없이 바로 찬바람을 맞으며 하는 산책이나 조깅은 금물입니다.

그 밖에 혈압이 높고 심장이나 뇌가 좀 불안한 사람은 잠자기 전에 미지근한 물 한두 컵을 마셔두는 것이 갑작스러운 사고를 막을 수 있는 지혜입니다.

장이 건강하면
면역력이 높아지고 노화도 천천히 진행한다

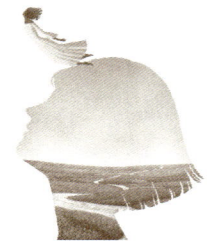

장수하는 사람은 특히 장(腸)이 건강하다. 장 속을 건강하게 유지하면 면역력이 높아진다

다이어트를 위한 조식(粗食)에 관해서

다이어트를 위한 조식(좀 거칠고 영양이 검소하고 담백한 식단)도 몸에 별 도움이 안 되고, 오히려 나이가 들수록 고기나 생선 등 영양이 풍부한 식단이 건강 장수에 큰 도움이 됩니다.

50세가 넘으면 영양분이 풍부한 음식을 섭취하는 것이 건강에 더 좋습니다. 그래야 면역력이 높아지고 병에 걸렸을 때도 저항력이 강해져 잘 견디고 치유도 빨리 됩니다.

발효 콩과 버섯류는 NK세포를 활성화한다

암을 예방하기 위해서는 NK세포를 활성화해야 합니다. 발효 콩은 단백질이 풍부하고, 위산이나 담즙에 강해 살아 있는 상태에서 장에 도착해 항균작용을 충실히 잘할 뿐만 아니라 혈전을 용해해 뇌경색을 예방하기도 하고, 장을 건강하게 유지해 주는 최상의 식품입니다. 버섯류는 NK세포를 활성화하는 물질을 많이 함유하고 있어 버섯류를 많이 넣은 된장찌개를 자주 먹는 것이 암의 발생을 억제하는 식습관입니다.

장(腸) 내에는 면역세포의 70%가 집중돼 있다

우리나라 사람의 장의 평균 길이는 9m인데, 장의 주름을 펴면 체표 면적의 거의 100배 정도의 넓이가 됩니다. 그 때문에 장의 기능을 항상 최상으로 유지해 주는 것이 암을 예방하는 지름길입니다.

소장은 뇌의 지배를 받지 않으나 대장은 많이 받는다

소장에 암이 잘 발생하지 않는 큰 이유는 소장의 신경세포가 뇌의 지배로부터 독립돼 있기 때문입니다. 그러나 대장은 스트레스의 영향에 매우 민감합니다. 이 때문에 대장에는 암이 발생하기 쉽습니다.

나이가 들수록(고령자) 장 내에 '좋은 균'이 줄어든다

장 내에는 500여 종류의 500조 개의 세균이 서식하고 있다. 몸에 이로운 '착한 균(유산균 등)'과 달리 몸에 안 좋은 '나쁜 균(대장균 등)'은 단백질을 부패시켜 염증을 유발해 발암물질을 만든다. 나이가 들수록 장내 '좋은 균'이 줄어들므로 장의 건강에 각별한 주의를 기울여야 한다.

유산균은 장수에 필수적인 좋은 균이다. 부족할 경우 변비나 설사와 같은 문제가 나타나고 피부도 거칠어집니다. 음식으로 섭취가 어려운 경우 대장까지 살아서 갈 수 있는 약을 선택해 지속적으로 보충하는 것이 좋습니다.

몸을 따뜻하게 하면 NK세포가 활성화 된다

온천욕이나 사우나도 좋으나 보다 간편한 방법으로는 생강과 고춧가루를 적당히 첨가한 김치를 많이 섭취하고, 생강＋수삼(水蔘)＋홍차 등을 섞은 차를 수시로 마시는 방법, 따뜻한 물을 수시로 마시기, 고단백 식사 섭취, 비타민 C와 아연이 풍부한 음식 섭취, 그리고 충분한 수면도 매우 도움이 됩니다.

좀 힘든 일이 있을 때, '그럴 수도 있지- 뭐!' 이렇게 흘려보내면 가슴이 시원해지고 정신까지 맑아집니다.

가공육을 과다 섭취하면 대장암 확률이 높아진다. 요즘 특히 젊은이들의 환자가 빠르게 늘어나고 있다

초기의 대장암 생존율은 90％ 이상이지만 사망률은 전체 암 가운데 통계적으로 3위를 차지합니다.

대장암은 '식습관이 부른 병'이라 불릴 정도로 평소 즐기는 식사의 종류와 연관성이 대단히 높습니다. 과다한 육류 섭취 또는 고지방식이 문제입니다. 특히 소고기나 돼지고기와 같은 붉은 고기와 소시지와 베이컨 등의 가공육의 과다 섭취는 대장암의 발생 위험을 높입니다.

실제로 매일 50g의 가공육을 섭취하면 대장암 발생 원인이 거의 18% 증가하는 것으로 알려져 있습니다. 음주 또한 대장암 발생 위험을 키우는 요인입니다. 소주를 하루 2~3잔 마시면 비음주자나 1잔의 소량 음주자보다 대장암 발병 위험성이 21% 늘어나고, 4잔 이상 마시면 52%나 증가한다고 합니다.

20~49세에 대장암 발병률이 10만 명당 12.9명이라는 통계입니다. 40세 이후엔 정기적으로 5년에 한 번씩 대장 내시경검사를 받으시기 바랍니다.

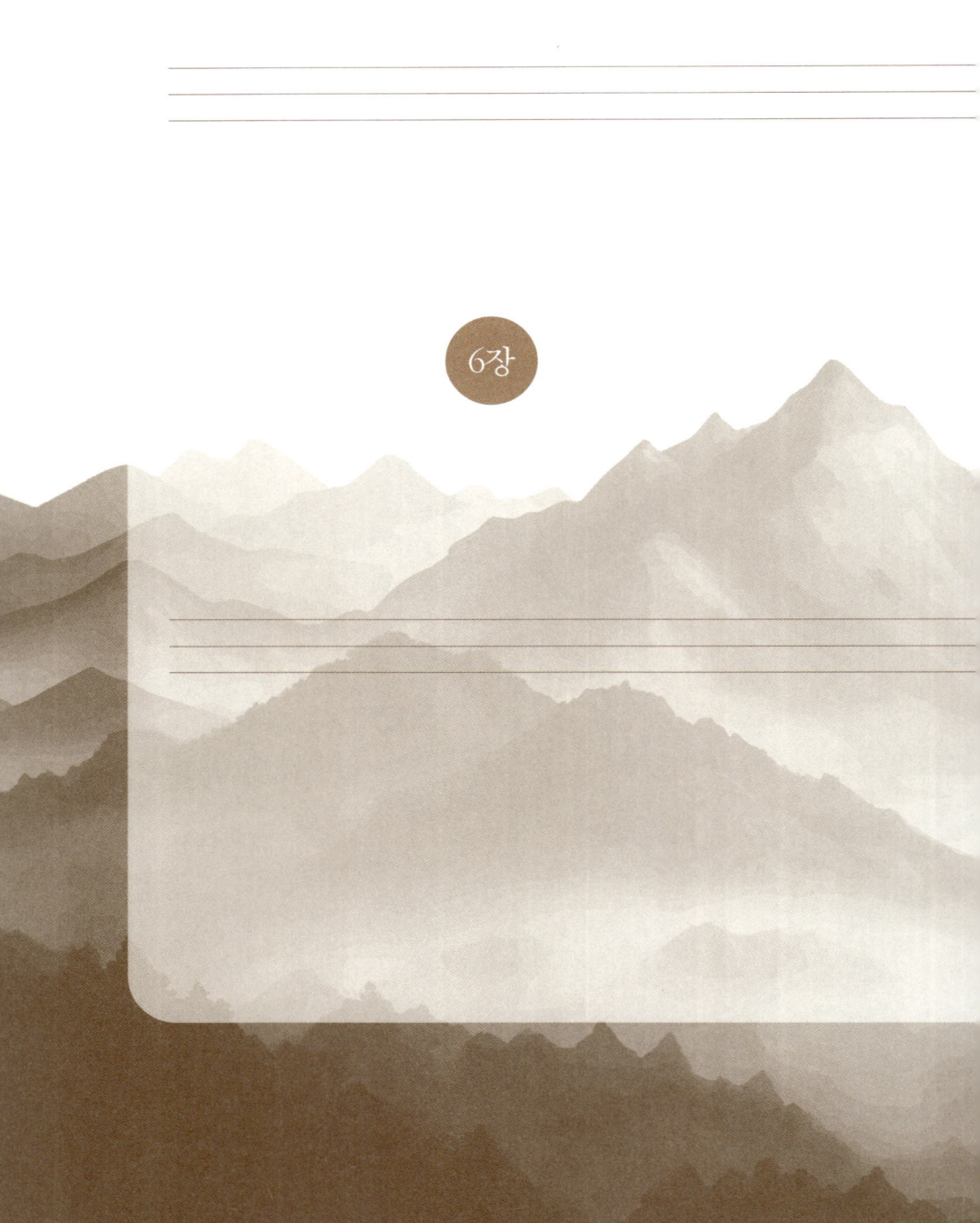

6장

건강관리 포인트를 인지하고
천천히 노화하도록 실천하자

몸에 좋은 습관을 때마다 얼마나 쌓아 가느냐에 따라
인생의 여명(餘命·남은 목숨)이 확 달라집니다.

99세가 넘어도
가슴이 두근두근하는 호기심으로 살자

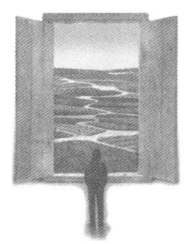

마음의 긍정적인 생각, '그럴 수도 있지~ 뭐!'는 몸을 건강하게 하는 요인이다
- 스트레스는 마음의 건강을 해치는 가장 기본적인 요소입니다. 마음이 행복하지 않으면 면역력 저하, 즉 성인병과 암 발생의 원인이 된다는 사실을 명심하기 바랍니다.

은퇴 후의 당신의 건강 계획은?
- 그동안 너무 열심히 살아 왔으니 은퇴 후엔 전원생활을 하며 여유 있고 느슨하게 즐기리라 계획하는 경우가 의외로 많은데, 그러시면 안 됩니다.
- 몸과 뇌에 적당한 부하(負荷)를 줘야 자주 움직이지 않는 생활을 계

속하면 일찍 치매 증상이 나타나기 쉽고, 신진대사의 밸런스가 깨져 면역력이 저하되며 여러 가지 병에 걸릴 가능성이 매우 큽니다.
- 즉, 몸을 좀 많이 움직이고, 두뇌 활동을 활발하게 하면 언제까지나 건강하고 행복한 삶을 누릴 수 있습니다.

언제까지나 젊게 건강하게 살 수 있는 비결은?
- 병은 기(氣)로부터라는 말이 예로부터 있었는데, 그것은 정말 그러합니다.
- 왕성한 의지, 풍족한 상상력, 불타오르는 정열 등 이런 마음의 기(氣)는 인생의 샘을 용솟음치게 합니다. 이런 행복은 우리의 마음을 언제까지나 젊음으로 인도하지 않겠습니까.

웃는 얼굴의 문을 통해 행복이 스며듭니다
- 이에 관한 과학적이고 의학적인 근거의 연구 논문이 다수 발표되고 있습니다.
- 잘 웃는 사람은 면역세포의 활성도가 높아 몸의 저항력이 매우 강해집니다.

스트레스가 적당히 있는 경우가 몸의 기능이 더 활발해집니다
- 스트레스를 극복하기 위해서는 몸의 기능이 약간 긴장해야 방어력이 높아집니다.
- 스트레스를 감지할 때는 마음속에서 기분을 전환하기 위한 생리적인 기능이 긴장해 개선하려는 작용이 높아집니다.
- 스트레스를 받아 마음이 아파지면 여러 가지 기능에 악영향을 끼치

지만, 스트레스를 받는다는 것은 내가 살아 있다는 증거라고 생각하고 너그럽게 이해하며 받아주든지, 아니면 포기하고 무시하면 마음이 편해집니다.

치매 방지에 두뇌 훈련은 도움이 될까?
- 치매 방지에는 두뇌 훈련보다 즐거운 시간을 자주 가지고, 행복 훈련을 하는 것이 더 효과적이라는 보고가 있고, 경과도 좋은 편입니다.
- 재미있는 일, 기분 좋은 일, 규칙적인 운동이 정신신경을 안정시키고 몸의 생리기능을 높이는 작용이 강해져 치매를 예방한다는 논문이 여러 편 발표됐습니다.

앞으로의 삶에 5년씩 잘라서 계획을 세웁시다
- 오늘부터 앞으로 5년간은 최선을 다하자는 결의를 매일 합시다. 이 결의가 1년 정도 잘 진행되고 있는 느낌이면 일단은 성공입니다. 최초의 5년이 끝났을 때 얼마나 뿌듯하고 자신이 대견스럽겠습니까.
- 매일매일 '오늘부터 이후 5년 동안 정성을 다해 사람에게 도움을 주는 아름다운 삶을 살자!'는 결심을 계속, 그리고 또 새롭게 합시다. 그리되면 그 힘과 정신이 나를 앞서 인도해 행복한 마음이 되게 하고, 오래 살 수 있게 합니다.

죽을 때까지 알지 못하는 일(미지·未知)에 도전합시다
- 새로운 일에 도전하는 기쁨은 자기 자신을 변화시키는 기쁨으로 충만케 합니다. 이렇게 변화하는 것은 미지의 가능성에 문을 열어 놓는 결과이고, 예상치 못했던 행복한 결과를 얻게 되는 기회가 찾아옵니

다. 이렇게 가슴이 뛰는 기대의 삶은 나를 건강 장수하게 하겠지요.

죽음은 두려워할 일이 아니라 태어난 결과라고 편하게 생각합시다
- 당연한 말씀이지만, 살아 있는 동안엔 죽음이 없습니다. 그 때문에 누구나 죽기 전까지 살아 있는 것이지요.
- 죽음은 바로 이와 같은 자연의 순리입니다. 죽음을 힘겹고 두려워하는 경우가 있는데, 이는 어리석은 일입니다. 죽음은 필연적이므로 그냥 자연스러워야 합니다.

좋은 습관을 조금씩 쌓아 나가면
99세가 넘어도 젊은이와 어깨를 나란히
활동할 수 있습니다

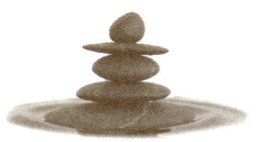

규칙적인 생활이 건강의 key point
- 몸의 밸런스가 불안한 사람은 배고픈 시간이나 취침 시간이 일정치 않습니다.
- 매일 정해진 시간에 취침하고, 정해진 시간에 기상하면 교감신경과 부교감신경의 전환이 매우 자연스러워져서 건강할 수밖에 없습니다.
- 매일 정해진 시간에 식사하면 소화흡수율도 높아집니다.

매일 30분 걸으면 죽을 때까지 걸을 수 있는 몸이 된다
- 매일 걷는 습관은 건강한 생활의 기본입니다(1주일에 2~3번 걷기: 보폭은 평소보다 10cm 넓게).
- 고령자가 눕기를 좋아하면 다리가 약해져 언젠가는 넘어지고 뼈가

부러집니다. 이는 곧 수명 단축으로 이어집니다. 명심하시기 바랍니다.

햇볕을 매일 15분 동안 쐬면 치매나 암의 확률이 확실히 낮아진다는 사실은 과학적인 결과다. 그 15분이 아래의 결과로 나타난다

- 몸의 시계를 정확하게 조절해 주는 효과가 있습니다.
- 감정이나 기분을 조절해 줘 정신 안정을 도와 뇌 속의 신경전달물질인 세로토닌의 생성을 도와 기분, 에너지, 수면을 개선하고 우울증 및 인지 저하를 예방할 수 있습니다.
- 비타민 D와 수명 연장, 호르몬 균형 조절, 적정 노출 시 피부 건강, 면역 기능 강화, 뇌 건강 보호 등을 얻을 수 있습니다.

낮잠 자는 습관을 들여 피로를 몰아내자

- 잠이 부족하면 일상생활이나 삶의 전반적인 질이 떨어지고 당뇨병, 고혈압, 우울, 인지증(認知症) 등 고치기 어려운 질환으로 이어지며, 노화 속도가 빨라질 수 있습니다.
- 여기서 중요한 점은 낮잠은 20~30분을 넘지 않도록 해야 인지도와 뇌가 청량해지고, 피로감이 줄어든다. 특히 낮잠을 30분 이상 자면 반대로 피로감이 증가합니다. 특히 50세부터는 하루 7~8시간 숙면이 생명 연장의 필수 습관임을 기억하세요.

몸 건강에는 가벼운 운동이 가장 큰 도움이다

- 60세부터는 운동을 가볍게, 즉 유산소운동은 좀 줄이고 근력 증진을 도와주는 운동을 전문가를 통해 배우며 시행하면 좋습니다. 그러나

과도한 운동은 몸속에 활성산소의 발생을 증가시켜 세포나 조직에 나쁜 영향을 미칩니다. 이는 수명 단축의 큰 원인으로 작용하지요.
- 최초의 운동 목표는 낮게 설정할 것. 그래야 몸에 좋은 습관을 갖게 되고, 높게 시작하면 과로로 역효과가 나타나기 쉽고, 오래 계속할 수도 없게 됩니다.

고양이 등같이 굽지 않았나? 늘 의식하자
- 65세 이상의 나이에 등이 굽는 원인은, 먼저 흉추를 지지하는 등 근육과 복근이 약해졌기 때문인 경우가 많습니다. 먼저 가슴을 펴고 맨손체조를 열심히 합시다. 그리고 의자에 앉아 있을 때나 걸을 때도 가슴을 쭉 펴고 앞을 보며 씩씩하게 걸어야 효과가 좋습니다.

좋은 음식만으로도
몸의 여러 가지가 달라진다

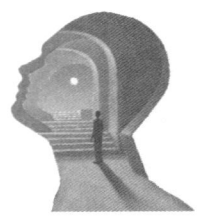

매일 최소 다섯 가지 종류의 야채를 섭취할 것
- 하루에 다섯 가지 종류 이상의 야채를 섭취할 수 있다면 유익한 영양소의 섭취로 인해 면역체계와 전반적인 웰빙에 도움이 될 것입니다.

균형 잡힌 야채 섭취를 위해 고려해야 할 몇 가지 핵심 사항:
- ▶ 다양성이 핵심입니다. 노화를 방지하고 건강을 증진하는 데 도움이 되는 비타민, 미네랄, 섬유질, 항산화제 등 다양한 영양소를 섭취하려면 다양한 야채를 섭취하는 것이 중요합니다.
- ▶ 잎 야채, 십자화과 야채, 뿌리 야채, 고추와 토마토 같은 다채로운 색상의 야채 등 다양한 색깔과 종류의 야채를 포함하면 좋습니다. 특히 잎 야채와 십자화과 야채(시금치, 케일, 브로콜리, 방울양배추 등)

는 노화를 촉진하는 두 가지 요인인 산화 스트레스와 염증으로부터 신체를 보호하는 데 도움이 되는 항산화제, 비타민(비타민 C와 K 등), 기타 영양소가 풍부하기 때문에 특히 유익합니다.
▶ 다양한 색깔(예: 짙은 녹색, 빨간색, 주황색, 노란색)의 야채를 골고루 섭취하세요. 각 색은 종종 고유한 영양소와 건강상의 이점을 나타냅니다. 녹색(케일, 시금치)은 비타민 A, C, K, 엽산이 풍부합니다. 주황색/노란색(당근, 고구마)은 피부 건강에 도움이 되는 베타카로틴이 풍부합니다. 빨간색(토마토, 고추)에는 특정 암의 위험을 낮추고 심장 건강에 도움이 되는 리코펜이 함유돼 있습니다.
▶ 다양한 조리법을 활용하세요. 생야채도 좋지만 그대로 많이 먹으면 소화와 흡수에 별로 좋지 않으므로 익힌 야채를 추천합니다. 열을 가한 야채는 특정 영양소(토마토의 리코펜 또는 당근의 베타카로틴 등)의 흡수를 향상시킬 수 있습니다. 생야채와 익힌 야채를 섞어 먹으면 모든 영양소를 골고루 섭취할 수 있게 됩니다.

여러 종류의 야채를 먹고 몸에 낀 녹을 제거하자
- 야채는 몸을 녹슬게 하는 활성산소를 감소시키는 효과가 있습니다.
- 많이 섭취해도 칼로리가 낮아 비만 걱정을 안 해도 됩니다.
- 일반 야채를 비롯해 버섯류, 해조류, 콩 종류 등 다양하게 섭취합시다.
- 100% 야채만이 아니라 육류도 반드시 곁들이세요.

조식(粗食·검소한 음식)은 비만을 예방하기에 몸에 좋은 것인가?
- 조식이 아니라 영양가 좋은 음식과 육류도 충분히 섭취할 것.
- 30회 정도 잘 저작하면서 음식량도 충분히 섭취하세요.

- 단백질 섭취에 신경을 쓰셔야 합니다.
- 필수아미노산 아홉 종류는 몸에 반드시 필요하지만 몸에서는 만들어지지 않기 때문에 육류 등으로 보충해야 합니다.
- 육류의 단백질은 혈관을 건강하게 해 뇌졸중을 방지하고 면역력을 높여 세균이나 바이러스의 저항력을 높입니다.
- 육류에 포함돼 있는 혈청 알부민은 노화 방지 역할을 합니다.

요구르트와 치즈 등 발효식품을 즐겨 섭취할 것
- 장 내 세균에 신경 써야 하는 것은 나이가 들어감에 따라 좋은 균이 감소하고 나쁜 균이 증가하기 때문입니다. 특히 65세 이상은 장의 기능을 건강하게 유지하기 위해 발효식품을 많이 섭취해야 합니다.

과일 종류는 소량이라도 매일 섭취하자
- 매일 여러 종류의 과일을 소량(100mg 이하)이라도 꼭 먹읍시다.
- 과일의 단당류(과당, 포도당)는 식후에 섭취해도 급격한 혈당치의 상승이 일어나지 않습니다(과일의 당은 몸의 항산화력을 높인다).

몸을 지탱해 주는 뼈가 필요로 하는 칼슘을 많이 섭취하자(되도록이면 서플리먼트가 아닌 음식으로)
- 뼈를 형성하는 필요 성분은 칼슘, 비타민 D, 비타민 K2, 마그네슘, 아연이며, 이는 밸런스 좋게 섭취해야 합니다. 칼슘 서플리먼트는 특히 식단에서 칼슘을 충분히 섭취하지 못하거나 골 손실 위험이 있는 경우(노인, 폐경 후 여성 또는 특정 건강 질환이 있는 사람)에 체내 칼슘 수치를 유지하는 데 효과적일 수 있습니다. 그러나 칼슘 서플리먼트를 하루

권장량보다 과도하게 섭취하면 변비, 신장 결석, 고칼슘혈증, 동맥 석회화 등이 발생한다. 석회화(石灰化 · calcification, 석회화는 신체 조직에 칼슘염이 축적되는 것으로 관절, 동맥, 신장, 연조직 등 다양한 장기와 구조물에 발생할 수 있다)는 발생 부위에 따라 심각한 건강 문제를 일으킬 수 있습니다. 특히 석회성 건염이나 골관절염과 같은 질환이 있는 관절에선 통증과 뻣뻣함이 심해지는 경우가 많습니다.

- 칼슘은 하루에 소량(한 번에 500~600mg)을 나눠서 섭취할 때 가장 잘 흡수되므로 되도록이면 서플리먼트가 아닌 식단으로 조절하는 것이 좋습니다. 일반적으로 음식은 칼슘과 시너지 효과를 발휘해 흡수와 이용률을 높이는 추가 영양소(마그네슘, 비타민 D 등)를 제공하기 때문에 음식에서 칼슘을 섭취하는 것을 권장합니다. 칼슘을 음식으로 섭취하는 다양한 선택지가 있습니다.

  ▶ 유제품: 우유, 요거트, 치즈는 훌륭한 칼슘 공급원입니다.

  ▶ 잎이 많은 야채: 케일, 청경채, 콜라드그린, 아루굴라엔 칼슘이 풍부하지만 시금치와 같은 일부 야채엔 칼슘 흡수를 감소시키는 수산염이 함유돼 있습니다.

  ▶ 뼈째 먹는 생선: 멸치, 꽁치, 정어리(뼈 포함), 고등어 등

  ▶ 두부: 칼슘이 풍부한 식품

  ▶ 견과류와 씨앗: 아몬드, 치아시드, 참깨

  ▶ 콩류: 특히 렌틸콩, 메주콩과 병아리콩

몸에 나쁜 것을
철저하게 제거하자

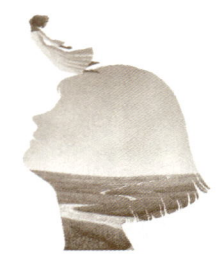

65세 이상은 당질 섭취를 너무 제한하지 말자

- 근육 내에 당분(포도당)이 부족하게 되면 활동성이 약해져서 다리의 힘이 떨어져 넘어지기 쉽습니다. 고령자가 다리에 골절상을 입으면 수명에 직접 관계되는 큰일이므로 당질 섭취를 너무 제한하지 맙시다.

염분을 줄이는 습관을 일상화하기

- 특히 샐러드는 염분을 줄이면 여러 재료의 맛을 즐길 수 있습니다. 샐러드에 드레싱을 하지 않고 먹으면 여러 종류의 야채 맛을 즐길 수 있습니다. 드레싱이 강하면 드레싱한 맛만 느끼게 되지요.
- 가정에서 사용하는 소금은 절대로 정제 소금을 사용하지 말고 미네

랄이 풍부한 천연소금을 사용합시다.
- 하루 소금 섭취량의 WHO 권장은 5g, 남녀 공히 하루 8g을 초과하지 말아야 합니다.

트랜스지방 음식 삼가기
- 트랜스지방산이 함유된 빵, 과자, 특히 인스턴트 음식을 삼가자.
- 트랜스지방산이 함유된 마가린은 철저히 섭취를 차단합시다.
- 트랜스지방산은 나쁜 콜레스테롤 수치를 높이고 좋은 콜레스테롤 수치를 낮추는 관계로 뇌졸중, 비만, 알러지 질환 등을 유발할 수 있습니다.

가공식품을 멀리하자
- 건강한 식생활을 영위하기 위해서는 영양의 밸런스뿐 아니라 식품 첨가물과 농약이 의심되는 식품은 피하고 가능한 한 유기농 식품을 섭취합시다.
- 식품 첨가물 중에는 발암물질이 함유된 식품이 적지 않으며, 이는 몸속에 활성산소를 증가시키는 요인으로 작용한다는 사실을 명심합시다.
- 식품에 함유된 농약을 섭취하면 암, 면역질환, 호르몬 이상, 알러지 등의 발생 요인으로 작용할 위험성이 아주 높습니다.

물을 하루 2L 정도 마셔서 혈액순환을 촉진하자
- 몸에 수분이 부족하게 되면 혈액순환이 나빠져 신진대사 기능이 떨어지고 심근경색과 뇌경색의 요인이 될 수 있습니다.

- 물을 한꺼번에 많이 마시면 몸속의 염분 농도가 급격히 떨어져 몸의 밸런스를 무너뜨리므로 물 섭취를 유연하게 조절해야 합니다.

병은 노화하는 속도를 빠르게 하는 강력한 가속기다

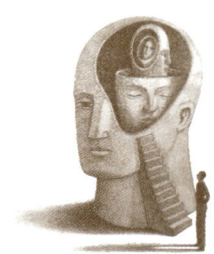

양방의학에 동양의학을 합한 종합의료로 성과를 높이기 희망한다
- 그럴 수만 있다면 한국의 의학이 전 세계에서 가장 앞서 가는 위대한 진료의 길을 열어갈 수 있지만, 너무나도 무척 안타깝습니다. 일본, 홍콩, 중국, 대만의 양방에서는 이미 의사의 치료에 양약과 한약을 처방하고 있고, 특히 일본 보험 처방의 30% 정도가 한약으로 구성돼 있습니다.

약은 필요한 최소한도로 처방받아야 한다
- 약을 복용하고 있는데, 치료의 진전이 없어 다른 의사에게 진단받을 경우는 약을 처방받기 전에 미리 작성해 둔 현재 복용하고 있는 약의 목록을 반드시 제시합시다.

- 본인의 몸을 최종적으로 지켜주는 것은 자기 자신 속에 있는 자연치유력인데, 그 힘을 더더욱 믿고 어떻게 하면 그 힘을 더 강하게 할 수 있을까를 깊이 생각하고 양생 요법을 병행하는 것이 좋습니다.

일반 치료제로 치료가 거의 불가능한 병을 치료한다
- 저자의 진료 경험상 거의 치료가 안 되는 병을 놀랍게 치유하는 질환은 유전적인 만성두통, 그 밖에 신경증, 여드름 등이다.

저자가 관심을 갖고 지켜본 건강 장수인들의 나라(Blue Zone)별 공통점은
- 발표된 것 중 대만의 경우는 여러 가지 야채 및 생선과 발효식품을 즐기는 장수자가 많았고, 일본 오키나와의 경우는 다양한 야채와 주로 생선 및 해조류 등의 섭취가 높았으며 코카서스 지방은 발효식품을 매우 즐기고 거의 수육으로 섭취, 즉 불에 구워 먹지 않는다는 점입니다. 또 기억해야 할 점은 세 나라 모두 몸을 많이 움직이는 생활을 한다는 것이 특징입니다. 꼭 기억하셔서 건강하고 보람되며 행복한 삶이 되시길 기원합니다.

노화를 늦추는
일곱 가지 습관

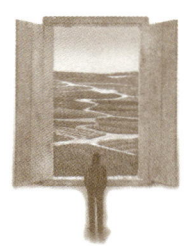

1. 식사는 종류를 가리지 말고 잘 먹자(한의학의 체질 분류에 관계없이).
2. 운동은 가볍게 지속적으로.
3. 언제나 낙천적인 마음가짐으로 자신감을 높이자.
4. 하루 1회 이상 큰 소리로 웃자.
5. 나의 동반자, 가족과 지인 그리고 내가 속해 있는 커뮤니티를 세심하게 배려하자.
6. 밤늦게 노는 것을 삼가자.
7. 설레고 두근거리는 취미, 일, 또는 관심거리를 갖자. 특히 고령자는 클럽 활동에 적극적으로 참가하고, 사람 사귀기를 열심히 해 즐겁게 대화할 수 있는 상대를 만드는 것이 매우 중요하다.

99세 골문으로 건강하게 골인하기 위해 지켜야 할 목록 열여섯 가지

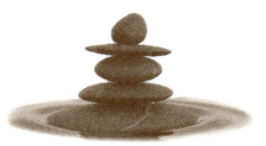

이제부터 99세를 향해 가는 내가 어떤 삶을 살아야 할까?
이제 와 생각해 보니 65세는 또 다른 청춘의 시작일 뿐!

1. 건강 비결은 '내가 할 수 있는 일은 무엇이든 내가 한다'입니다.
2. 이제까지 한국인은 '단백질 섭취가 부족했다'는 보고입니다. Pg. 179 단백질 값을 참고하시고 많이 섭취합시다. 단백질이 부족하면 근육양이 줄어들고 쇠약해집니다.
3. 꼭 지켜야 할 자신에게 맞는 목표를 정한다. 예를 들면 책 읽기, 규칙적인 운동, 금연 실시, 과음 삼가, 알맞은 체중 유지 등입니다.
4. 흡연은 30년 후 암으로 부메랑이 돼 돌아옵니다.
5. 자택 실내는 훌륭한 미니 운동장입니다. 집에서 가능한 가벼운 운동,

스트레칭, 요가, 스쿼트 등을 자주 합시다.
6. 날씬한 체형이 장수? 그것은 거짓말. 정상 체중에 10% 정도 체중이 높은 경우가 더 장수합니다.
7. 식간의 간식은 비만을 유도하는 건강의 적. 간식을 적당히 삼갑시다.
8. 워킹은 확실한 암의 예방책: 1주에 2~3회, 30~40분, 본인의 일반적인 보폭보다 10~12cm 넓게, 앞을 똑바로 보고, 가슴을 펴고, 평소 속도보다 약간 빠르고 씩씩하게 걷는다. 기분 좋은 생각을 하며, 음악을 들으며. 이는 요통의 묘약이기도 합니다.
9. 99세 골인을 막는 슈퍼 골키퍼는 활성산소다.
10. 항산화력(抗酸化力)이 높을수록 장수합니다.
11. 인생을 즐기는 사람은 병에 잘 걸리지 않습니다.
12. 적당한 다이어트는 장수 유전자를 활성화합니다(과식은 장수의 적).
13. 대장의 건강 여하가 몸 건강의 바로미터입니다.
14. 식물 섬유가 변비와 비만 및 암을 예방합니다.
15. 콜레스테롤 수치와 혈압이 마음에 걸리십니까?(자세한 내용은 Pg. 88을 참조)
16. 65세 이상의 운동, 특히 근력운동은 성실하고 부지런하며 가볍게, 무리는 금물입니다.

장수(長壽)보다는 강수(强壽)
- 건강 장수를 원한다면
건강 장수인들의 특징과 생활 습관의
기본 여덟 가지를 지키자!

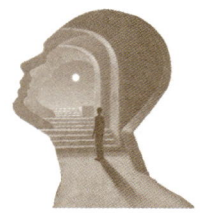

1. 건강하게 장수·강수(强壽)하는 체질의 유전적인 요인은 40~50% 정도다. 그 때문에 가계에 유전되는 성인병/암을 확인해 병 관리에 관해 공부하고 가정 의사를 정해 상담하며 되도록 40세 초에 건강 대책을 세워 관리하자.
2. 나이와 관계없이 살아가는 목적의식과 계획이 뚜렷해야 한다.
3. 근력운동을 꾸준히 생활화하자.
4. 하루의 일과에서 특히 식사, 일/공부, 잠은 일정한 시각에 규칙적으로 한다.
5. 활력과 스트레스 해소를 위해 취미를 만들거나 자주 지인들과 함께 식사하고, 대화나 잡담을 즐기며 큰 소리로 많이 웃자.
6. 과식은 안 되지만 70세 전후부터는 살이 빠지지 않도록 영양분이 풍

부한 식사를 충분히 먹고(30회 이상 꼭꼭 씹기), 단백질 섭취에 신경을 쓰자.
7. 고기는 굽지 말고 찌고, 삶고, 데쳐 먹자. 야채 또한 같은 방식으로 섭취하는 것이 좋다.
8. 해조류인 김, 파래, 미역 등의 필수아미노산과 비타민을 섭취하자.

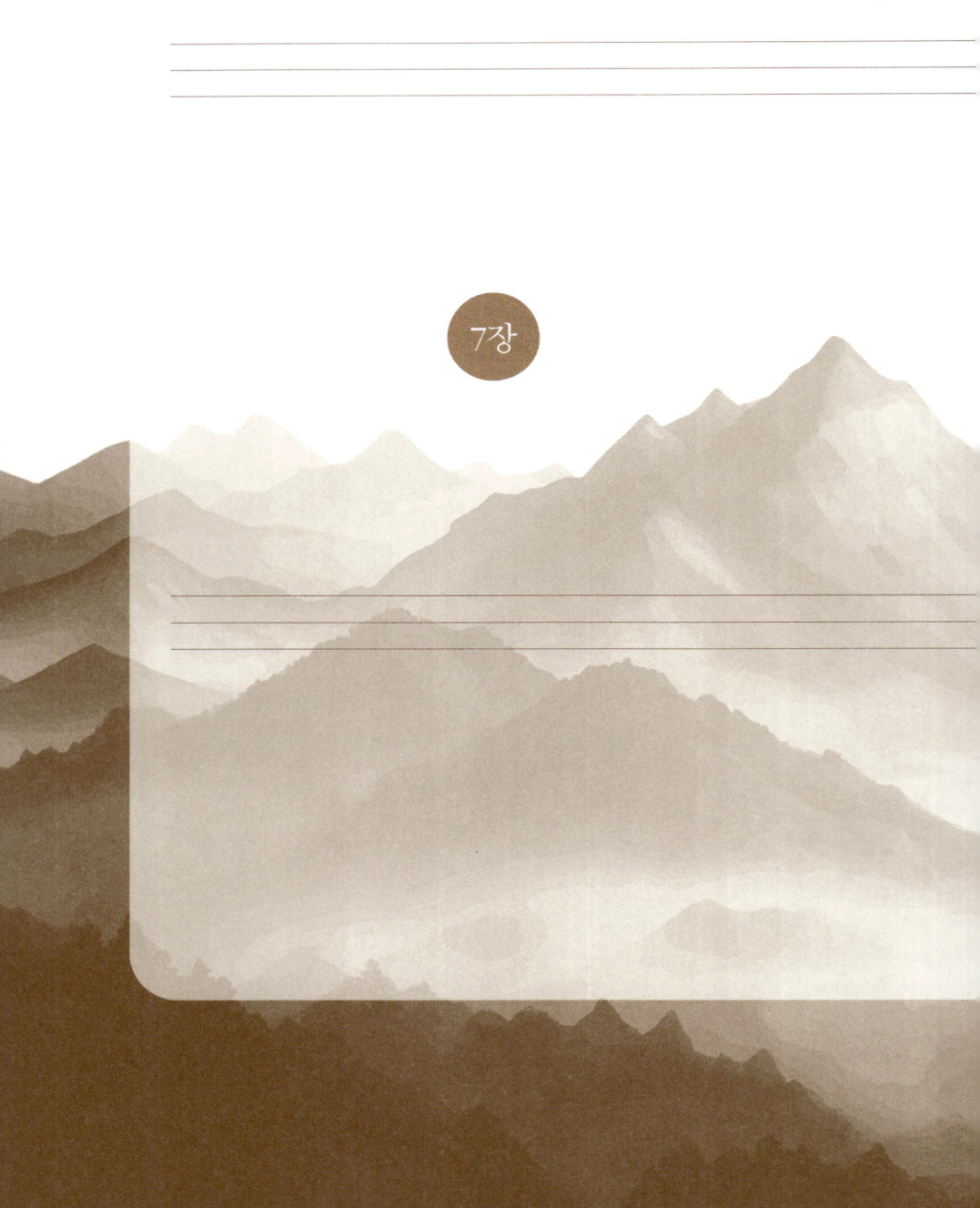

의학 건강 상식 레벨 기준이
너무 지나치다

'그럴 수도 있지~ 뭐!' 하고
낙관적이고 감사할 줄 아는 사람일수록
건강하게 천천히 늙어갑니다.

콜레스테롤에 대해서

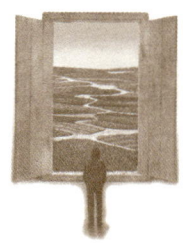

콜레스테롤이 질병의 대명사로? 잘못 알고 있지만 생존의 절대 필수품이다 – 콜레스테롤은 병명이 아니다

한국에서는 240mg/dL 이상만 되면 치료를 권하지만, 콜레스테롤이 약간 높아야 장수한다는 의학적인 통계를 유의할 필요가 있습니다. 반면에 콜레스테롤이 150mg/dL 이하의 사람은 우울증에 걸릴 확률이 매우 높고, 암 발생률도 높아져 단명한다는 임상 통계입니다.

아마도 우리나라가 전 세계적으로 콜레스테롤 수치를 떨어뜨리는 약을 평균적으로 많이 처방하는 것이 아닌가 하는 생각마저 듭니다.

[아래 내용의 일부는 조한경 선생의 저서 『환자혁명』에서 요약 인용]

콜레스테롤은?

뇌의 85~90% 정도가 콜레테롤로 구성돼 있고, 몸의 전체 세포를 감싸고 있는 세포막(특히 근육)도 콜레스테롤이며, 신경을 감싸고 있는 신경막의 주성분이 콜레스테롤이다. 성호르몬, 특히 남성호르몬인 테스토스테론의 주성분도 콜레스테롤이다.

"콜레스테롤을 낮추는 약을 장기간 복용하는 사람 중에 우울증 증상이 나타나는 경우가 의외로 많고, 암 발생률도 높으며, 말초 신경통이 흔하다."

첫째 오해는 콜레스테롤이 해롭다는 것이고, 둘째는 콜레스테롤을 증가시키는 음식을 먹지 말아야 한다는 것이다.

근래에 와서 많은 연구논문에 의해 콜레스테롤 섭취 가이드라인이 놀랍게도 없어졌다. 5년마다 발행하는 미국영양학회의 '식사 지침 가이드라인〈2015년〉'에는 '위험한 영양소 리스트'에서 콜레스테롤을 제외했다.

미국영양학회는 그동안 하루 콜레스테롤 섭취량을 300mg 이하로 제한해 왔는데, 300mg은 달걀 1개에 들어 있는 정도의 분량이다. 하루에 다섯 개까지는 섭취하셔도 무방하다. 달걀은 좋은 담백질 에너지 보충 식품의 으뜸인데, 1961년부터 고정 위험요소로 분리된 이래 60년 만에 불명예를 벗으면서 음식으로 섭취하는 콜레스테롤과 고지혈증, 심장마비, 혈관질환과의 상관관계가 없어졌다.

콜레스테롤 저하제인 스타틴과 리피토 약물의 부작용

• 콜레스테롤 저하제는 간의 콜레스테롤 합성을 막는 약이다. 당연히 간에 무리가 된다. 따라서 간암의 위험도 더불어 증가한다.

- 심장마비를 예방하기 위해 복용하는 강력한 항산화제인 코엔자임 Q10의 합성을 방해한다. 둘 다 간에서 만들어지기 때문이다.
- 뇌의 거의 90% 성분이 콜레스테롤인데, 억제해 낮추면 치매 위험이 증가할 수밖에 없다.
- 세포를 감싸고 있는 세포막과 근육막, 그리고 신경막을 형성하고 있는 것 역시 콜레스테롤이다. 그 때문에 콜레스테롤이 부족하면 근육통이 발생하고, 노인의 상당수가 밤늦은 시간에 손발이 저리고 아픈 신경통으로 고생한다.
- 남성호르몬인 테스토스테론의 주성분 역시 콜레스테롤이다. 따라서 콜레스테롤을 억제하는 작용에 의해 남성의 발기부전도 스타틴의 장기 복용에 의해 영향을 받는다.

콜레스테롤은 프로게스테론을 만드는 재료다. 프로게스테론은 성호르몬(테스토스테론, 에스트로겐)과 스트레스 호르몬(코티솔)의 재료가 된다. 이 중 스트레스 호르몬인 코티솔을 만들어야 하기 때문에 간이 콜레스테롤 생산을 늘린 것이라고 볼 수 있다. 육체적인 스트레스와 정신적인 스트레스 모두 해당한다. 특히 잠이 부족한 것은 육체적인 스트레스에 해당한다. 잠을 자지 않거나 못 자면서 콜레스테롤 수치를 낮출 수는 없다.

그런데 이토록 중요한 콜레스테롤의 기준치를 누가 어떻게 정했는가? 상식적인 빅데이터를 통해 정한 것도 아니다. 아홉 명의 박사가 정했는데, 후에 알려진 사실은 그중 일곱 명이 대형 제약사와 금전적인 문제로 얽혀 있었다는 것이다. 이해할 수 없는 일이 아닐 수 없다. 2013년에 역사상 가장 많이 팔린 콜레스테롤 저하제는 '화이자의 리피토'로 2006년 한

해의 매상만 127억 달러였다.

콜레스테롤 수치를 상승시키는 원인과 낮추는 방법은?

- 첫째: 콜레스테롤의 상승 원인을 찾아봐야 하는데, *콜레스테롤이 많은 음식과 포화지방산 다량 섭취, *운동 부족, *흡연, *과음 등을 말하고 있으나 확실하지 않고, 현재까지 뚜렷이 밝혀진 이렇다 할 특수 치료요법도 없다. 가장 먼저 점검해 봐야 할 두 가지는 염증과 스트레스라고 하는데, 이에 동의하면서 필자는 '유전적인 소인'을 강하게 추가한다.
- 둘째: 콜레스테롤 수치를 낮추기 위해서는 체내 염증 반응을 낮추는 것이 관건이다. 즉, 생활 습관을 바꾸는 것이 기본이다.
  - ▶ 올바른 식품 선택과 충분한 수면 시간, 스트레스 관리는 기본이다.
  - ▶ 햇빛을 쬐는 습관이 콜레스테롤을 낮춘다. 햇빛을 쬘 때 생성되는 비타민 D가 콜레스테롤이다.
  - ▶ 무엇을 먹을까? 어떤 운동을 할까? 실시하기 전에 잘못된 것이 없는지 먼저 점검해야 한다.

콜레스테롤이 높아서 오히려 건강에 좋은 점은?

- 첫째: 콜레스테롤 수치가 높은 사람일수록 평균수명이 더 길다. 믿기 어렵겠지만 계속해서 발표되는 연구 논문들의 결과를 종합하면 그렇다.
- 둘째: 이미 1994년 예일대 심장내과 스크롬 홀츠 박사는 노년층에서 저콜레스테롤혈증인 사람의 심장마비 사망률이 고지혈증 환자보다

두 배 높다는 연구를 발표한 바 있다.
- 셋째: 노년기에 고지혈증이 더 유리한 이유는 콜레스테롤이 염증을 낮추기 때문이다. 저콜레스테롤은 염증을 이겨낼 면역력이 떨어져 노년층 사망률의 높은 원인이 되는 폐렴 같은 감염에 취약해지기 쉽다. 낮은 콜레스테롤 수치는 면역력을 낮춘다. 말기 암 환자들 역시 콜레스테롤 수치가 낮다는 점에 주목할 필요가 있다. 〔여기까지의 내용은 조한경 선생 저서 『환자혁명』에서 부분 인용〕

콜레스테롤이 좀 높아도 염려할 것 없다

콜레스테롤이 왜 고약한 병을 일으킨다는 누명을 쓰게 됐나요?

중년기에 콜레스테롤이 높으면 동맥경화를 일으킨다는 것은 잘못된 상식입니다. 콜레스테롤은 음식과 관계가 깊은 것으로 알려져 있으나, 콜레스테롤의 2/3는 인간 몸속에서 만들어집니다. 이 콜레스테롤의 높고 낮음은 70% 이상이 체질 유전적인 요인에 의해 결정되므로 음식의 종류에 너무 민감한 반응은 불필요합니다. 그러나 수치가 상당히 높은 경우엔 주의하시는 편이 좋습니다.

콜레스테롤은 세포의 세포막을 만드는 재료여서 콜레스테롤이 부족하게 되면 세포가 파괴되기 쉽습니다. 즉, 콜레스테롤이 저하되면 혈관세포가 파괴되기 쉬워져 뇌졸중 리스크가 높아진다는 사실을 가슴에 새겨 두세요.

중요한 것은 콜레스테롤은 성호르몬의 원료입니다. 또 콜레스테롤이 부족하면 면역력이 저하돼 병에 대한 저항력이 약해지고, 신경전달 장애가 발생한다. 예를 들면, 소화불량을 일으켜 설사를 유발하는 등 몸의 부조화의 결정적인 원인이 됩니다. 콜레스테롤이 낮은 사람일수록 암이나 기타 질병에 의한 사망률이 높고, 특히 우울증 확률이 현저히 높아진다는 사실을 다시 한번 더 상기시켜 드립니다.

억울하게 나쁜 콜레스테롤이라고 호칭되는 LDL도 대단히 중요한 역할을 한다

얼마 전까지 총콜레스테롤 기준 수치가 240mg/dL이었는데, 1996년부터 220mg/dL 이상이면 약을 처방하는 경우가 많아졌습니다. 한국이나 일본에서는 나쁜 콜레스테롤(LDL: 저밀도 지단백 콜레스테롤)을 130mg/dL 미만, 좋은 콜레스테롤(HDL: 고밀도 지단백 콜레스테롤) 60mg/dL 이상을 기준으로 하고 있습니다. 이 수치의 기준도 엄한 편입니다. HDL뿐 아니라 LDL도 대단히 중요한 역할을 한다는 사실을 알아두시기 바랍니다. HDL은 여분의 콜레스테롤을 간장으로 회수하는 역할도 합니다. 콜레스테롤의 정상 수치는 총콜레스테롤 200mg/dL 미만, LDL 130mg/dL 미만, HDL 60mg/dL 이상이고, 위험수치는 총콜레스테롤 240mg/dL 이상, LDL 160mg/dL 이상, HDL 40mg/dL 이하입니다. 중성지방은 150mg/dL 미만은 정상, 150~200mg/dL은 주의, 200mg/dL이상은 매우 높음으로 유의하셔야 합니다.

콜레스테롤 수치가 낮으면 암에 걸릴 위험이 높다

여러 나라의 임상 통계를 살펴보면 '남녀 모두 콜레스테롤 수치가

240~260mg/dL인 경우가 가장 사망률이 낮았다'는 보고입니다. 총콜레스테롤 수치가 낮을수록 사망률이 높아집니다. 160mg/dL 미만이 280mg/dL 이상보다 약 5배 정도 사망률이 높습니다. 이유는 콜레스테롤 수치가 높아야 NK세포의 활성이 높아져 암에 걸릴 확률이 낮아지기 때문입니다.

콜레스테롤 수치가 낮을수록 사망률이 높아진다

기억해 두셔야 할 것은 콜레스테롤 수치가 높으면 폐렴이나 인플루엔자에 걸릴 확률이 낮아집니다. 임상 통계나 동물실험에서 LDL이 높을수록 감염증으로 사망할 확률이 낮아진다는 것을 알게 됐습니다. 이는 콜레스테롤이 염증을 낮추기 때문입니다. 특히 나이가 들수록 콜레스테롤 수치가 낮으면 면역력이 떨어져 여러 감염성 질환에 걸릴 확률이 높아집니다.

총콜레스테롤 수치가 240mg/dL 이하면 약 복용을 삼가자

인간의 뇌에는 몸 전체 콜레스테롤의 1/4이 집중돼 있습니다. 콜레스테롤과 뇌의 활동에는 매우 깊은 관계가 있습니다. 콜레스테롤이 부족하면 기력이 저하되고 따라서 뇌의 활동도 떨어집니다. 일반적으로 뇌의 회전이 빠른 사람과 정력이 좋은 사람, 그리고 장수하는 사람의 경우는 평균적으로 콜레스테롤 수치가 좀 높은 편입니다.

단, 심장의 기능이나 관상동맥에 문제가 없는 사람은 240mg/dL이 넘지 않으면 크게 신경 쓰지 않아도 됩니다. 그 때문에 240mg/dL이 살짝

넘는 수준에서 약을 복용하면 정력 감퇴, 우울증, 심하게는 암 등의 위험성이 높아지고, 여성의 경우는 폐경 후 콜레스테롤 수치가 약간 상승하지만 투약을 삼가고 곡물, 콩 식품, 야채 등을 많이 섭취하면 대부분 별문제가 없습니다.

꼭 알아둬야 할 것은 콜레스테롤 수치와 심근경색은 별로 관계가 없다는 것입니다. 혈관을 튼튼하게 하기 위해서는 오히려 콜레스테롤이 절대로 필요합니다.

세계 사망 원인 질환 중 이상지질혈증(고지혈증)에 꼭 주목하자

고지혈증이란? 혈액 속에 지질(脂質) 수치가 정상 범위에서 벗어난 상태를 말합니다. 고지질증은 고혈압, 당뇨병과 함께 건강을 위협하는 3대 만성질환입니다. 무더위로 인해 땀을 많이 흘리게 되면 체내 수분이 부족해져 혈전이 많이 생길 수 있습니다. 특히 여름엔 물을 충분히 마셔야 합니다.

이상지질혈증은 혈관 노화를 촉진하는 가장 큰 원인으로 작용합니다. 혈관 내벽에 혈관염증을 유발하는 저밀도 지단백(LDL) 콜레스테롤 등이 쌓여 동맥혈관이 좁아지면서 협심증·심근경색·심부전 같은 중증 심혈관계 질환이 발생합니다. 협심증과 심근경색 같은 허혈성 심장질환이 발생하는 원인의 50~60%는 이상지질혈증 탓이라고 합니다.

그런데 문제는 이상지질혈증이 고혈압과 당뇨병보다 증가 속도가 **빠**르다는 것입니다. 한국지질·동맥경화학회에서 공개한 2022년도 이상지질혈증 팩트시트에 따르면, 고혈압 환자의 72%는 이상지질혈증을 동반하고 있다는 것입니다. 고혈압으로 혈관 손상이 생기고 당뇨병으로 염증 발생이 촉발되면 그 부위에 콜레스테롤이 더 쉽게 쌓이면서 혈관이 좁아지는 죽상동맥경화증에 가속도가 붙습니다.

최근엔 육류(동물성 지방) 섭취가 증가하는 반면, 신체활동이 줄면서 10대 중에도 이상지질혈증 환자가 늘어나는 추세여서 크게 걱정됩니다. 콜레스테롤의 10대 발병률이 증가하고 있는 것은 매우 심각한 사항으로, 향후 중증 심혈관계 질환이 더 높아질 수 있다는 엄중한 경고입니다. 가장 큰 원인으로는 대학입시 준비를 위해 학교로, 학원으로 공부하느라 앉아 있는 시간이 너무 길고, 교통수단의 발달로 운동은 거의 포기하고 있기 때문이라는 생각이 듭니다.

치료를 위해서는 LDL 콜레스테롤을 낮춰야 하는데, 끌어내리는 치료는 쉽지 않다는 데 문제가 있습니다. 통계에 의하면 이상지질혈증 환자의 4명 중 3명은 목표 수치에 도달하지 못하는 것으로 추정되고 있습니다. 이상지질혈증을 내리는 여러 종류의 약이 있으나 치료 효과가 낮습니다.

당연히 생활 습관 교정이 필요합니다. 라면 등 인스턴트 식품, 튀김 요리 등 LDL 콜레스테롤을 높이는 트랜스지방과 포화지방 섭취를 자제해야 합니다. 그러나 그 효과는 기대치에 미치지 못하는 데 문제가 심각합니다. 1주일에 유산소운동과 근력운동을 최소 3회, 한 번에 30분 이상으로 숨이 좀 차고 옷에 땀이 밸 정도여야 합니다.

혈관 건강에 관해서

세계에서 매년 전체 사망자의 거의 3분의 1(약 2000만여 명)이 사망하는 질환, 사망 원인 1위, 유병률과 사망률이 가파르게 증가하는 질환이 바로 심혈관계 질환입니다. 우리나라도 예외가 아니지요. 지난 10년간

(2011~2021) 심근경색 발생률은 약 54%, 뇌졸중은 9.5% 증가했고 1년 치명률은 각각 16%, 19%에 이릅니다. 심근경색과 뇌졸중을 포함한 뇌혈관질환은 조기 진단과 적절한 치료를 받지 못하면 사망에 이를 수 있는 중증 질환인 것이 심각한 문제입니다.

심장에서 나간 혈액이 몸 전체를 완전히 순환하고 다시 돌아오는 데 걸리는 시간은 단 1분 정도입니다. 만약 혈액순환이 갑자기 느려지거나 멈추면 조직과 세포는 산소와 영양분을 충분히 공급받지 못해 괴사하거나 사망에 이를 수도 있습니다.

혈관을 막는 주범은 콜레스테롤이 만드는 '플라크(죽종: 동맥 혈관의 내벽에 다양한 결합 조직이 쌓여 커진 것)'입니다. 고혈압이나 고지혈증 등으로 인해 혈관 내막이 지속해서 손상을 입으면 여기에 콜레스테롤과 염증 세포들이 쌓여 여드름처럼 부풀어 오르면서 플라크를 생성합니다. 이를 죽상경화증이라고 합니다.

플라크가 과도하게 자라거나 플라크 내부에 출혈이 생기면 혈관 내부가 좁아지면서 혈류가 줄어듭니다. 혈관 지름이 50% 정도 좁아져 있을 때 비로소 증상을 느끼게 되기 때문에 심근경색증이나 뇌졸중 같은 응급 질환이 발생하기 전까지는 대부분 심각한 죽상경화증이 있다는 것을 인식하지 못하는 데 문제가 심각합니다. 더욱 심각한 문제는 이렇게 축적된 플라크가 매우 불안정해 일부가 떨어져 나가거나 파열될 수 있다는 점입니다. 플라크가 파열되면 혈전(피떡)이 생기고, 혈전이 혈관을 막아버릴 수 있습니다. 플라크 일부나 혈전이 떨어져 나가 막는 부위에 따라 협심증, 심근경색, 뇌경색(뇌졸중), 말초혈관폐쇄성 등의 질환이 발생합니다.

심혈관계 질환의 도화선인 혈관성 '플라크'인 혈관 속 플라크는 콜레스테롤의 무덤과 같습니다. 콜레스테롤은 10대부터 혈관 내막에 축적되기 시작합니다. 콜레스테롤이 쌓인 곳에 죽은 세포나 칼슘 등이 흡착되면서 단단한 플라크가 형성되고, 종국에는 혈관이 막히기 시작합니다.

고혈압은 혈관벽이 계속 높은 압력에 노출되면서 손상이나 상처를 입기 쉬운 환경이 됩니다. 이렇게 손상된 부위에는 콜레스테롤이나 염증 물질 등이 더 쌓이기 쉽고, 죽상경화가 가속화하면서 혈관은 더욱 빠른 속도로 좁아집니다. 혈관이 좁아질수록 혈액이 좁아진 혈관으로 이동하기 때문에 혈압은 더 높아지게 됩니다.

실제로 고혈압과 고지혈증을 동시에 갖고 있는 경우, 특히 55세 미만의 비교적 젊은 연령층에서 심혈관계 질환의 사망률이 그렇지 않은 사람의 최대 17배에 달한다는 연구 결과가 나와 있는 것은 매우 심각한 문제입니다.

혈관이 막히지 않으려면 HDL을 높여야 플라크를 예방하고, 혈관이 막히지 않도록 하기 위해서는 HDL(고밀도 지질단백질)을 높이는 것이 중요합니다. HDL은 콜레스테롤이 혈관 내막에 쌓이지 않도록 치워 주는 청소차 역할을 할 뿐만 아니라 이미 만들어진 플라크에서 콜레스테롤을 제거해 혈관이 좁아지거나 막히는 것을 예방하는 데 도움을 줍니다.

HDL을 높여 주고 LDL을 낮춰 주는 식품들

콜레스테롤에는 두 가지 주요 종류가 있습니다. 저밀도(나쁜) 단백질(LDL)과 고밀도(좋은) 단백질(HDL)입니다. LDL 수치는 낮추고, HDL 수치는 높아야 합니다.

LDL 콜레스테롤 수치를 낮추고, HDL 콜레스테롤 수치를 높이는 식품들	
귀리, 통곡물, 보리, 현미 (수용성 식이섬유)	수용성 식이섬유가 함유돼 있어 소화기관에서 LDL 콜레스테롤과 결합해 체내에서 제거 또는 흡수를 줄이는 데 도움이 될 수 있다.
다양한 종류의 콩과 콩으로 만든 식재료	렌틸콩, 완두콩, 병아리콩, 두부, 두유 등은 수용성 섬유질이 풍부한 식물성 단백질 공급원으로 LDL 레벨을 낮추는 데 도움을 주며, 또한 포화지방이 적어 심장 건강에도 좋은 식품이다.
과일(베리류, 사과, 시트러스류)	당이 낮은 과일인 베리류(딸기, 블루베리, 라즈베리 등)는 항산화제(안토시아닌), 섬유질, 비타민 C가 풍부해 LDL 콜레스테롤 수치를 낮추고 전반적인 심장 건강을 개선하는 데 도움이 될 수 있다. 사과에는 수용성 섬유질, 특히 펙틴이 풍부해 소화기관의 콜레스테롤과 결합해 LDL 콜레스테롤 수치를 낮추는 데 도움이 된다. 시트러스류(오렌지, 자몽(특히), 레몬, 라임)에는 수용성 식이섬유와 플라보노이드가 풍부해 LDL 콜레스테롤을 낮추는 데 도움이 될 수 있다.
아보카도	아보카도는 단일 불포화지방과 섬유질 함량이 높아 LDL 콜레스테롤을 낮추고 HDL 콜레스테롤을 높이는 데 도움이 될 수 있다.
녹색 잎 야채(시금치, 케일 등)	녹색 잎 야채는 높은 섬유질 함량, 항산화제, 항염증 성분을 통해 LDL 콜레스테롤을 낮추고 균형 잡힌 지질 프로필을 지원한다.
오메가3 지방산이 풍부한 등 푸른 생선	등 푸른 생선, 연어(특히 자연산), 고등어, 정어리를 포함한 특정 생선은 오메가3 지방산이 풍부해 중성지방을 낮추고 HDL 콜레스테롤을 높일 수 있습니다. 또한 항산화 작용을 높여 활성산소를 억제해 세포 손상을 줄이고 노화를 늦추는 데 도움이 된다.
엑스트라 버진 올리브오일 (단일 불포화지방)	풍부한 단일 불포화지방으로 구성된 엑스트라 버진 올리브오일은 LDL 콜레스테롤을 낮추고 HDL 콜레스테롤을 높이는 데 도움이 된다.
견과류 (아몬드, 호두, 피칸, 피스타치오 등)	견과류의 불포화지방은 LDL 콜레스테롤을 낮추고 HDL 콜레스테롤 수치를 개선해 지질 프로필을 개선할 수 있습니다. 하루에 한 줌의 무염 견과류를 섭취하자.
아마씨 (Flaxseed)	아마씨에는 오메가3 지방산과 수용성 식이섬유가 함유돼 있어 LDL 콜레스테롤을 낮추고 HDL 수치를 높이는 데 도움이 될 수 있습니다. 샐러드, 시리얼, 스무디, 요거트에 아마씨 가루를 뿌려 섭취하자.

특히 요즘은 아주 젊은 층도 높은 콜레스테롤 때문에 힘들어하고 있습니다. 약에만 의존하지 말고 위에 소개한 식품들을 골고루 섭취하며 운동을 생활화해 건강한 라이프 스타일을 만들어 관리하는 것이 현명합니다.

혈압의
진실

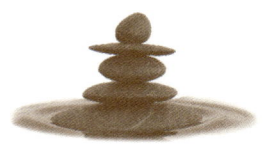

'혈압surge – 혈압 변동 · 급상승 체질'이란

　안정기의 혈압이 정상 범위라도 본인이 '혈압surge – 혈압 변동 · 급상승 체질'이 아닌지 알아둬야 한다. 아래를 잘 읽어보시고 혈압 염려에서 벗어나자. 혈압의 높낮이보다는 혈압의 변동에 주목해야 합니다.

　혈압의 높이에만 신경을 쓰다가는 생명이 위험해질 수 있다. 고혈압에 신경이 쓰여도 '혈압이란 나이가 들어감에 따라 조금씩 올라가니 크게 신경 쓸 것이 없지 뭐~' 하면서도 '혈압 수치는 어느 정도가 정상인가?' 하는 의문을 가지는 경우가 많습니다. 물론 혈압은 연령이 높아짐에 따라 좀 높아지게 마련입니다. 아직 왕성하게 일할 나이에 고혈압이 원인으로 심근경색이나 뇌졸중이 발생하는 경우가 적지 않은데, 최악의 사태를 피하려면 기억하셔야 할 중요한 사항은 – 고혈압의 위험은 혈압 높이만이 아니라 눈에 보이지 않는 혈압 변동의 영향이 더 크다. 혈압 변동의 주원인은 일상생활에서 기상할 때, 추울 때, 배변 때, 흡연, 스트레스, 화내기, 수면 부족, 지나친 음주, 급한 계단 오르기 등의 경우에 혈압 변동이 있는데 이는 생리적인 정상 반응이지만 위험한 경우는 혈압 변동이 자주 일어나는 상태입니다. 이와 같은 현상을 혈압surge(혈압 변동·급상승)라고 합니다.

심한 혈압surge에는 두 가지 위험이 있습니다.
- ▶ 첫째, 동맥경화를 진전시킨다는 것입니다. 이는 혈관의 동맥경화를 촉진해 혈관이 유연성을 잃어 혈압의 조정이 원활하지 못하게 되는 원인이 됩니다. 이로 인해 혈관이 영향을 받아 큰 혈압 변동이 자주 일어나게 돼 동맥경화가 진전되는 악순환이 일어납니다.
- ▶ 둘째, 생명을 협박하는 무서운 원인으로 작용합니다. 혈관 내벽도 좁아지고 동맥경화가 진전돼 혈액순환에 장애가 발생해 심근경색이나 뇌경색을 일으키며 그 무서운 뇌출혈의 원인이 됩니다.

아침 안정기 혈압이 정상치라고 하더라도 안심할 수 없다

안정 시의 혈압 수치가 정상이라 하더라도 본인이 혈압surge의 위험성인 경우는 안심할 수 없습니다. 아래와 같이 자가 혈압 측정을 5일 동안 실시합시다.

5일 동안 아침 같은 시간에 일어나서 화장실에 다녀온 다음 누워서 움직이지 말고 기상 후 1시간 이내에 혈압을 두 번 측정해 수축기

혈압(높은 혈압)의 평균 수치를 5일 동안 기록합니다. 5일 중에 가장 높은 수치와 가장 낮은 수치의 차이가 20~25mmHg 이상인 경우가 '혈압surge'의 가능성이 크다고 보시면 됩니다.

이렇게 본인의 혈압 상태가 혈압surge인지, 아닌지 인식해 대처하셔야 고약한 질환을 피할 수 있는 대단히 중요한 포인트입니다. 이렇게 관심을 가진 후 내과에서 진단을 받으시기 바랍니다. 만약 변동이 심하지 않을 경우는 한방치료로도 큰 도움을 받을 수 있습니다.

전 세계적으로 대한민국이 정기적인 건강진단 검사를 비교적 자주 하는 나라인 것 같습니다. 일반적으로 가장 신경을 곤두세우는, 그래서 너무 많은 사람에게 처방해 복용토록 하는 약이 혈압과 콜레스테롤을 낮추는 치료제인데, 어떤 문제가 있는지 이에 대해 살펴보도록 하겠습니다.

혈압강하제에 대해서

2000년 즈음에 우리나라 보건사회복지부에서 조사한 최고혈압 기준치는 140~145mmHg이었습니다. 그런데 급기야 2008년에 기준치가 130mmHg로 낮춰졌습니다. 우리 몸은 나이를 먹을수록 혈압이 높아지는 경향이 있는데, 그 이유가 뇌와 신체의 말단 부위까지 혈액을 잘 전달하기 위한 생리적 현상입니다. 캐나다 보건성의 연구 결과에 의하면, 최고혈압이 150~160mmHg까지 노인들의 생존율이 가장 높았고, 130mmHg 이하인 사람들의 생존율이 낮았다는 놀라운 보고가 있습니다. 나이가 많을수록 혈압이 140~155mmHg 정도로 높아야 젊었을 때보다 피가 좀 걸쭉해지고 탄력이 떨어진 혈관에 충분한 혈액순환이 가능해져 더욱 건강 장수할 수 있게 된다는 사실입니다.

그리고 한 가지 짚고 넘어가야 할 중요한 사실이 있습니다. 20년 전만 해도 중풍이 되는 경우는 뇌모세혈관이 파열돼 발생하는 경우가 높았는데, 근래에 와서는 뇌혈관이 막혀 발생하는 경우가 높아지고 있습니다. 그 이유는 혈압강하제의 영향이 크다는 의심이 듭니다.

최근 혈압에 관한 저자의 치험 예

2024년 3월 초에 56세의 여성 환자가 저자의 병원을 방문했다. 내 앞에 앉은 환자의 호소는:

"아침에 식당에서 영업 준비를 하는데 갑자기 기운이 좀 풀리는 것 같아서 힘이 좋아지는 보약을 복용하고 싶어 왔습니다. 초봄에는 늘 기운이 좀 없기는 하지만요"라는 호소였다.

맥을 보고 찬찬히 진찰해 보니- 얼굴 우측 근육이 아주 조금 풀린 느낌이어서 일으켜 세우고, "좌우 어느 한 쪽의 팔과 다리의 기운이 좀 빠지는 것 같은 느낌이 들지 않습니까?"라고 물었더니, "길을 건너 한의원으로 오는 동안 좌측 다리 기운이 약간 덜한 것 같은 느낌이 들고, 그러고 보니 왼쪽 팔도 평소 느낌과 약간 다른 것 같으나 별문제는 없는 것 같습니다만…."

혈압을 측정해 보니 134mmHg로 별문제가 없는 것 같았으나, 나는 뇌경색의 시작이 아닌가를 의심하고, 급하게 일으켜 세워 가까운 강남세브란스병원의 응급실로 가기를 권했다. 이 환자는 치료도, 처방도 안 해주고 쫓아낸다는 표정으로 진찰실을 나갔다. 그러고는 1주일 후 그 환자가 접수 데스크에 맡긴 물건을 열어 보니 특A 등급 안심이 2kg이나 들어 있었다. 이 환자는 정육점식당 사장님이었다.

그날 세브란스병원의 진단은 뇌경색의 초기 증상이었고, 응급처치를 받았다고 한다. 1년 반 전의 병원 진단에서 혈압이 140mmHg를 넘으니 혈압약을 복용하라고 해서 처방받아 복용 중이었다. 저자의 판단으로는 혈압약 복용으로 혈압이 저하돼 핼액순환에 장애가 생긴 것으로 사료된다. 그 후부터 이 분 식당을 방문하면 죄송스러울 정도로 특급 대우를 받는다.

나이가 많아질수록 혈관의 탄력이 떨어지고 혈액도 좀 탁해지기 때문에 혈압이 낮아지면 혈액순환이 약해져 동맥경화증, 심근경색증, 그리고 뇌모세혈관이 막힐 확률도 높아질 수 있다. 자신의 감정을 좀 지나치게 억제하는 착한 사람의 경우가 암이나 뇌졸중 등의 병에 걸리기 쉽다. 자신의 기분이나 감정을 억제하고 일이 잘 안 되면 자신을 탓하는 경향의 착한 사람에서 좀 벗어나야 한다. "아니, 그때 그건 어쩔 수 없었어" 그리고, "그건 반드시 내 탓이라고 할 수 없어"라는 적당한 자기 합리화를 할 줄 아는 처세가 도움이 되지 않을까 하는 생각이 든다. 이는 스트레스를 피하는 삶이기도 하다.

65세 이상의 혈압은 150mmHg가 넘지 않으면 너무 신경 쓸 것 없다

혈관을 건강하게 하려면 콜레스테롤은 절대로 필요하다는 것을 기억하고 계시지요. 따라서 일반적으로 콜레스테롤이 높다는 동물내장(곱창 등)도 염려하지 말고 가끔 맛나게 드시기 바랍니다. 한국에서는 수축기혈압(최고혈압)이 140mmHg, 이완기혈압(최저혈압)이 90mmHg 이상을 고혈압의 기준으로 삼고 있습니다. 그러나 운동하거나 화를 내거나 흥분하는 경우 순간적으로 180~200mmHg가 넘는 경우도 있습니다.

나이를 먹으면 혈관의 탄력이 떨어져 혈압이 서서히 상승하기 때문에 혈압이 다소 높아지는데, 이는 혈류 소통을 원활하게 하기 위한 정상 생리현상입니다. 보통 최고혈압만을 신경 쓰는 경우가 많지만, 반드시 신경 써야 할 혈압은 최저혈압입니다. 즉, 최저혈압이 100mmHg 이상으로 자주 올라간다면 진찰받고 약을 복용하는 것이 좋습니다. 그러나 70세 이상은 평상시 수시로 150mmHg를 넘지 않으면 약을 복용하지 않아도 됩니다. 혈압이 너무 낮으면 기운도 떨어지고, 오히려 뇌경색이 걱정됩니다.

비만·흡연·종합검진·암 등에 관해서

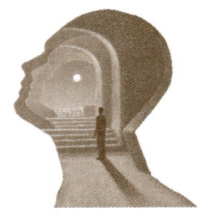

정상 체중의 10% 정도 높은 사람이 오히려 장수한다

　영양이 풍부하고 밸런스 있는 음식 섭취로 약간 비만인 사람이 오히려 건강 장수합니다.
　6·25전쟁 이후 우리의 체격과 체력, 그리고 면역력이 좋아져 병에 대한 저항력이 높아지고 평균연령이 20~30세나 높아진 것은 의학의 발달과 더불어 영양이 풍부한 음식 섭취로 인해 저항력과 면역력이 향상됐기 때문입니다. 따라서 다이어트나 조식(粗食·좀 거칠고 영양이 약간 모자란 검소한 음식)은 오히려 건강 장수의 걸림돌이 된다는 것을 기억해 두세요.

흡연과 폐암은 절대적인 인과관계가 아니다

폐암은 담배가 가장 큰 원인인 것처럼 알고 있으나 확실한 통계는 없습니다. 일본 후생성의 조사보고서를 보면 폐암 사망자 수가 인구 10만 명당 1980년에 18.3명, 1990년에 39.7명, 2000년에 42.8명, 2009년에 드디어 53.7명으로 30년 사이에 약 3배나 증가했습니다. 그런데 30년 동안 지속적인 금연 계몽으로 담배 판매량이 11% 정도 줄고 있는데도 폐암 환자가 계속 늘고 있는 것을 보면, 담배의 원인이라기보다는 그동안 늘어난 자동차의 배기가스나 기타 산업 발달로 인한 공기 오염이 더 큰 문제가 되는 것으로 간주되고 있습니다.

우리나라 여성의 흡연율은 30년 전보다 많이 높아지고 있습니다. 그런데 근래의 여성 폐암 환자가 증가하고 있으나 여성 폐암 환자의 약 85%는 흡연자가 아니라는 통계입니다. 가정에서의 음식 조리는 80% 이상 여성이 합니다. 문제는 음식을 조리할 때 발생하는 공기 오염이 높아진 때문으로 분석하고 있습니다. 그리고 선진국의 통계를 보면 니코틴이 스트레스를 해소시킨다는 좋은 통계를 내놓고 있습니다.

종합검진에서 주의해야 할 것과 주의하지 않아도 될 것

혈압과 콜레스테롤에 관해서는 앞부분의 기록을 참고하시고, 주의하지 않으면 안 되는 것은 혈당치입니다. 모든 병이 그렇지만, 당뇨병도 체질 유전의 소인이 매우 강합니다. 만성당뇨의 합병증에 주의해야 합니다.

당뇨병 합병증으로는 당뇨병 신경장애, 당뇨병 망막증, 당뇨병 신장병증 등입니다. 70세 이상에서 새롭게 진단된 당뇨병은 젊은 사람만큼 시급하거나 공격적이지 않을 수 있지만 합병증 예방, 삶의 질 유지 등 기타 위험 요인 관리에 중점을 두어 정기적인 모니터링, 생활 습관 변화와 같은 요소는 필수적입니다.

가능한 한 약사와 의사를 멀리하자

여러 종류의 약을 많이 복용할수록 병 치료가 어렵고, 도리어 약 부작용에 의한 위험이 높아집니다. 가능한 한 콜레스테롤, 고혈압, 소염진통제, 해열제 등의 지나친 복용을 삼가는 것이 좋습니다.

통증은 혈관이 확장돼 발생하는데, 소염진통제는 혈류를 억제해 통증을 완화합니다. 그런데 혈류의 흐름이 위축되면 조직을 재생하는 물질이 부족해져 실질적인 회복이 지연됩니다. 3일이면 회복될 염증이 2~3배 늘어집니다. 꼭 기억하셔야 할 의학 상식입니다.

또 혈압강하제를 장기적으로 복용하면 혈류장애를 일으켜 인지장애증이 발생할 가능성이 크고, 때로는 오히려 뇌경색이나 중풍과 암의 위험성이 높아질 수도 있다고 합니다.

그리고 해열제 남용도 삼가야 합니다. 특히 어린이가 감기 등으로 열이 날 때 37.5도만 넘어도 서둘러 해열제를 먹이는데, 열은 적과 싸워 이기기 위한 생리적인 현상으로 너무 빨리 해열시키면 며칠 만에 회복될 감기 치료가 2~3배나 늦어집니다. 38.5도가 넘지 않으면 해열제를 먹이지 마세요. 어른도 마찬가지입니다.

질병과 면역의 관계

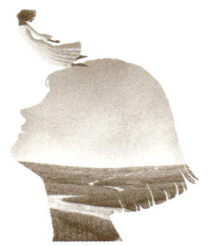

면역의 기본은 혈액 중 백혈구가 담당합니다. 이 백혈구 속에는 매크로파지(macrophage · 대식세포: 우리 몸의 파수꾼), 과립구, 림프구가 있습니다. 건강한 상태에서의 비율은 약 5%, 약 60%, 약 35%입니다.

매크로파지(macrophage)와 과립구의 역할

혈액은 혈장(血漿)이라는 액체 성분 중에 조직이나 세포에 산소를 운반하는 적혈구, 혈관벽과 상처에 혈액을 응고시키는 혈소판(血小板), 면역을 담당하는 백혈구(白血球) 등으로 구성돼 있고, 전체 혈액의 거의 전부는 골수(骨髓)에서 만들어진다.

백혈구의 세 가지 주요 유형의 면역세포: 매크로파지, 과립구(顆粒球), 림프구	
매크로파지 (대식세포)	대형 세포로 이물질이 침입하면 잡아먹어 무독화시켜 처리하고, 노화된 세포도 처리하는 탐식(貪食) 세포. 진화한 매크로파지에서 기능이 분화돼 과립구와 임파구가 만들어진다.
과립구(顆粒球)	과립구는 호산구(好酸球·세균 감염이나 알러지를 활성화한다)와 호염기구(好鹽基球·염증에 관계하는 자극 물질을 분비한다)와 호중구(好中球·세균 등을 잡아먹는다)의 세 종류로 구성돼 있다. 이 중 95%가 호중구다. 이 호중구는 혈액 속에서 전신을 감시하다 세균이나 이물질이 발견되면 혈관에서 나와 이물질을 처리한다.
림프구	림프구는 침입하는 바이러스를 처리하고, 이를 기억해 두었다가 두번 다시 침입을 허락하지 않는데, 이것을 면역이라고 한다. 림프구에는 T세포, B세포, NK(natural killer cell)세포 등이 있다. 이 중 암세포를 무찔러 주목을 받고 있는 세포가 NK세포다. T세포는 지상군, B세포는 미사일 부대인데, 신생아는 T와 B세포가 없기 때문에 면역력이 거의 없어 예전에는 백일을 넘기기가 어려웠다. 그래서 우리나라에서는 백일을 넘긴 기념으로 아직도 100일 잔치의 관습이 남아 있다.

T세포에는 공격하는 역할과 억제하는 역할이 있다

림프구는 과립구가 처리하지 못한 바이러스와 세균의 이물질(異物質) 처리를 담당한다. 림프구를 크게 나누면 T세포, B세포와 NK세포가 있다. T세포는 지상군이고, B세포는 미사일부대다. T세포는 자기와 가까이 있는 바이러스를 공격하고, B세포는 자기로부터 멀리 있는 세균을 공격하는데, 한번 처리한 물질의 정보를 기억해 재침범을 막는다.

NK세포는 암세포를 발견해 사멸하는 역할을 한다

　우리들의 몸에는 매일 암세포와 같은 불량 세포가 거의 5000개 정도 발생하고, 그와 동시에 바이러스에 감염된 세포가 다량 발생하지만 고맙게도 NK세포가 다 처리해 주고 있다.

　NK세포 활성이 저하하면 암이 발생하기 쉬워진다. NK세포의 수는 20~30세 때는 림프구 내에 점유하는 비율이 10~20%지만 50~60세가 되면 나이의 증가에 따라 약 20% 정도 증가한다. NK세포 활성이 낮에는 높고 밤에는 낮으므로 밤낮이 바뀌는 생활은 대단히 좋지 않다. NK세포 활성이 떨어지면 암 발생 위험이 높아지기 때문이다.

　여러 가지 임상 보고와 학설이 있으나 NK세포 활성을 가장 방해하는 요인이 스트레스 누적임을 기억하시기 바란다. 이 스트레스는 암을 유발하는 요인이 되므로 마음에 새겨두시기 바란다. 임상통계로는 남성이 여성보다 활성도가 낮다〔화(火)가 누적되지 않게 스트레스 발산이 매우 중요〕. T세포는 흉선에서 생성된다. 이 T세포는 흉선에서 생성되는 것으로 스트레스, 즉 가슴을 아프게 하고 가슴에 맺히는 정신적인 스트레스〔화(火)〕가 암 발병과 깊은 관계가 있는 것으로 간주되고 있다. 따라서 한의학적 기(氣)치료〔화(火)치료〕가 암 발병률을 억제할 수 있지 않나 하는 생각을 강하게 갖게 된다.

　　암세포 발생을 억제하는 NK세포의 활성화를 위해 가장 효과적인 방법은 행복하게 웃는 것, '그럴 수도 있지~ 뭐!' 하며 감사하는 마음입니다

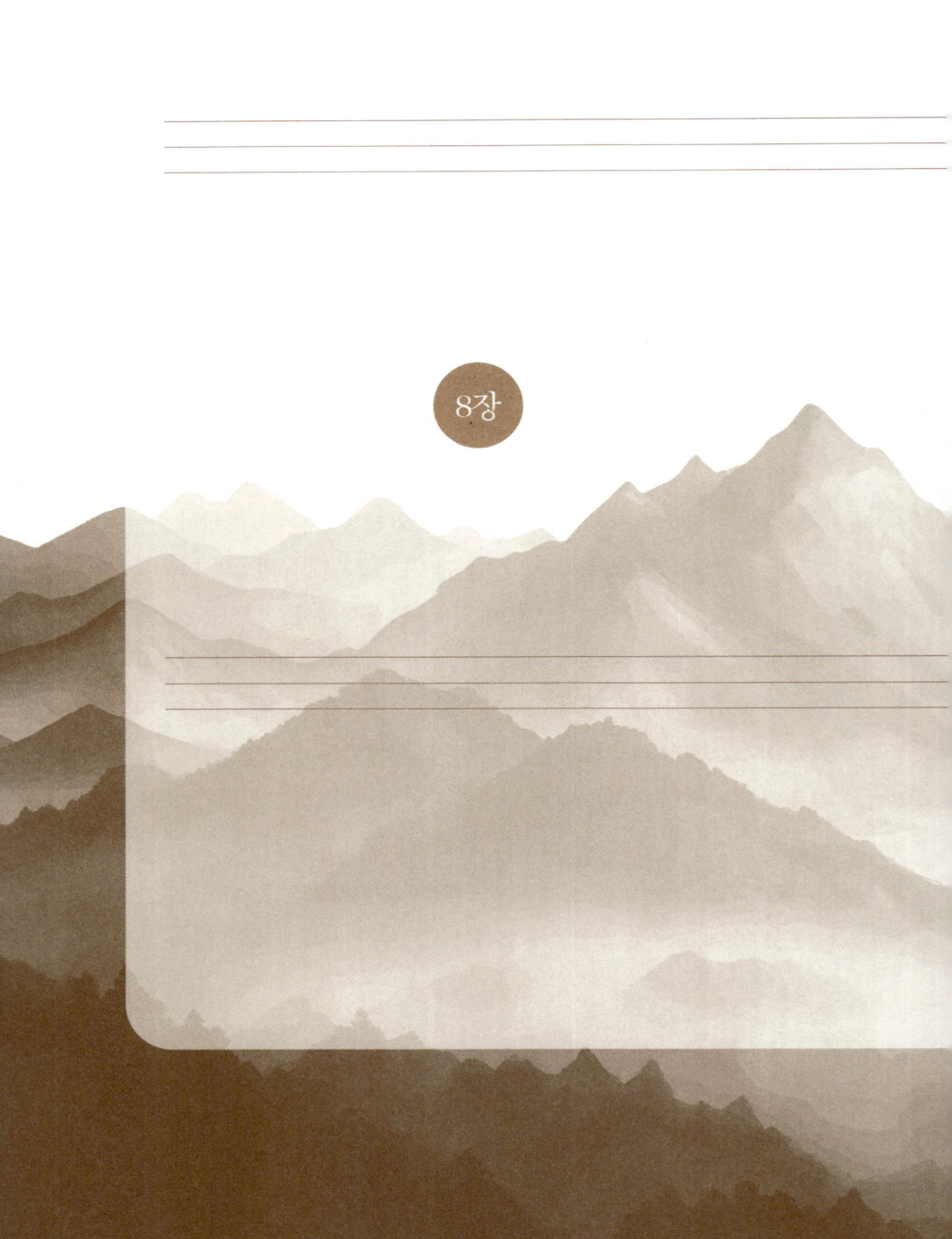

8장

치료가 잘 안 되는
질병의 종류와 치료

한의학과 양의학은 전혀 다른 차원에서 진단과 치료를 합니다. 양의학은 병을 진단하고 병 그 자체를 치료하는 의학(형이하학 · 形而下學)인 반면, 한의학은 사람을 진단하고 사람을 치료(병의 뿌리인 오장육부를 치료)하는 의학(형이상학 · 形而上學)입니다. 그 때문에 진찰과 치료에는 설명하기 어려운 여러 가지 심오(深奧)한 차이가 있습니다.

완치가 어려운 병을 40년이 넘는 임상을 통해 전문적으로 치료하는 병 중 치료가 잘되는 열네 가지 질환을 골라 깊이 숙고해 보았습니다.

A. 뇌와 마음의 병: 두통, 현훈(메니에르병), 화병, 불면, 치매
B. 호흡기의 병: 비염, 천식
C. 소화기의 병: 소화불량, 숙취
D. 피부의 병: 여드름, 아토피
E. 산부인과의 병: 갱년기, 불임증, 생리불순
F. 통증 질환: 침 치료의 신비(목, 어깨, 허리, 무릎, 기타 관절과 각종 질환)

뇌와 마음의 병

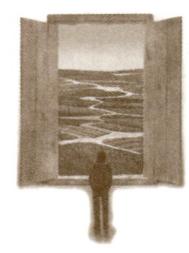

만성두통 · 편두통 – 두통은 머리의 병이 아니다

저자가 경영하는 인당한의원이 왜 '두통 치료 전문' 한의원이 됐는지 그 동기를 먼저 밝힌다.

전 세계 제약회사에서 해마다 가장 많이 생산하는 약은 아마도 각종 진통제이고, 그 대표가 두통약이 아닌가 생각합니다. 이러하다는 얘기는 두통은 양 · 한방 진통제로는 완치가 안 된다는 의미입니다. 그러나 한의학 원리의 치료로는 완치도 가능합니다.

저자도 20세 전에는 가끔 발생(모계 유전)하던 두통이 30대 중반부터 자주 심한 두통으로 바뀌어 매우 힘들었습니다. 2개월에 2~3번 정도 밤에 자다가 견디기 어려워 응급실에 실려가 링거에 강한 진통제를 첨가해 치료하곤 했습니다.

그러나 내가 한의사인데 두통을 한의학으로 극복해야 되지 않겠는가? 결심하고 두통에 좋은 몇 가지 처방에 필요한 약제를 첨가해 복용하고 재발 없이 완치시키는 데 무려 1년7개월이나 걸렸습니다.

종국에 나를 괴롭힌 두통을 재발 없이 완치시킨 처방은 혈액(특히 적혈구)을 생산하는 골수의 기능을 높이는 한방 보혈제(피의 생성을 돕는 약제, 즉 장수하게 하는 처방)를 처방해 드디어 완치를 보게 되었고, 인당한의원을 찾는 두통 환자에게도 좋은 피의 생성을 유도하는 보혈제에 그 환자 개개인의 체질과 증상을 고려한 약제를 첨가해 3~4개월간의 지속적인 투약으로 유전적인 두통을 재발 없이 물리칠 수 있었습니다.

좋은 피를 생성하게 하는 처방은, 특히 공부하는 학생들에게 두뇌 활동을 원활하게 하는 효능의 효과로 머리가 맑아지고 뇌세포의 기능이 좋아져 기억력이 향상(向上)돼 공부의 능력을 높이는 좋은 결과가 됩니다. 이와 같은 방법으로 치료하면 두통은 물론이고 몸의 기력까지 좋아져 원하는 목적을 달성하는 데 크게 도움이 됩니다. 그 자세한 내용을 이제부터 자세히 알려드리겠습니다.

두통은 왜 완치가 안 된다고 생각하는가?

먼저 두통에 관한 안내 말씀.

그동안 5년, 10년, 그 이상 두통 때문에 얼마나 힘들고 괴로워 고생 많이 하셨습니까? 너무 두통이 심할 때는 심지어 삶을 포기하고 싶은 마음이 들 정도로 견딜 수 없이 고통스러워하는 경우도 종종 있습니다.

저자는 '두통'으로 도저히 견딜 수 없어 찾아오신 분에게 두통을 진정시키는 진통 효과가 있는 약이 아니라 '장수하는 약'으로 처방해 드리고 있습니다. 무슨 뚱딴지같은 소리냐고 나무라시는 분들에게 거의 평생 두통으로 고생하는 일이 없도록 해드리고 있습니다.

우선 간단히 설명드리면, 두통은 머리의 병이 아니기 때문입니다. 혈액의 산소 운반 능력을 높여 주면, 평소에도 뇌에 충분한 산소 공급이 가능해져 뇌의 모세혈관이 모자란 산소를 공급받기 위해 확장될 필요가 없어져 두통은 치료됩니다.

저자의 보약 처방 구성은 70% 정도의 약초가 조혈(造血), 즉 피의 생산 기능을 높이는 약제, 그리고 피를 맑게 하는 청혈제(淸血劑)를 씁니다. 장수하는 약에 개개인의 기능 향상에 필요한 약제를 첨가해 치료합니다. 두통이 없어지고 몸도 좋아집니다.

만성두통의 발생 원인은? 왜 머리가 아플까!

원인은 한마디로, 뇌세포에 충분한 산소 공급이 부족하기 때문

알기 쉽게 설명하면 다음과 같습니다.

▷ 현대자동차 엔진 제조 공장에 적혈구라는 엔진(적혈구)을 생산하는 라인을 만들었다고 가정해 봅니다.

이 특수 라인에 1000cc 엔진(적혈구) 제작 설비 시설을 갖추고 1000cc 엔진(적혈구)을 생산하고 있습니다. 그런데 제작 설비가 잘못된 때문인지 생산되는 엔진(적혈구)마다 출력이 100cc 부족한 900cc의 엔진(적혈구)이 생산된다면 900cc 엔진(적혈구)이니까 10%의 산소 운반 양이 줄어들겠지요.

다시 말씀드리면, 10%의 산소 운반 기능이 부족한(선천적으로) 적혈구

는 10%만큼의 부족한 산소를 뇌에 공급하기 때문에, 뇌세포가 충분한 산소를 공급받기 위해 도로인 뇌의 모세 동맥혈관을 확장시키게 되겠지요. 그 확장되는 압력 때문에 두통이 발생하는 것입니다. 이제 이해되시지요?

두통의 주된 원인은 적혈구의 산소 운반 능력이 떨어져 뇌세포에 산소가 부족하게 되는 것이 원인입니다. 예를 들면, 하루에 자연 사멸되는 뇌세포 수가 20만~25만 개 정도인데, 산소가 부족해지면 뇌세포가 3~5배 정도 더 사멸된다고 합니다. 이렇게 되면 치매뿐 아니라 수명도 단축되겠지요.

이와 같은 일이 일어나지 않도록 우리 몸의 방어기전이 작동해 '세로토닌'이 분비돼 뇌 모세혈관이 15~30분간 수축됐다가 '세로토닌'이 사라지면 모세혈관이 즉시 팽창합니다.

이 팽창으로 인해 뇌세포에 정상적인 산소 공급이 가능해져 뇌세포를 평소와 같은 수치로 올려줘서 사멸되는 뇌세포가 정상 수치를 유지하게 하는 것은 너무나 고맙기는 하지만, 문제는 모세혈관의 확장 때문에 뇌에 가해지는 압력이 높아져 참기 어려운 두통이 발생하게 되는 것입니다.

근래에는 양방병원에서 뇌 모세혈관의 팽창을 억제하는 약을 처방합니다. 이로 인해 뇌의 모세혈관 확장을 억제해 두통을 가볍게 하지만, 이는 큰 문제입니다. 왜냐하면 뇌세포에 산소 공급을 방해하므로 뇌세포가 더 많이 사멸될 수도 있기 때문입니다.

두통(편두통)이 발생하는 요인

일반적인 두통은 피로, 긴장, 공복, 산소 부족, 직사광선 장시간 노출,

때로는 특수 음식 중에 귤, 초콜릿, 치즈 등에 의해서도 발생되는데 이는 혈관을 수축시키는 '세로토닌'의 증감작용 때문입니다.

매우 완강한 고질적인 두통은 유전적인 체질 원인, 빈혈성, 그리고 스트레스에 의한 적혈구의 산소친화력이 저하되는 등의 원인으로 볼 수 있습니다.

즉, 두통은 뇌세포에 산소 공급이 부족할 때 발생하게 되는데, 하루 중 폐로 받아들이는 산소의 30% 이상을 몸무게의 1/50 정도에 지나지 않은 뇌세포(소뇌까지 포함: 1000억 개)가 사용합니다. 뇌세포는 일반 체세포(약 60조 개의 세포로 구성)보다 엄청나게 많은 산소를 사용하고 있는 셈이지요.

다시 한번 더 말씀드리면, 산소의 절대치가 부족한 피(적혈구)가 뇌세포에 산소를 충분히 공급하지 못하면 맑은 피를 더 많이 공급받기 위해 뇌의 모세혈관이 일시적(약 20~30분간)으로 수축(혈액 중에 세로토닌이 증가)해 두통의 전조증상이 나타나고, 곧이어 세로토닌이 사라지면 뇌의 모세혈관이 확장(세로토닌 소멸)하게 되는데, 이때 뇌압이 상승해 두통이 발생합니다.

이것이 두통의 근본적인 발생기전(원인)이라는 것을 그간의 임상 경험을 통해 확신할 수 있습니다. 왜냐하면 이 기전에 따라 피를 맑게 하고 보충하는 치료를 하면 두통이 좋아집니다.

만성두통의 치료 예와 편두통에 관해서
치료 예1

어느 날 고상하게 차려입은 단정한 48세의 부인이 저자의 한의원을 방문했다. 이 부인은 15년 이상을 한 달에 3~4회꼴로 참기 어려운 두통 때문에 몹시 시달리고 있었다.

그 부인이 나를 마주하면서,

"한남동의 수빈(가명)이 엄마를 기억하시지요? 저도 제 친구처럼 깨끗이 치료해 주세요! 여기서 두통을 못 고치면 전 못 할 말로 삶을 포기할지도 모르겠어요."

그동안 종합병원을 비롯해 심지어 외국의 유명한 병원까지 찾아가 뇌파검사, 뇌단층촬영(CT촬영), 자기공명영상장치(MRI), 혈액검사 등 가능한 검사는 다 받아보았으나 한국의 병원처럼 원인을 찾을 수 없었고, 어디를 가나 결론은 신경성 두통으로 진단됐다고 했습니다. 특히 월경 전후에 더더욱 심하다고 했습니다.

이 환자의 호소는, 통증은 좌측 눈으로부터 시작해 귀의 상부를 지나 뒷목 부위에 이르는 경로로 파도치는 듯한 통증 파장이 일어나고, 어깨까지 무겁고 아프며, 두통이 심할 때는 속이 메스껍고 토할 것 같다고 합니다. 2개월에 한 번 정도는 심하게 토하기도 하고, 게다가 두통이 심할 때마다 불안, 초조, 불면에 시달린다는 호소였습니다.

이 환자의 또 다른 질환은 신경성 위무력증, 불안신경증, 갱년기장애와 체력이 약하고 추위를 잘 타며 여러 가지 스트레스에 시달리고 있었습니다.

이 두통 환자의 중요한 증상은? 자세히 진찰해 보니,

신경쇠약, 도한(盜汗·주로 밤에 나는 식은땀), 입속이 자주 마르고, 잦은 소변, 변비, 손발이 차고, 생리통, 인공중절 1회의 경험이 있었고, 맥은 매우 연약하고 긴장감이 있으며, 명치끝을 누르면 아픈 등의 증상이었습니다.

더구나 자주 복용하는 여러 가지 두통약 때문에 더더욱 소화가 잘 안 되고, 이제는 어떤 약을 복용해도 두통이 진정되지 않는다고 거의 자포자기 상태였지요. 이처럼 많은 호소를 하는 환자일수록 치료 속도가 오히려 빠르고, 호소하는 증상과 함께 두통도 치료가 잘 됩니다.

치료 예2

2023년 3월 말 31세의 아담한 여인이 아버님과 함께 심한 두통 때문에 나를 방문했다. 부친과 똑같은 증상의 유전적 소인으로, 보통은 가볍게 1주에 한 번, 1개월에 1~2회. 심한 두통 때는 쓰디쓴 쓸개 물까지 토할 정도고, 거의 먹지 못하며, 소화도 잘 안 된다. 명치끝이 단단하고 누르면 통증이 심하며, 어지러워서 몇 시간을 누워 있어야 하고, 때때로 얼굴이 달아오른다. 입 주위와 턱과 이마에 여드름이 발생하고, 잦은 하품, 생리통과 때론 변비가 심하다고 했습니다.

진찰 결과는 전형적인 소음인 유전적 두통으로 몹시 고통을 받고 있었다. 양·한방 여러 곳을 돌며 치료받았으나 효과는 거의 없다며 끌려 따라온 느낌이었습니다.

치료 경과: 손발은 찬데 때때로 얼굴이 달아오르고 가슴이 막히는 증상이 자주 발생한다고 했다. 맥이 유력(有力)하고 때때로 가슴이 답답하며 입속이 깔깔하고 구미가 없으며 약간 신경질적인 느낌이었습니다.

- 첫 번째 처방을 15일분을 복용하고 나를 다시 찾은 환자의 느낌 중, 화기(火氣)의 열감이 옅어지고 차분한 느낌, 얼굴의 여드름도 위세가 약해지고 구미가 당겨 식사 횟수도 늘고 명치가 답답한 증상도 어느 정도 가시고 두통의 횟수도 1/3 정도 줄고, 기분도 차분해지고 있었습니다.

- 두 번째 약을 처방하면서 식사 때는 반드시 30회 이상 음식을 씹은 후 삼킬 것을 엄하게 경고했다. 다시 15일 더 복용이 끝난 후 한 달 만에 나를 찾은 그의 얼굴이 매우 밝아보였습니다. 전반적으로 절반 이상 좋아지고 있다고 생글거리며 내게 감사한 마음을 전해주었습니다.
- 다시 처방을 하면서, 앞으로 2개월 정도 후면 치료가 끝날 것이라고 했더니, 3개월이라도 더 약을 복용하고 싶다는 말을 하며, 다시 너무 감사하다고 머리를 깊이 숙인 인사를 받았습니다. 처음 증상이 너무 심해서 걱정했는데, 다행히 빨리 끝날 것 같아 기분이 가벼웠습니다.

치료 예3

37세 주부의 편두통 치험 예:

배가 고픈 것을 참고 집안일을 할 때, 또는 일이 끝나고 잠시 숨을 돌릴 때 머리가 욱신욱신 아프다. 이런 경우 눈이 침침하거나 따끔따끔하는 등의 전조(前兆)증상이 있다. 20분 정도 지나면 전조증상이 없어지고, 머리 양쪽의 맥박이 뛰는 듯한 통증이 생기며 기분이 나빠져서 토하기도 한다.

두통은 반나절이나 하루 종일 계속되다가 시간이 지나면 사라진다. 이것은 자주 발생하는 두통의 하나로, 편두통이라 불리는 증상이다. 이는 특히 여성에게 많고, 간혹 어린 아이에게도 나타난다.

편두통에 관해서

① 편두통의 전조증상

전조증상이 있는 것이 편두통의 특징으로, 이 전조증상의 상태는 사람에 따라 다르다. 톱니바퀴 같은 것이 번쩍번쩍하거나, 커튼을 잡아당기는 것처럼 눈앞 한쪽이 보이지 않거나 전체가 어두워지기도 한다. 이런 전조 증상이 10~30분 정도 계속되다가 없어지면서 본격적인 두통이 시작된다.

통증의 경과는 처음 전조증상이 나타난 뒤 길게는 한 시간 정도 지나면 통증이 본격적으로 심해지고, 네댓 시간 정도 지나면 통증이 대개 사라지기는 하나, 때로는 그 이튿날까지 계속되는 경우도 있다. 그동안 현기증이나 구역질이 나고, 때로는 토하기까지 하는 많이 괴로운 증상이다.

편두통의 원인은 사람에 따라 다르기는 하지만 피로, 긴장, 공복, 눈부신 직사일광 등이나, 때로는 특정 음식인 지라민이 함유돼 있는 귤, 초콜릿, 치즈 등에 의해서도 발생하는 것으로, 혈관을 수축시키는 세로토닌의 증감 작용 때문이다.

어떤 원인으로 인해 혈액 중에 세로토닌이 증가하면 뇌혈관을 수축시킨다. 그러면 뇌의 혈류가 감소돼 전조증상이 나타난다. 혈관을 수축시킴에 따라 세로토닌이 완전히 소모되면 반대로 혈관이 팽창해 주위의 신경을 자극해서 두통을 일으킨다.

즉, 혈관이 수축했을 때 전조증상이 나타나고, 팽창했을 때 두통이 발생한다. 편두통의 통증 형태는 사람에 따라 각각 달라 전조증상이 없는 경우도 있는데, 이때는 두통이 하루 종일 계속되거나 며칠 동안 계속되는 경우도 있다. 편두통의 경우는 거의가 유전적인(가족이나 가계) 소인이 강한 것으로 본다.

② 편두통(신경성 두통)의 발생 원인

우선 원인 불명의 두통(신경성 두통)이라고 하는 병명 자체가 모순이라고 본다. 왜냐하면 우리 인체는 원인 없는 증상이 있을 수 없기 때문이다.

솔직히 말하면 그 원인을 규명할 이론과 과학이 아직 뒤따르지 못하고 있기 때문이라고 본다. 특히 우리들의 머리는 지구상의 동물 중 가장 복잡하고, 약 1000억여 개의 세포로 구성돼 있으며, 대뇌피질세포의 수만도 150억 개 이상을 초과한다고 한다.

따라서 아직까지 뇌세포의 기능을 분석할 수 있는 단계에 와 있지는 않은 실정이다. 이와 같이 복잡한 구조의 뇌세포가 자체 생명력을 유지하고 기능별로 왕성하게 활동하기 위해서는 무엇보다 중요한 것이 뇌의 혈액순환이다. 왜냐하면 정상적인 뇌 혈액순환일 때만 뇌세포가 필요로 하는 산소와 영양을 필요조건에 따라 충분히 공급받을 수 있고, 따라서 정상적인 뇌 활동이 가능해지며, 또 필요 없게 된 노폐물을 배설할 수 있기 때문이다.

특히 여기에 신경성 두통이라고 이름이 붙여진 두통의 기전을 살펴보면, 이는 뇌 혈액순환이 비정상적인 경우에 발생된다. 놀라운 것은 인간 몸무게의 1/50도 채 안 되는 무게의 뇌가 필요로 하는 산소의 양은 하루 종일 흡수되는 전체 산소의 거의 30%에 해당한다.

우리의 지나친 과욕에 의한 좌절과 현대사회의 복잡한 모든 것이 우리 몸에 스트레스로 작용해 우리의 생명과도 같은 피를 탁하게 만든다. 이 탁해진 피는 폐에서 산소와 결합하는 산소 친화 능력이 떨어진다. 산소의 절대치가 부족하게 된 피가 뇌세포에 충분한 산소를 공급하지 못하면 맑은 피를 공급받기 위해 뇌의 모세혈관이 수축하고 곧이어 팽창하게 돼 두통이 발생한다고 본다. 이것이 신경성 두통의 발생 기전이라고 확신한다. 왜냐하면 이 기전에 따라 피를 맑게 하는 치료를 하면 머리가 맑아지고 두통이 거의 재발하지 않을 정도로 치료됩니다.

③ 편두통 예방 방법은?

확실한 효과는 기대할 수 없으나 편두통을 예방하는 방법으로는 피로, 긴장, 공복을 피하고 귤, 초콜릿, 치즈 등의 특정 음식도 피하는 것이 좋다. 예방약이나 차(파 흰뿌리+생강)를 마시며 휴식을 취한다.

④ 편두통을 일으키기 쉬운 특별한 체질이 있는가?
- 추위에 약하다.
- 신경이 예민하다.
- 소화기관이 약하다.
- 변비가 있다.
- 때로는 불면증 증상이 나타난다.
- 소심한 소음인(少陰人) 체질에 잘 발생한다.

이와 같은 편두통은 신경성 두통과 같으며, 이 신경성 두통은 전체 두통의 70% 이상을 차지한다.

만성두통(편두통) 환자의 합병증

고질적인 두통으로 고생하는 환자의 거의 대부분이 갖고 있는 합병증을 살펴보면 어지럼증, 오심(메스꺼움-토하기도 한다), 하품, 구내염, 어깨결림, 가슴 답답, 위 기능 허약, 변비 또는 연변(묽은 변), 기허, 불면, 추위에 약하고, 신경증(신경쇠약) 등의 증상으로 고생하는 경우가 많다.

두통으로 너무 괴로워하는 환자에게 저자의 처방은

골수의 조혈 기능을 도와 적혈구 생산 능력을 높이고, 피를 맑게 하며, 혈액순환을 향상시키고, 몸의 기력을 도와주는 치료와 기타 나타나는 증상을 개선하는 치료를 위주로 한다.

저자는 머리가 깨질 듯이 아파서 삶이 괴롭다는 환자에게 진통 효과가 있는 약을 처방하는 것이 아니라 위에서 설명한 것과 같이 보혈 기능(노화지연제)이 높아지는 처방을 위주로 해 치료한다.

한방의 몸을 보하는 약은 70% 정도가 조혈 기능을 높이는 약제이기 때문이다.

어떤 체질이 만성두통(편두통)으로 고생하는가?

두통은 치료가 어려운 '질병'이 아니고 '증상'이다.

고질적 만성두통과 편두통은 거의가 체질유전적인 소인으로 발생하며, 한의학적으로는 '소음인' 체질에 가장 많습니다. 남녀 비율이 거의 1대10에 가깝게 여성이 압도적이다.

특히 두통이 잘 발생하는 체질의 특징은 내성적이고, 정확하고 예민하며, 좀 고지식한 성향으로 대체로 머리가 좋은 편입니다. 추위를 많이 타고, 여름에도 땀을 잘 흘리지 않으며, 소화가 잘 안 되고, 변비와 묽은 변이 교차합니다. 반면에 알뜰하며, 매사에 빈틈없고 조용하며, 사교적이고 매우 치밀해 가사에 보탬이 되는 체질이지만, 신경이 너무 예민하고 스트레스를 잘 삭이지 못해 가슴의 병인 화병이 되는 경우가 많습니다.

한의학 체질로는 거의 '소음인'입니다. 그런데 조혈 기능을 높이고 피를 맑게 하는 치료를 하면 두통(편두통)은 물론 앞에 열거한 증상들도 빠르게 개선된다.

만성두통은 치료가 잘 될 수 있고 질환이 아닌 '증상'이다

'두통'의 원인은 선천적으로 적혈구의 산소 운반 기능이 부족한 원인 때문이라고 앞에서 말씀드렸습니다. 따라서 위에서 지적한 대로 적혈구의 기능을 개선하는 치료를 해 뇌세포가 필요로 하는 산소를 충분히 공급해 주면 해결된다.

즉, 적혈구를 생산하는 골수, 혈액을 청소하는 세탁기인 신장, 혈액의 구성 요소를 돕는 간장, 혈액순환 등의 기능을 개선해 주면 문제는 해결된다. 기능이 부족한 적혈구(4~5주 정도 생존) 그 자체를 개선하는 것이 아니라 적혈구의 생산 공장인 골수의 기능을 돕는 치료를 하면 정상적인 적혈구 생산이 가능해지기 때문에 어렵지 않게 치료가 잘 된다.

지극히 다행스러운 것은 한방 생약 중에 적혈구 생산 기능을 개선하는 약제가 있다는 것이다. 그리고 환자의 체질을 네 가지 유형으로 분류해 정확한 처방을 하면 놀라운 개선 효과를 얻을 수 있다. 두통의 원인은 항상 머리(뇌) 자체에 있는 것만은 아니다. 확실한 원인은 뇌에 부족해진 산소 공급을 원활히 하기 위해 뇌의 모세혈관이 확장되는 생리적인 원인으로 뇌압이 상승하는 압력 때문에 두통이 발생한다는 것이 저자의 이론이다. 두통의 치료는 일반 진통제로는 일시적인 효과에 지나지 않고, 적혈구의 산소 공급 능력을 개선하는 치료로는 치료가 가능하다. 이와 같은 이론에 의거해 정상적인 적혈구(헤모글로빈)가 생산되도록 조혈 기능(골수)을 높이는 치료를 하기 때문에 골수의 조혈 기능이 개선돼 치료가 가능하다.

두통이란 뇌의 어느 부위가 아픈 것인가?

두개골 밖에 있는 근육이나 혈관이 자극을 받아 아픈 경우와 두개골 내의 경막, 거미막, 유막 등을 지나는 동맥, 삼차신경과 그 밖에 지각성 뇌신경이 자극을 받아 아픔을 느끼게 된다. 이 모든 통증을 인식하는 것은 대뇌지만 뇌 그 자체에는 통각 신경이 없으므로 두통은 뇌 이외의 다른 조직의 통증이다.

그런데 만약에 뇌신경 자체에 통각 신경이 있다면 어떻게 될까? 아마 인간은 단 하루도 살기 어려울 것이다. 왜냐하면 생각하고, 말하고, 그리고 그 외의 뇌에서 전달되는 모든 신경 신호작용은 정전기 자극과 같으므로 통증을 유발시킬 수밖에 없기 때문이다. 그리고 이와 같은 신경 전달 과정에서 열이 발생하므로 머리에는 지방층이 발달돼 있지 않다.

특히 어린아이의 머리를 차게 하라고 가르친 선조님들의 현명함이 엿보이는 듯하다. 두통에는 다른 병이 원인이 돼 생기는 두통과 특별한 병은 없는데 두통을 느끼는 경우가 있다. 아무 병도 없는데 두통이 생겼다면 이것은 별로 걱정할 것이 없는 두통이다. 그런데 다른 병이 원인이 돼 발생하는 아주 걱정스러운 두통도 있다. 그러나 별로 걱정할 것이 없는 두통처럼, 아무 원인 없이 아플 까닭이 있겠는가?

특히 이 중에 신경성 두통이라 불리는 두통은 몹시 고통스럽고 정말 참기 어려운 두통 중에 으뜸이라고 해도 과언이 아니다. 이는 일반적인 고통스러운 두통의 거의 90% 이상을 차지한다. 그러나 다행스럽게도 이 신경성 두통을 해결하는 한방의 생약이 효과가 매우 좋으므로 걱정할 필요가 없다.

다른 병이 원인이 돼 발생하는 생명이 위독한 두통 – 뇌수막염 · 뇌종양 · 거미막하 출혈

이 중에는 생명을 위협하는 질환이 숨어 있는 경우가 많다. 위급한 병의 동반 증상으로는 심한 두통과 발열, 의식 상실, 심한 구토, 수족 마비 등의 증상이 발생하므로 반드시 정밀검사를 받아야 한다.

① 뇌수막염

심한 열과 구토를 동반하는 감기나 급성 부비강염, 급성 중이염 등 비교적 가벼운 병이라고 생각했는데, 두통이 점점 더 심해지고 고열과 구역질 등이 발생하는 경우가 있다. 이것은 급성 수막염일 가능성이 있다. 급성 수막염은 뇌를 싸고 있는 막에 세균이 감염돼 통증을 일으키는 병으로 뇌막염이라고 한다. 심한 두통, 고열, 경련이나 혼수상태를 동반하니 응급처치가 필요하다.

② 뇌종양

몸에 힘을 주면 머리에 날카로운 통증인 심한 두통 때문에 잠에서 깨고, 아침에 일어나려고 힘을 줄 때나 옆으로 돌아누울 때, 앞으로 굽힐 때, 기침이나 재채기를 하는 등 몸에 힘을 주면 머릿속이 욱신욱신 아프다. 그 통증이 하루 종일 계속되고, 심하면 구역질이 나고 토하며, 더욱 심해지면 경련, 의식장애, 마비 등이 나타나는 경우, 이것은 뇌종양일 때 많이 나타나는 증상이다. 증상이 심할 때는 급성 식중독과 증상이 유사하므로 주의를 요한다.

③ 거미막하 출혈

갑작스러운 심한 두통과 함께 아무런 예고 없이 갑자기 심한 두통과 구역질이 일어나고 의식불명이 된다. 이것은 거미막하 출혈이다. 참을 수 없는 심한 두통으로, 주로 후두부 쪽으로 통증이 퍼진다. 이때의 특징은 목이 굳어져 돌아가지 않는다. 의식이 없어지고 그대로 영영 깨어나지 않는 경우가 많다.

이는 뇌동맥에 생긴 동맥류가 갑자기 터져서 발생되는 무서운 병이다.

두통에는 위와 같이 무서운 병에 의한 경우가 있으므로 깊은 주의가 필요하다.

별로 걱정할 것 없는 두통 그러나 몹시 고통스러운 두통 – 근수축성 두통, 군발성 두통, 편두통

① 근수축성 두통: 머리가 조여지는 듯이 아프다

어느 33세 회사원의 경우, 회사에 출근할 때까지는 이상이 없다가 오후가 되면서 머리가 조여드는 듯한 통증을 느끼기 시작한다. 특히 후두부에 통증이 심하며, 관자놀이까지 아플 때도 있고, 야근하면 더욱 심해진다. 계속되는 심한 통증으로 매우 고통스럽다. 두통약을 먹으면 어느 정도 가라앉으나 완전히 좋아지지는 않는다. 저녁에 집에 돌아와 목욕하고 나면 편해지기 시작한다.

잠들어 다음 날 출근하는 오전까지는 두통이 없다. 이것은 특별한 질환이 없는 근수축성 두통 증상이다. 과로나 긴장으로 인해 목과 얼굴, 머리 등의 근육이 수축돼 신경을 자극해서 일어나는 두통이다.

이 경우는 피로회복제 처방에 피를 맑게 하는 처방을 합해서 투약하면 비교적 치료가 쉽다. 일반적인 자가 대책으로는 적당한 휴식, 유연한 체조 등이 있다.

② 군발성 두통: 눈 안쪽을 도려내는 듯이 아프다

밤에 자고 있는데 갑자기 발생하는 두통이 군발성 두통이다.

통증 때문에 잠에서 깨어 어쩔 줄 몰라 하면서 머리가 터질 것 같은 정도로 심하게 통증이 느껴지는 증상이다.

군발성 두통의 통증 부위는 한쪽 눈의 안쪽을 도려내는 듯한 통증이 생기고, 땀과 콧물 그리고 눈물이 절로 나온다. 이것은 편두통의 일종으로, 주로 중년 남성에게 많이 나타난다.

통증은 몇 주일에서 여러 달에 걸쳐 매번 거의 같은 시간의 밤에 주기적으로 나타나고, 2시간 정도가 지나면 대개는 사라진다. 이런 증상이 반년에서 1년 정도의 주기로 발생하기 때문에 군발성 두통이라고 한다.

군발성 두통의 특징은 중년 남성에게 많이 나타나며, 술이 원인이 돼 발생되는 경우가 많고, 지금까지 아무런 이상이 없던 사람에게 갑자기 밤에 발생하는 것이 특징이다. 이 군발성 두통은 녹내장과 증상이 비슷하므로 안과의사의 진단이 필요하다. 이 두통의 가장 주된 원인이 과음이므로 술을 삼가야 한다. 군발성 두통의 원인인 주독의 해독에는 한방 생약인 '황련해독탕합오령산(黃連解毒湯合伍苓散)'을 능가할 다른 약이 없다.

③ 편두통

만성두통에 속하지만 특이하게 전조증상이 있는 것이 편두통의 특징이다. 걱정하지 않아도 되는 두통이지만, 그 통증은 정말 견디기 매우 어렵다.

만성두통을 일으키는 기전에 관해서

한마디로 줄이면 "뇌세포에 산소 공급이 불충분할 때 발생한다"고 할 수 있다. 두통 초기 설명 때 밝혔듯이 폐를 통해 우리 몸에 공급되는 산소의 무려 30% 이상을 몸무게의 1/50 정도밖에 되지 않는 뇌가 사용한다. 이 엄청난 분량의 산소 공급이 충분치 못할 때 뇌압이 달라지고 혈류의 이상을 초래해 두통이 발생한다고 본다. 이와 같은 관계로 일반적인 두통

약이나 편두통 약으로는 근본적인 해결이 거의 불가능하다. 그러나 이 편두통은 전혀 염려할 것이 없다. 한방에는 뇌에 산소 공급을 도와주는 효능이 우수한 생약이 있다. 개개인의 체질과 증상을 면밀히 분석해 치료하면 실로 놀라운 효과를 얻을 수 있다.

이러한 치료는 일시적인 치료가 아니고 그 발병 원인을 근본적으로 개선시켜 주기 때문에 투약이 끝난 다음에도 지속적인 효과를 얻을 수 있다. 이 한방 치료는 10~20년 이상 된 완고하고 고통스러운 두통도 어렵지 않게 치료가 될 뿐만 아니라 거의 재발도 억제하는 놀라운 효과가 한방의학에는 있으니 안심하시기 바란다.

두통 원인 중 증후성 두통에 관해서(증후성 두통의 종류)
- 열성병의 초기(감기, 세균 감염)
- 신경성 두통(노이로제, 히스테리)
- 뇌의 혈행장애(뇌내동맥 경화)
- 콧병(부비강염, 비후성 비염, 축농증)
- 눈병(녹내장, 근시, 원시)
- 두개뇌압의 변화(뇌막염, 뇌종양)
- 전신병(고혈압, 저혈압, 심부전)
- 뇌의 혈행장애(뇌저동맥 경화)

이와 같이 두통의 종류는 그 수를 정확히 헤아리기 어려울 정도로 매우 다양하다. 이 중에 확실한 질병에 의한 두통은 그 병을 치료하면 해결할 수 있으나, 신경성 두통과 특히 특발성 두통(편두통)의 치료는 양의학적인 화학적 약물로는 완치가 거의 불가능하다.

만성두통을 원인적으로 치료하려면

우리 몸속의 피를 깨끗이 청소해 주어야 적혈구의 산소 친화력이 높아져서 근본적인 고통에서 벗어날 수 있게 된다.

- 그러므로 수분대사를 조절하고 신장의 기능을 도와 피를 맑게 해주는 오령산(伍苓散)에 몸의 원기를 근본적으로 개선(보약 등)시켜 주는 생약의 종합 처방은 두통을 근본적으로 해결하는 가장 올바르고 **빠른** 길이다. 그리고 놀라운 사실은 이와 같은 근본적인 치료를 하면 두통의 치료는 물론이고 두통의 재발도 막을 수 있다.
- 또 체질에 따라서는 몸이 냉(冷)해 혈액순환이 제대로 잘 되지 않는 원인으로 인해 두통을 일으키는 경우가 많은데, 이때에는 계지가인삼탕(桂枝加人蔘湯)이나 오수유탕(嗚茱萸湯) 등을 배합하면 근본적인 치료가 가능하다.

그렇지만 누구나 오령산만을 복용하면 두통이 치료되는 것은 아니고, 각자의 체질에 따른 기본적인 생약이 전문가의 손에 의해 첨가될 때 치료될 수 있음은 두말할 필요도 없다.

시중에 판매되고 있는 수많은 진통제야말로 일시적으로 통증을 잊어버리게 하지만, 긴 안목으로 볼 때 바람직하지 않은 치료임을 누구나 공감하게 된다.

만성두통에 대표적인 처방인 '오령산'에 대해서

여기에서 '오령산'의 기본 구성을 간단히 살펴보면, 아래와 같이 매우 과학적이다. 오령산은 거의 이뇨제(피를 맑게 하는)로서 수분대사 기능을 조절해야 할 경우에 자주 사용하는 처방인데, 이 오령산에 각자의 체질에

맞는 생약 몇 가지를 첨가한 '가미(加味)오령산'이 원인 불명 두통의 대부분을 해결한다. 내용을 살펴보면,

- 택사(澤瀉): 이뇨(소변의 양을 조절), 혈압 조절
- 백복령(白茯苓): 이뇨, 신경 안정, 건위(健胃), 기력 증강
- 백출(白朮): 이뇨, 건위, 소부종(消浮腫), 정력 증강
- 저령(豬苓): 이뇨, 부종(浮腫)
- 계지(桂枝): 이뇨, 발한해열(發汗解熱), 말초 부위에 혈액순환 촉진 등으로 구성된 처방이다.

이는 혈액순환을 돕고 피를 맑고 깨끗하게 해주며, 소화 기능을 촉진시키고 신장의 기능을 도와주며, 무엇보다 중요한 수분대사 기능을 원활히 해 피를 맑게 해주는 성능 때문에 뇌에 혈액순환이 원활해져서 두통을 해결한다.

이와 같이 오령산에는 두통을 치료하는 진통진정제가 들어 있지 않음에도 대부분의 두통 환자에게 놀라울 정도로 효과를 나타내는 것은 생리기능을 근본적으로 개선시켜 주는 한방 특유의 유기능체계적(類機能體系的)인 처방 구성의 결과다. 이뿐 아니라 한방 생약치료의 효과는 증후성 두통에도 대단히 우수한 효능을 나타낸다. 이는 생약만이 지니고 있는 기능 조절의 탁월한 특수성 때문이다.

두통편 초기 치료에 밝힌 환자는 20여 년간 생지옥을 헤매다시피 한 악몽 같은 고통이 단 7주분의 생약으로 완쾌돼 그야말로 새로운 삶을 맞이하게 됐음을 알려드린다. 이는 한 치의 과장도 없는 치료 예임을 밝혀 둔다.

그리고 특히 매년 어김없이 찾아오는 대학입시, 본인들은 물론 모든 부모·형제들까지 안타깝게 괴롭힌다. 추위와 함께 파고드는 입학시험의

중압감은 지칠 대로 지친 자식들을 불안에 떨게 만들어 두통으로 고생하게 만들며, 자칫하면 불안증까지 겹치게 돼 시험 당일에 충분한 실력을 발휘할 수 없게 만드는 경우를 종종 보게 된다. 이는 오랫동안 무리를 강요당해 발생된 스트레스의 원인으로, 몸속의 피가 산소 부족으로 탁해져 뇌에 충분한 산소 공급을 하지 못하기 때문이다.

수험생의 머리를 깨끗하게 해서 환히 웃을 수 있는 여건을 조성해 주기 위해서는 피를 청소해 주는 것 외엔 지름길이 따로 없다. 다행히 오령산과 같은 좋은 약이 있다는 것은 지극히 다행스러운 일이다. 덧붙여 소개해 드리고 싶은 오령산의 효능 중엔 앞서 그 생약의 성능을 살펴본 것과 같이 머리를 '총명'하게 해 주는 위력도 지니고 있다는 사실이다. 몇 년 동안 가미오령산에 피로회복 보약제를 첨가해 수험생에게 투약하면서 특기할 만한 효과를 보았음을 아울러 밝혀 둔다.

만성두통 치료의 한의학적 요법의 특징은?

한방치료 요법의 특징은 두통을 느끼게 하는 통각신경을 일시적으로 진정시키는 원시적인 치료 방법이 아니라 두통의 발생 기전을 개선하는 근본적인 체질개선 요법이다. 따라서 재발하는 경우가 거의 없다.

그리고 몸 전체의 밸런스를 유기능적 원리(類機能的 原理)로 조절하므로 위장장애 등의 부작용이 없는 것이 특징이다. 한방의학에서는 두통을 머리 자체만의 병으로 보지 않고 몸 전체 기능의 부조화로 보고 치료하므로 궁극적으로 몸 전체의 건강을 유지시키는 특징적인 요법이다.

한방에서는 어떤 원리로 만성두통의 원인을 제거하는가? 갑자기 두통이 시작돼 얼마간의 시간이 지난 후 자연히 좋아지는 상태가 반복되는 것을 일반적으로 만성두통이라고 한다. 만성두통이 있는 경우에 양의학에서는 두통을 억제(두통을 느끼지 못하게)하는 진통제를 투여한다. 진통제는 즉효성이 있어 단시간에 증상이 없어진다. 그러나 두통의 원인 그 자체를 제거한 것이 아니기 때문에 어느 정도 시간이 경과돼 진통약의 혈중 농도가 떨어지면 약효가 약해지고 다시 통증이 느껴지는 것이 문제다.

이 때문에 만성두통으로 고생하고 있는 사람 중에는 진통제가 손에서 떠나지 않는다. 또 진통제의 부작용으로 가슴이 뻐근하고 기분이 나빠지며, 속이 쓰리는 등의 위장장애 등이 발생한다. 이 때문에 위장이 약한 사람은 진통제 남용으로 또 다른 문제가 발생할 수도 있으니 남용을 삼가자.

이에 비해 한약은 순간적으로 두통을 억제하는 치료 방법이 아니고 두통을 일으키는 배경을 원인적으로 정리해 두통이 쉽게 발생하지 못하도록 체질을 개선하는 치료에 주안점을 둔다. 즉효성의 단기 요법이 아니고 계속 몸의 기능을 개선하는 치료를 함으로써 생리적으로 두통이 발생하지 않도록 하는 요법이다.

한방요법은 위에 부담을 주는 치료법이 아니라 위를 도와줘 허약한 체력에 활력을 주는 일석삼조(一石三鳥)의 효과를 나타내는 특징이 있는 의학이다. 특히 몸이 허약한 체질과 위장 기능이 약한 두통 환자(만성두통의 70% 정도가 위 기능 허약)의 치료에 더더욱 좋은 효과를 발휘한다.

만성두통 치료의 한의학적 기본 원리

한방에서는 인체를 구성하는 기본적인 요소를 '기(氣)' '혈(血)' '수(水)'로 정의하고, 이것들의 생리적인 밸런스에 따라 질병 발생 유무를 판단한다. 즉, 기혈수(氣血水)의 부조화가 두통을 발생하는 원인으로 본다.

'기(氣)'라 함은 원기(元氣), 기운(氣運), 기분(氣分) 등과 같이 눈에는 보이지 않는 에너지와 같은 것으로, 생명력 즉 생명 활동의 원천이라고 볼 수 있다. 기(氣)의 양기(陽氣)가 약해져 몸 자체뿐 아니라 정신 활동도 저하되는 기병(氣病)이 된다.

'혈(血)'은 혈액으로서 몸의 구석구석까지 영양분과 그 중요한 산소를 공급하고 노폐물을 운반하는 일뿐 아니라 호르몬의 활동을 조절하며 세균의 감염을 막아 주는 등의 중요한 역할을 담당한다. 이 혈(血)의 기능이 원활하지 못하게 되면 음(陰)의 밸런스가 무너진다. 생리불순의 경우 두통이 더욱 심해지는 것은 이와 같은 원리에 의한 것이다. 그리고 '혈(血)'이란 단순히 피만을 지적하는 것이 아니다. 임파액과 같이 세균이나 바이러스 등으로부터 몸을 지키기 위한 면역기능까지를 광범위하게 포함하는 개념이다.

'수(水)'는 몸의 70%를 점유하고 있다. 수(水)가 몸의 구석구석까지 각 기관에서 생리적인 균형을 이루고 있으면 문제가 없으나 한 부분에 편중되면 병이 발생한다고 보는 원리다. 이와 같은 상태의 증상을 한방에서는 '수독(水毒)'이라고 해 아주 중요한 증상으로 분류하고 있다.

위의 설명은 극히 간단한데, 이 기혈수의 원리가 한방의학의 광범위한 기본이므로 이것으로 간단히 설명을 끝낸다.

'기(氣)' '혈(血)' '수(水)' 외에도 여러 가지 한방 특유의 병인(病因) 원리가 있어서 이것들을 조합하고 종합적으로 진단해 경우에 따라 환자 몸의 상태에 최고로 적합한 처방을 돌출해 낸다. 즉, 한방의학에서는 두통을 병으로 보거나 신경성으로 보는 우(愚)를 범하지 않고 증상으로 본다. 개개인에 따라 근본적인 병의 발생 원인을 규명해 근본적인 치료를 하는 의학이다. 따라서 특히 두통의 치료에 관한 한 거의 재발을 막을 수 있는 것은 지극히 당연한 결과라고 할 수 있다.

두통의 한의학적 진단과 처방의 특징에 대해서

한의학에서는 환자의 자각 증상을 가장 중요하게 보며, 한의사가 보는 환자의 상태, 맥진(脈診) 또는 복진(腹診) 등을 종합하고 특히 환자의 체질 감별과 병의 음양(陰陽) 상태의 감별을 통해 종합적인 생체 밸런스 유지에 필요한 유기능(類機能)적인 사고방식으로 복합적인 처방을 구성한다. 만성두통을 예로 들면 다음과 같다.

두통의 진찰

환자의 성향과 상태는 어떤지, 평소에 몸이 냉(冷)한지, 특히 손발이 차고 저린지, 몸의 어딘가에 열감(熱感)을 느끼는지, 소화는 잘 되는지, 변비는 없는지, 키가 큰지 작은지, 뼈대는 굵은지 가는지, 몸이 말랐는지 비대한지, 환자 근육의 긴장 정도는, 얼굴이 창백한지 붉은지, 원기가 있는지 없는지 등 아주 작은 부분까지 시간을 들여서 구체적으로 관찰한다. 이와 같은 관찰에 의하지 않은 처방으로는 소기의 목적을 달성할 수 없기 때문이다.

① 기(氣)가 부조(不調·고르지 못함)해 만성두통을 일으키는 경우는 신경성 질환인 화병의 경우와 또 시험 전의 수험생 등에게 대표적으로 많이 나타나는 상열감이다. 이는 기가 부조해 발생되는 두통이므로 기를 조절하는 약으로 처방한다.
② 혈(血)이 부족해 만성두통을 일으키는 경우는 갱년기나 산전산후, 생리불순, 빈혈 등 혈의 부조 때문에 발생된 두통이므로 혈제(血劑)로 처방한다.
③ 수(水)가 부족해 만성두통을 일으키는 경우는 손이나 발, 얼굴 등 몸

의 어딘가에 부종이 있으면서 두통이 발생되는 경우다. 수(水)가 부조해 발생된 두통이므로 수제(水劑)로 처방한다.

이와 같이 한방에서는 두통을 치료할 때 그 원인을 증상별, 체질별 등으로 구분하므로 환자 각각에 따라 처방이 달라지는 것이 특징이다.

만성두통의 증상에 따른 대표적 처방은?

기에 문제가 있는 두통 표증(表證) : 신체 표면의 기 순환이 악화된 오환, 두통 등 외인성 질환인 경우

기(氣)에 문제가 있는 두통 표증(表證)	
갈근탕(葛根湯)	감기 초기에 사용하는 처방으로서, 그 증상으로는 체표(體表)의 기(氣) 순환이 나빠져 콧물, 발열을 수반한 두통에 효과가 있다.
갈근탕가신이천궁 (葛根湯加辛夷川芎)	감기 초기의 부비동염(축농증)을 수반한 두통에 효과가 있다.
한증(寒證)	몸이 냉해서 기(氣) 순환이 악화된 경우
오수유탕(吳茱萸湯)	편두통에 사용하는 대표적인 처방으로, 몸을 따뜻하게 하는 작용이 탁월하다.
계지인삼탕 (桂枝人參湯)	팔다리, 복부가 냉해 설사하기 쉬운 체질의 경우
당귀사역가오수유생강탕 (當歸四逆加吳茱萸生薑湯)	만성두통이 있으며 손발이 아주 차고 발에 동상이 잘 걸리는 경우, 간기울결(肝氣鬱結 · 자율신경실조)로 본다.
시호가용골모려탕 (柴胡加龍骨牡蠣湯) 시호계지탕(柴胡桂枝湯)	정신신경 쇠약 및 불안신경증을 수반하는 경우
조등산(釣藤散) 억간산(抑肝散)	정신신경이 자주 흥분하는 상태의 경우

삼황사심탕(三黃瀉心湯) 황련해독탕(黃連解毒湯) 온청음(溫淸飮)	얼굴에 열감을 느끼고 붉어지며, 때로 코피를 잘 흘리는 경우의 두통. 혈(血)에 문제가 있는 두통. 혈액순환이 나쁜 상태를 말하며, 한방에서는 이를 어혈(瘀血)이라고 한다.
계지복령환(桂枝茯苓丸)	건실해 보이는 체형으로 안색이 붉고, 변비의 경향이 있는 경우
당귀작약산(當歸芍藥散)	빈약해 보이는 체형으로 안색이 파리하고, 대변이 묽은 경우
가미소요산(加味逍遙散)	갱년기 장애를 수반하는 경우

수(水)에 문제가 있는 두통 표증(表證)

수(水)에 문제가 있는 두통 표증(表證)	
오령산(五苓散)	수(水)의 밸런스에 부조화가 원인인 경우 대표적인 처방으로, 숙취에도 놀라운 효과가 있다.
당귀작약산(當歸芍藥散)	생리불순, 냉증, 부종 등을 수반하는 경우
반하백출천마탕 (半夏白朮天麻湯)	위 기능이 허약한 체질에 어지럼증이 심한 경우의 두통

이상과 같이 두통의 증상을 세분해 그 증상과 체질에 맞춰 개개인에 따라 특정된 처방을 하기 때문에 부작용을 최소화할 수 있고, 이와 같은 원리에 의한 처방이기 때문에 10~20년 이상 된 완고한 두통도 놀라울 정도로 잘 해결된다. 재발도 거의 막을 수 있는 것이 한방 치료의 특징이다. 이 처방 중에서도 '오령산'과 '오수유탕'은 두통에 관한 한 성약(聖藥)이라고 해도 전혀 과찬이 아니다.

두통 치료의 사상체질별 처방

소양인 두통 처방	
허증 체질	형방패독산(刑防敗毒散) 합 가미오령산(加味五苓散)
실증 체질	형방지황탕(刑防地黃湯) 합 가미오령산(加味五苓散)
실열증 체질	가미백호탕(加味白虎湯) 합 가미오령산(加味五苓散)

태음인 두통 처방	
허증 체질	태음조위탕(太陰調胃湯) 합 가미오령산(加味五苓散)
실증 체질	열다한소탕(熱多寒小湯) 합 가미오령산(加味五苓散)

소음인 두통 처방	
허증 체질	보중익기탕(補中益氣湯) 합 가미오령산(加味五苓散)
실증 체질	형방패독산(荊防敗毒散) 합 가미오령산(加味五苓散)

채질별로 정확히 분류하고, 위 처방을 기본으로 환자의 기타 증상을 참고해 적절히 가미한다. 소양인, 태음인, 소음인의 처방은 있는데 태양인의 처방은 없다? 그 이유는 체질 분류상 태양인은 극히 소수여서 이제마 선생 또한 처방을 만들지 못했다. 저자 또한 45년 이상의 기간 동안 태양인 두통 환자를 경험해 본 일이 없다.

두통 치료의 민간요법과 자가요법

• 두통뿐 아니라 동맥경화와 고혈압의 예방과 치료에도 효과가 매우

우수한 총백탕: 대파의 흰 부분 5개(반드시 잔뿌리가 달린 흰 부분만을 사용할 것)＋생강 7g을 함께 600cc의 물에 넣고 강한 불로 300cc로 졸여서 하루 3회 복용(취향에 따라 꿀을 타거나 레몬을 섞어도 좋다)한다. 이 민간요법은 매우 놀랍다.
- 국화(甘菊)의 꽃과 박하 잎 12g씩을 600cc의 물로 달여서 절반으로 졸여서 수시로 마신다.
- 몸이 냉한 사람의 두통 치료를 위한 생약차: 세신(細辛) 뿌리 15g과 오수유(吳茱萸) 열매 5g을 위와 같은 방법으로 복용하면 놀라운 효과를 볼 수 있는 좋은 약차다.
- 생강은 몸을 따뜻하게 하는 효능이 있으므로, 몸이 냉한 것이 원인인 두통의 경우는 생강 20g, 양파 1통, 자소엽(紫蘇葉·차조기) 7매, 다시마 10g를 600mL의 물에 넣고 절반이 되도록 졸여서 적당량의 꿀을 섞어 하루 3회 나누어 마신다.

현훈증(메니에르병/어지럼증)

현훈증(메니에르병/어지럼증)의 증예

증예 1

갑자기 천지가 빙글빙글 돌아 서 있을 수 없이 심하게 어지러운 증상이 자주 일어나는 메니에르병에는 택사탕(澤瀉湯)의 효과가 좋다.

"버스를 먼저 타려고 서둘러 달려가는 중에 갑자기 어지러워 쓰러진 것이 첫 번째 발작이었습니다. 그다음부터는 때때로 아침에 일어나던 중에 천장이 '빙~빙' 도는 심한 어지럼증을 느낄 때가 많고, 언제부터인가 머리도 아프기 시작했습니다."

올해 29세의 초등학교 선생님인데, 진찰해 보니 안타깝게도 메니에르병이었다. 이 병의 근본적인 치료는 쉽지 않다. 그러나 이 환자의 체질과 증상을 한방 진찰상 소음인(少陰人) 특유의 증(證)으로 판별해 뇌에 산소 공급이 잘되도록 수분대사를 조절해 주는 처방인 '택사탕'과, 허약한 기를 도와줄 목적으로 '보중익기탕'을 합방(合方)해 처방했다.

심한 어지럼증이 일주일 후부터 가벼워지기 시작했으며, 그 후부터는 두통 치료를 위해 오령산과 함께 투약한 지 2개월 후부터는 거의 발작이 없어졌다.

증예 2

진무탕(眞武湯)으로 수시로 발작하는 가벼운 어지럼증을 해소시켰음은 물론, 체력도 좋아져서 허약체질도 개선됐다. 한방의 체질로 분별해 보니, 전형적인 소음인이었다. 허약체질에다 보기에도 안쓰러울 정도로 파리해 보였다. 어린 시절부터 급하게 일어나면 어김없이 어지러워 비틀거렸다고 한다.

올해 21세의 좋은 나이인데도, 대학에 들어와선 통학시간이 길어져 특히 집에 돌아가는 만원 지하철에선 식은땀이 나면서 자주 어지러웠고, 지하철에서 내려 걸을 때면 때때로 구름 위를 걷는 것 같은 기분이었다고 한다. 내성적이고 추위를 잘 타며 소화도 잘 안 되고 변비의 경향이 있는 것이 '진무탕' 증이었다. 어지럼증의 근본 원인이 소화흡수 기능이 허약한 데서 온 것으로 판단해 소화 계통과 기허를 돕는 처방인 '육군자탕'을 합방해 3개월 정도 투약한 결과 체중이 4kg 정도 늘고, 기력도 좋아짐에 따라 어지러운 증상이 거의 호전됐다.

어지럼증에 가성현훈과 진성현훈 – 메니에르병

어지럼증을 '현훈(眩暈)'이라고 한다. 글자 그대로, 眩＝目＋玄, 즉 눈앞이 캄캄하고 暈＝日＋冖＋車, 즉 흔들리는 수레의 지붕 위에서 해를 쳐다보면 얼마나 어지럽겠는가? 이는 눈앞이 캄캄하고 쓰러질 듯이 어지러운 증상으로 가성현훈과 진성현훈으로 나뉜다.

가성현훈이란?

이는 위의 증예 2와 같이 눈앞이 갑자기 캄캄해지고 어쩔어쩔해지는 경우, 특히 갑자기 일어나면 '핑~' 도는 증상을 말한다. 어린아이의 경우는 자율신경 실조가 원인인 경우가 많다. 기(氣)가 약한 어린이가 갑자기 일어나면 지구의 중력 때문에 머리의 혈압이 갑자기 떨어져 '핑~' 도는 현기증 증상이 일어나게 된다. 성인의 경우는 자율신경실조증 이외에 저혈압, 빈혈, 과로, 동맥경화, 갱년기장애 등에 의해 발생한다.

진성현훈은?

위의 증예 1과 같이 천장이 빙빙 도는 것 같은 '회전성현훈'으로, 진성(眞性)의 어지럼증이다. 이 같은 경우는 특별히 주의를 요한다. 경우에 따라 감기나 과로 때문에 발생하는 경우도 있으나 귀의 평형기관 또는 뇌의 질환에 의해 발생하기도 한다.

메니에르병 같은 심한 어지럼증을 수반하는가?

물론이다. 천장이 빙빙 돌고 때로는 한쪽 귀 또는 양쪽 귀가 잘 들리지 않고, 2~3일 울렁울렁하고 토할 것 같은 메스꺼움이 계속되기도 하며, 실제로 토하기도 한다. 그리고 이와 같은 증상이 언제 재발할지 모르는 불안한 상태가 계속된다.

　귀는 오로지 듣기 위한 기관으로만 존재한다고 잘못 생각하고, 귀가 아프고 진물이 나올 때, 또는 잘 안 들릴 때에야 이비인후과를 찾게 되지만, 어지럼증이 있고 몸의 균형이 잡히지 않을 경우는 어느 기관의 잘못인지 잘 몰라서 당황하는 경우가 많다.

　이 어지럼증의 원인이 중추신경계의 이상이나 귀의 평형기관 이상에서 오는 경우가 많은데, 중추신경계의 이상보다는 귀의 평형기관에 이상이 있어서 발병되는 말초성 어지럼증이 오히려 많으므로 우선 이비인후과를 찾는 것이 순서다.

현훈(메니에르병) 치료에 한방과 양방의 차이점은?

　어지럼증에 대해 대학병원에서도 깊은 관심을 갖고 진료에 임하고 있으나 가볍게 치료되는 질환은 아니다. 메니에르병이나 일반적인 직립성 현훈 등에 대해 새로운 약이 계속 개발되고 있으나, 치유도 쉽지 않고 재발이 잘되는 골치 아픈 질환이다.

　여기에 반해 한방적인 치료는 의외로 좋은 효과를 기대할 수 있다. 한방에서는 어지럼증을 수분대사의 이상으로 발생되는 수독(水毒)증(수분 생리대사의 이상으로 인해 몸에 여분의 수분이 정체되거나 요독증을 일으킨 상태)의 증상으로 보고, 수분대사의 기능을 개선시키는 약물을 투여한다. 그로 인해 산소를 가득 실은 맑은 피가 뇌에 산소 공급을 원활하게 해주므로 어지럼증을 쉽게 치료할 수 있게 된다. 이 어지럼증도 역시 실증과 허증이 있는데, 대개는 체력이 약한 허증 타입이 많고, 허증 타입이 한방 치료의 좋은 목표가 된다.

그러면 가성현훈의 치료는?

가성현훈 중에서도 직립성현훈의 경우와 같이 동계(動悸)가 일어나기 쉽다. 가슴이 뛸 때 속에서 물이 출렁거리는 것 같은 경우는 '영계출감탕(苓桂朮甘湯)'으로 잘 치유된다. 이와 같은 직립성현훈은 가성근시(假性近視)의 어린이에게 많이 발생하는데, 이 약은 가성근시의 치료에도 좋은 효과를 나타낸다.

- 저혈압을 수반하는 경우는 '진무탕(眞武湯)', 고혈압을 수반할 경우는 '조등산(釣藤散)'이 좋다.
- 위 기능이 무력하고, 때로 메스껍고 두근거리며 어지러울 때는 '반하백출천마탕(半夏白朮天麻湯)'이 잘 듣는다.
- 산후에는 '당귀작약산(當歸芍藥散)'이 좋다.
- 어지럼증에 두통을 수반하고, 체질적으로 몸이 찬 경우는 '오수유탕(吳茱萸湯)'이 아주 좋고, 어지럼증에 두통과 '수독(水毒)증'을 수반할 때는 '오령산(伍苓散)'이 효과를 발휘한다.

진성현훈의 치료(메니에르병)는?

- 이때는 '택사탕(澤瀉湯)'이 매우 효과적이다. 이 택사탕은 큰 파도가 일렁이는 바다에서 돛단배를 탔을 때의 느낌과 같은 극심한 어지럼증에 효과가 있다고 『유취방광의(類聚方廣義)』라는 유명한 한의학 서적에 기재돼 있을 정도다. 저자도 이 처방을 써서 원인 불명의 경우와 메니에르병의 완고한 어지럼증을 치료시킨 치험 예를 여러 건 가지고 있다.

- 극심한 어지럼증은 이 택사탕으로 잘 해결되나, 가벼운 어지럼증과

함께 똑바로 걷기 어렵고, 마치 구름 위를 걷는 것 같은 느낌의 증상에는 진무탕에 체질에 따라 필요한 약을 첨가하면 좋은 효과를 얻을 수 있다.

어지럼증 치료의 민간요법

체력이 약하고 두통을 수반하는 어지럼증에는 자양강장과 진정 작용이 있는 음식물은 섭취하는 것이 효과적이다. 은행나무의 은행은 단백질과 철분이 풍부한 강장식품이다.

이것에 진정 작용이 있는 대추를 함께 장복하면 대단히 효과적이다. 만드는 방법은 생(날것)은행은 독이 있으므로 껍질째로 프라이팬에 잘 볶아 대강 가루로 만든다. 그리고 대추 15g을 600mL의 물에 넣고 물을 절반으로 졸인다. 한 번 복용량은 티스푼 3개의 가루 은행을 대추 달인 물 100mL와 함께 하루 3회씩 꾸준히 복용하면 매우 효과가 좋다.

화병(火病 · 신경증neurosis)은 가슴의 병이다

한의학의 질환명 '화(火)병'은 현대의학적 질환명이 '신경증'이라고 이해하시면 좋겠습니다. 이 신경증은 그 범위가 너무 넓어 한마디로 표현하기 어렵지만 마음인 가슴의 병입니다. 그 때문에 화(火)를 다스리는 한의학이 신경증 치료에 때로는 신비한 효능을 발휘합니다.

화(火)병의 화(火)라는 개념에 대해 다시 설명하면, 화병의 화는 뜨거운 불이라는 화(火) 자를 쓰지만 체온계로 잴 수 없는 생리적인 열이다. 다시 설명하면, 사람의 정상 체온이 36.5도인데 화병의 화(火)는 온도가 더 높이 올라가는 온도, 즉 열이 아닌데 왜? 화병이라고 하는지? 그 이유는 생리적으로 느껴지는 열감(熱感)이기 때문이다.

누구나 너무 화가 나면 가슴이 두근거리며 얼굴이 붉어진다. 이해되지요? 그 느낌의 증상은 가슴이 답답해지고, 심할 때의 특징은 열이 얼굴로 올라가는 느낌으로 '확~' 달아오르고 거울을 보면 붉어지기도 하며, 자주 반복되면 심할 때는 여드름처럼 얼굴에 솟아나기도 한다.

아주 심할 때는 때로 숨을 들이쉬기도 어려울 정도고, 얼굴 전체가 망가지는 것(심한 여드름) 같아 피부과로, 신경과로 달려가도 뚜렷한 해결책이 전혀 없다. 왜냐하면 그 증상은 피부병도, 신경과에서 해결할 병도 아니기 때문이다. 이 열감은 일반 해열제나 안정제로는 전혀 해결할 수 없다. 왜냐하면 체온계로는 잴 수 없는 생리적인 열이기 때문이다.

그러나 화학적인 약이 아닌 생약(生藥)인 한약으로는 간단히 해결된다. 그 치료 속도가 놀랍다. 한의학 원리로는 매우 기본적인 질병인 생리기능 조절이기 때문이다.

화병(火病)으로 인해 발생할 수 있는 질환들 -신경증(노이로제 neurosis)

그 밖에 불안신경증·강박신경증·우울증·불면증·히스테리 등을 유발하는 원인으로 화(火)가 작용한다. 때로는 심한 면포(여드름)도 발생한다.

화병이란 도대체 어떤 병인가?

한의학에는 약 2000여 년 전부터 매우 특이한 화병(火病)이라는 병명이 있습니다. 생활 속에서 다양한 스트레스에 의해 발생하는 마음의 병입니다. 한의학에는 화병에 관한 발병 원리와 진단 및 치료가 잘 정리돼 있어 신경정신과적인 질병의 치료가 잘 조절되는 편이기에 한의학이 존재한다고 해도 과언이 아닙니다. 그런데 솔직히 말씀드리면, 이 화(火)의 개념도, 치료도 내용의 깊이가 바닥을 잘 보여주지 않아 이해시키기가 쉽지 않다.

화병이란

화병 해결의 지름길이 한의학에 있고, 이 이론은 한의학의 근본인 기(氣)에 관한 이론에서 엿볼 수 있습니다. 한의학의 생명론에 기(氣)의 운행은 생명의 근원이고, 기(氣)의 흐름이 병적인 현상으로 나타나는 대표적인 질환이 화병이라 했습니다. 이 화(火)가 짙어지면 가슴에 한(恨)이 맺히고, 이 한은 모든 신경증의 원인이 된다.

좀 더 자세히 설명드리면,

한의학은 '기(氣)와 화(火)'의 관계에 의한 의학입니다. 우리는 "힘이 좋아보이는데요." 또는 다른 말로 "기운(氣運)이 없어보이는군요!"라는 인사말을 자주 합니다. 기(氣)가 운행(運行)을 잘하지 못하면 기운이 없는 것입니다. 그래서 한의학에서는 이 기(氣)를 생명의 샘이라고 보는 것이지요. 이 기(氣)의 운행에 문제가 생기면 대표적으로 화(火)병이라는 질환이 발생한다고 본다.

답답하거나, 억울하거나, 슬프거나, 또는 매우 기쁨이 넘치는 상태, 간절히 바라는 상태가 됐을 때 가슴이 답답해지거나 가슴이 뛰어 손으로 가슴을 감싸고, 또 '아! 기(氣)가 막혀서' 하며 가슴을 치기도 하고, 또는 위기의 순간을 넘겼을 때도 안도하면서 가슴을 쓸어내린다. 왜 가슴일까?

한의학에서는 양 유두(乳頭) 사이를 단중(膻中)이라고 해 이곳에 기(氣)가 모인다고 한다. 즉, 상하 유통이 잘 안 되는 기(氣)는 단중에 모이게 되고, 이렇게 되면 가슴이 조이든지 답답해지기도 하고 아프기까지 하다.

그래서 한(恨)이 가슴에 맺힌다고 하지 않습니까?

한(恨)은 가슴으로 느낍니다. 가슴을 X선, CT나 MRI로 진단해 저 사람의 마음이 어떠한지? 왜 가슴이 답답한지 알 수 있을까요? '천만에'지요. 그러나 우리 인간은 이 세상 모든 것을 이 작은 가슴에 다 담을 수 있다. 기회마다 상대가 누가 됐든 가슴으로 꼭 안아주시기 바란다. 그 따뜻한 가슴의 포근함이 모든 것을 담고 있기 때문이다.

한의학을 간단히 설명하면 우리를 괴롭히는 질병의 적어도 70~80% 정도는 이 기(氣)의 문제, 즉 마음의 그릇인 가슴에 의해 좌우된다고 봅니다. 즉, 한방의학에서는 거의 모든 질병은 '기(氣)'의 불균형에서 발생한다고 보는 것이지요. 이 기(氣)에 문제가 발생하면 그 병적인 상태를 '화(火)'라 하고, 이 '화(火)'는 오장육부와 정신적인 면까지 균형을 깨뜨려 생명 에너지인 기(氣)의 흐름을 방해하기 때문에 만병의 원인이 된다고 보는 의학이 한의학이다.

화병의 증상과 대표적인 질환

- 화(火)로 인해 느껴지는 증상은?

  *얼굴로 열이 달아오르고 붉어짐(상열면적 · 上熱面赤) *가슴이 아프고 답답 두근두근(흉고동계 · 胸苦動悸) *불안초조 *안절부절 *억울함으로 전전긍긍 *때로는 치료하기 어려운 심한 여드름 등.

- 화(火)로 인해 발생하는 대표적 질환은?

  *두통 *여드름 *히스테리 폭발 *강박신경증 *불안신경증 *우울증 *불면증 *심한 안면홍조 *갱년기질환 등이 있다.

이 중 두통, 여드름, 화병, 극심한 히스테리, 불안신경증, 안면홍조 등에는 한의학적 치료가 탁월하고, 그 밖의 증상이나 질환도 치료가 어렵지 않다.

특히 두통은 뇌에 때때로 산소가 부족해지는 원인이기에 조혈 기능과 피를 맑게 하는 청혈(淸血)기능으로 잘 조절해 주면 10년 이상 된 고질적인 두통의 치료도 어렵지 않고, 여드름은 피부병이 아니고 화기의 상승과 심적인 불편, 그리고 여성은 여성호르몬과 관계가 있고 유전적인 소인이기도 하지만 생약으로 화(火)를 다스리면 놀랍게 변한다.

현대의 복잡한 사회구조에서 오는 스트레스와 여러 대상으로부터 날아드는 날카로운 화살이 마음에 꽂히면, 그 가슴이 후벼파이는 마음 아픈 병〔화(火)병 : 한(恨)〕을 무엇으로 어떻게 치료할 수 있을까? 스트레스에 의해 발생하는 질환의 치료는 어렵다. 그러나 어렵지 않게 해결할 수 있는 길이 다행히 한의학에는 있습니다.

과학적인 진단만으로는 형이하학(形而下學·눈에 보이는)적인 진단과 치료는 가능하지만, 형이상학(形而上學·눈에 안 보이는 것)적 이론에 의한 마음과 정신, 즉 기(氣)의 병인 신경정신과 질병에 관한 치료는 주로 신경안정제 계통으로 치료하지만, 치료가 매우 어렵다.

그러나 드디어 여러분은 심오한 이론을 지닌 한의학의 형이상학적 이론에 의해 난해한 현대사회의 신경정신과적 질환인 화병을 치유할 수 있게 됐다. 여기서 말하는 화(火)는 열의 개념이 아니다. 36.5도의 정상적인 체온임에도 본인 스스로는 열감이 심하게 느껴지고 가슴이 답답하며 불안초조해질 때 한의학에서는 이와 같은 증상의 병명을 화(火)병이라고 한다.

이 화(火)에 관해 좀 더 자세히 설명드리고 싶지만, 화에 관한 원리의 설명을 일반적으로 한의학을 전공하지 않은 분에게 설명으로 이해시키기엔 어려운 점이 있어 이 정도로 마무리한다(자세한 내용은 화병 편 참고).

이 병명 중 화(火)는 열과 유사한 것 같지만 실제로는 정신적으로 느껴지는 생리적인 열감(熱感)이다. 물론 체온계로 측정할 수도 없다. 본인은 열감을 느끼지만 측정해 보면 체온은 항상 36.5도로 나타난다. 따라서 이 화는 한·양방의 해열제 처방으로는 치료 자체가 불가능하다. 양의학에서는 신경안정제로 처방하지만, 한의학에는 청화제(淸火製)라는 생약(生藥) 처방으로 이 화병을 잘 치료하고 있다.

노이로제(신경증·neurosis)란 어떤 병인가

노이로제라는 의학용어는 한국에선 1955년께부터 유행하기 시작한 낱말이다. 그런데 이제는 일상적인 언어로 자리매김해 아주 가벼운 의미로 자주 사용되고 있다. 예를 들면, "요즘은 운전하기가 좀 겁나요. 때때로 옆 차가 내 차를 받는 것이 아닌가 하는 불안 때문에 노이로제가 될 것 같아요"라는 등의 종류는 치료가 필요한 노이로제가 아니다.

그러나 치료가 필요한 진짜 노이로제, 즉 신경증을 현대의학에서는 정신과 영역의 병으로 간주해, WHO(세계보건기구)에서는 이를 여덟 가지로 분류하고 있다.

'신경쇠약' '심기증' '불안신경증' '강박신경증' '히스테리' '억울신경증' '망상반응' '이인증(離人症·자아의식 상실)' 등으로 분류해 신경증으로 치료한다.

신경증이 진전해 정신병(정신분열증)이 되는 것은 아니고, 이 두 가지 질환은 각각 다른 질환이다. 오해가 없으시기 바란다. 이와 같은 신경증 질환은 현대 사회생활이 복잡 다양화돼 가는 것과 무관치 않다. 환자의 수도 빠르게 늘어나고 있고, 또 조건만 구비되면 언제든지 발병 가능한 '정신·신경병 예비군'도 증가 추세라는 보고다.

신경증(노이로제), 울병, 심신증

노이로제, 울병, 심신증의 증상 순서는 심리장애 → 심신장애 → 신체장애의 순서로 나타나는 경우를 흔히 볼 수 있으나, 이는 어디까지나 상대적인 경우다. 이 세 가지의 임상적인 차이를 간단히 설명하면 다음과 같다.

- 노이로제: 신경계가 쇠약해져 사물에 대해 과민하게 반응해서 일상적인 일에 적응이 잘 안 되고 언동은 활발한 편이나 불만을 타인에게 돌리는 경향이 있다.
- 울병(鬱病): 인간사에 별반 관심이 없으며 언동은 공허한 편이지만, 반면에 사회생활에는 그런대로 잘 적응한다. 자책감이 강한 편이며, 증상은 전신권태감, 수면장애, 식욕 및 성욕 감퇴 등의 증상이 나타난다.
- 심신증(心身症): 고혈압, 천식, 위염, 당뇨병, 자율신경실조증, 알러지 비염 등 각 과의 해당하는 신체 증상이 주를 이룬다. 증상은 정신 증상에서 신체 증상으로의 이동이 나타나는 것이 특징이다.

이와 같은 정신·신경 장애가 일어나는 것은 현대사회의 다양한 스트레스가 가장 큰 원인이라고 볼 수 있다. 그보다도 근본적으로 문제가 되는 것은 유전적인 기질, 즉 체질 유전적인 소인이 매우 강한 편이다. 정신 기능도 몸의 일부인 신경세포가 주체가 돼 일어나는 생리적인 현상이기 때문이다. 노이로제나, 울병이나, 그리고 심신증도 근본적으론 뇌신경계의 장애에 속한다. 이는 유전적인 소인이 강하기 때문에 깨끗이 호전되기 어렵다.

신경증(노이로제)에 대한 한의학적 사고 및 특수 처방

한의학에서는 특히 신경증을 단지 정신에만 국한해 관계되는 병으로 보지 않고 오히려 몸의 생리적인 밸런스의 부조화가 정신신경에 영향을 미쳐서 나타나는 현상으로 보는 것이 특징이다.

즉, 몸과 정신을 각각 둘로 나누지 않고 몸과 정신의 일체를 생명체 그 자체로 보는 것이다. 그 때문에 노이로제도 몸의 생리적인 부조화의 원인에 의해 발생하는 병으로 본다. 한방에서는 어느 특정된 처방이 노이로제를 치료하는 전문 처방으로 정해진 것은 드물고, 환자 개개인의 생리적인 기능의 부조화를 개별적으로 조절해 주는 것을 통해 근본적인 치료를 꾀하는 것이다.

저자는 주로 '가미소요산(加味逍遙散)'과 '온청음(溫淸飮)'이라는 처방을 적당히 합방 또는 가감해 투약해서 좋은 효과를 보고 있는데, 이 두 가지 처방이 노이로제를 치료하는 전문 처방은 아니고 신경증(화병), 갱년기장애, 피부병, 불면증 등 실로 광범위하게 이용되는 처방이다. 즉, 신경증 환자의 몸의 부조화를 조절해 주는 것을 통해 비정상적인 기능이 회복돼 생리기능이 신경증을 치유하는 원리다. 즉, 화(火)를 다스리는 치료다. 그 밖에는 화병의 치료제를 참고하기 바란다.

그뿐 아니라 현대의학의 향정신약(向精神藥 · 수면제 등 정신에 영향을 미치는 약)에서 볼 수 있는 부작용도 없는 것이 특징이기는 하다. 한의학의 약제에는 강력한 마취제나 수면제, 그리고 안정제와 같은 약도 없기 때문이기도 하다.

따라서 중증의 울병 환자의 경우는 자살 위험성이 대단히 높은 경우가 있으므로 강력한 정신 안정제나 수면제 등을 사용해 사고를 미연에 방지해야 한다. 이와 같은 중증기(重症期) 환자의 경우는 빨리 양의학적인 치료를 서둘러 하면서 한방으로는 몸의 생리적인 밸런스를 조절하고 기초 기능을 보충하면 보다 빠른 효과를 기대할 수 있다.

신경정신관계 질환은 체력과 면역력을 키워 정신력을 높여야 극복된다

가슴속 깊은 응어리인 '화(火)'를 잘못 건드리면 폭발한다. 화병(火病)에서 특히 많은 여성을 괴롭히는 화(火)에 대해 살펴보았다. 이번은 어떻게 치료하면 이 '화(火)'의 불을 잠재울 수 있을까 생각해 보자!

치료도 중요하지만, 본인의 굳건한 의지가 더더욱 중요하다. 화병(火病)은 스스로의 마음가짐에 따라 증상이 악화할 수도, 가벼워질 수도 있다. 그 때문에 평소 스트레스와 화(火)를 조절하고 해소하려는 노력이 꼭 필요하다.

화(火)병 환자에게 가장 필요한 것은 피해의식과 억울함을 최소화하는 것입니다. 그 이유는 강한 피해의식과 억울함은 상대방에 대한 분노, 혐오, 원망 등의 강한 스트레스 증상을 유발하게 만들기 때문이다.

전문의들은 "스트레스를 해소하기 위해서는 무엇보다도 스트레스를 장기간 품지 않는 것이 중요하다"고 하고, "받은 스트레스는 되도록 그날 푸는 것이 가장 좋다"고 조언한다. 스트레스로 몸과 마음이 경직되기 쉬운데, 이 상태로 수면을 취하면 스트레스가 쌓여 다음 날까지 이어지게 된다. 그 때문에 잠자리에 들기 전 가벼운 사우나 따뜻한 목욕은 화(火)를 푸는 데 도움이 된다.

극복하려는 본인의 의지가 치료에 그 무엇보다 더더욱 중요하다.

순간적인 화는 즉시 조절하자

순간적으로 발생하는 화를 바로바로 조절하는 것이 화(火)병 환자에게 대단히 중요하다. 화가 난다고 그때그때 바로바로 화내면 또 다른 스트레스에 직면하게 된다. 화가 나는 순간 깊게 심호흡하면서 그 상황을 찬찬히 심도 있게 생각하고 나에게 문제가 있는 점이 없었나를 생각하면 화(火)를 어느 정도 가라앉히게 되지만, 그러나 너무 자주 그렇게는 하지 마시고 적당히 발산하도록 해야 한다. 화를 계속해서 참으면 오히려 그 화(火)가 누적돼 더 큰 화를 불러들일 수 있기 때문이다.

갑작스러운 화(火)가 어느 정도 가라앉은 후에는 상대방과 조용히 대화를 시도해 보기도 하고, 편안한 시간을 만들어 나 자신과의 대화도 진지하게 시도해 보세요. 화(火)가 난 이유가 구체적으로 무엇인지? 깊이 생각한 뒤 여유를 가지고 자신의 입장을 정리한 다음 가족이나 가까운 좋은 친구들과 마음을 열고 솔직하게 자신의 심정에 관한 대화를 시도해 보자.

욕심을 버리는 것은 화병을 이기는 key point

욕심을 버리는 것은 마음이 여유로워질 수 있는 더없이 좋은 방법이다. 욕심이 과하면 욕구가 지나쳐 크고 작은 변고가 생기기 쉽고, 되지 않는 일을 억지로 강행할 때는 마음이 불안하고 더 답답해진다. 그 밖에 너무 완벽하려는 것, 너무 깨끗하려는 것, 그리고 너무 자주 예민해져서 신경질을 부리는 것도 병적인 증상임을 인지해야 한다.

이 밖에 식사, 수면시간 등 모든 생활을 규칙적으로 하고, 낮엔 가능한 한 햇볕을 많이 쬐도록 노력하자! 또한 매일매일 적당한 운동을 통해 스트레스와 화(火)에 대한 저항력을 기르자. 땀이 약간 배는 정도의 운동은 엔도르핀 등의 호르몬을 증가시켜 심신 안정을 찾아주는 데 큰 도움이 된다. 그런데 그보다 더 차원 높은 발상은 스트레스와 친근해지는 방법이다. 그리되면 스트레스를 극복할 수 있는 길을 어렵지 않게 찾을 수도 있다.

이와 같은 상태는 어떻게 해볼 수 없는 치료 불가능한 상태로 보인다. 위에 열거된 상태를 쫓아다니면서 치료하려고 애써보아도 치료가 여의치 않아 포기 상태가 되는 경우가 많다.

그러나 한의학적인 차원에서 보면 몸을 다스리는 기(氣) 자체가 불안한 상태이므로, 이와 같은 증상의 발병 원인을 추적해 그 기의 흐름을 정리해 주면 상태를 호전시킬 수 있을 것으로 확신한다. 한의학에는 다행히 이를 조절할 수 있는 기전이 있다. 좋은 결과를 보는 경우가 적지 않다.

신경증 관계 질환은

신경증을 구체적으로 나누어 보면 - 불안신경증, 강박신경증, 히스테리, 노이로제, 우울증, 공포증, 공황장애, 폐쇄공포증, 정전신경증 등으로 구분할 수 있다. 신경증 관계 질환은 체력과 면역력을 키워 정신력을 높여야 극복할 수 있다. '그럴 수도 있지~, 뭐!' 이것이면 되는 것을. 그게 그렇게 어려울까?

가슴속 깊은 응어리인 화(火)를 제거해야 한다. 모든 정신신경증은 화(火)가 원인이라고 해도 과언이 아니다. 과거 유교적 분위기에서 살아온 중년 이후 또는 노년기 여성뿐 아니라 요즘은 30~50대 가정주부에게서도 화(火)병 환자(신경증)를 쉽게 찾아볼 수 있다. 요즘 이 화병으로 힘들어하는 환자가 늘어나면서 사회적으로 문제가 되고 있다. 대책을 마련해야 한다고 생각한다.

이 세상엔 '다른 사람이나 불편한 것으로부터 오는 스트레스란 없다'는 놀라운 사실을 꼭 기억하시기 바란다. 스트레스란 그 불편한 요소를 용서하든지, 무시하든지 하지 않고 받아들여 가슴에 쌓아두기 때문에 스트레스를 받아 못 살겠다고 호소하게 되는 것이다. 그 스트레스는 내 인격에 의한 나의 의지에 의해 결정된다는 사실을 곰곰 생각해 보자.

신경증[화(火)병] 자가진단

신경증[화(火)병] 자가진단

다음 항목 중 61점 중에서 21~30점은 화병에 걸릴 위험이 높고, 31~39점은 화병일 가능성이 크며, 40점 이상인 경우는 화병이므로 반드시 치료를 받아야 함.

1. 일반적으로 느끼는 자신의 성격은?	때때로 죽고 싶은 충동을 느낀다.
성미가 급하다.	이유 없는 같은 생각이 반복돼 꽤 힘들다.
참을성이 부족하다.	
때론 불 같은 성격이다.	5. 자신은 어떤 삶을 살았다고 생각하는가?
일을 잘하는데 인정받지 못하면 분통이 터진다.	내 삶은 불행하다.
다른 사람 앞에서 비판받으면 격분한다.	억울한 일이 많아 늘 가슴이 답답하다.
옳지 않은 일을 보면 가만히 있지 못한다.	세상은 내게 너무 야속하다.
화를 잘 내는 성격이다.	내 인생에 대해 말하기가 심히 부끄럽다.
	하고 싶은 일은 거의 하나도 하지 못했다.
2. 평소 개인생활은 어떤가?	내 인생은 나로서는 어쩔 수 없는 일이었다.
개인생활에 만족스럽지 못하다.	나 자신이 초라하고 불쌍하다.
주위 사람/가족들이 날 잘 이해해 주지 않는다.	나는 아무 능력도 없다.
친구/연인/배우자와의 사이가 좋지 않다.	당하고만 살아 왔다.
친한 주위 사람과도 편한 마음으로 대화하지 못했다.	나는 아무 일도 하기 싫다.
일어나지도 않은 앞으로의 일들을 걱정한다.	내 가슴속에는 한이 깊이 맺혀 있다.
만족스럽지 않은 일투성이다.	
	6. 지금 어떤 증상이 있는가?
3. 화가 날 때 어떤 행동을 하는가?	화가 나면 잠을 잘 못 잔다.
화를 잘 참는 편이다.	때때로 진땀(주로 취침 때 더 심하다)이 난다.
가능하면 화를 내지 않고, 또 노력하는 편이다.	신체 일부분 또는 온몸이 가렵다.
사람을 피한다.	얼굴에 열이 자주 달아오른다.
혼자서 잘 운다.	온몸에도 열이 달아오를 때가 있다.

화가 복받치면 소리를 지르기도 한다.	속에서 열이 나서 더운 물을 마실 수 없다.
화가 심하게 나면 뛰쳐나가거나 잘 집어던진다.	무언가 치밀어 오르는 느낌이다.
사람들과 말다툼을 잘하는 편이다.	팔다리 감각이 이상할 때가 있다.
화를 낸 후에 후회하는 경향이 있다.	자주 피곤하다.
	기분 나쁠 땐 입맛이 없고, 소화도 잘 안 된다.
4. 화가 날 때 어떤 마음이 드는가?	머리가 자주 아프다.
다른 사람이 인식하는 것보다 더 분통이 난다.	가끔 또는 자주 어지럽다.
짜증이 심하게 난다.	눈이 침침하거나 충혈이 잘 된다.
불안하고 초조하다.	입이 마르고 쓰다.
우울하고 허무하다.	가슴이 답답하고 숨이 막혀 한숨을 자주 쉰다.
외롭다.	가슴이 뛰고 두근거린다(불안초조).
슬프다.	목이나 가슴, 상복부에 무언가 걸린 것 같다.
두려운 생각이 든다.	때때로 자주 불안하고 초조하다.
깜짝깜짝 잘 놀란다.	

신경증의 원인과 치료에 관해서

　화병(火病·신경증)의 발생 원인은 매우 다양하다. 선천성 요인과 환경성 요인이 겹칠 때 화병이 발생하기 쉽다. 정신질환과 신경쇠약은 뿌리는 다르지만, 신경쇠약과 화병은 꽤 친밀한 관계라고 볼 수 있다.

　속이 터질 정도로 화가 나면 "가슴이 답답하다" "울화통이 터진다"라면서, 더 심할 때는 가슴을 탕탕 치기도 한다. 머리나 무릎이 아니고 왜 가슴을 칠까요? 우리가 누굴 사랑할 때나 미워할 때 가슴으로 하지 머리로 하지 않지요? 한의학적인 이론은 양 젖꼭지 사이를 '단중(膻中)'이라고 한다. 기(氣)가 상하로 제대로 운행하지 못하고 이 단중에 쌓이면 가슴이 막히는 느낌이 들면서 답답해진다. 울화로 기(氣)가 막혀 가슴이 답답해지기 때문이다. 그래서 가슴앓이를 한다고 한다.

　화병 환자 스스로도 스트레스의 원인은 알고 있지만, 이를 해결하지 못하고 쌓아두는 것이 화병(火病)을 만드는 원인이 된다. 유교적 관습이나 가부장적 문제에 의해 억압돼 온 중년 이후 또는 노년기 여성들에게 화병 환자가 많은 것도 이 때문이다. 요즘 만성적인 스트레스에 노출돼 있는 30~50대 가정주부에게서도 흔히 볼 수 있으며, 그 밖에 학생 중에서도 드물게 나타난다. 특히 남성과 여성의 비율을 살펴보면, 대략 2대8 정도로 여성의 발생률이 현저히 더 높다.

이 화병은 부부간의 불화, 고부간과 시댁 식구와의 갈등, 경제적 문제 등에 의한 원인에서 발생하는 경우가 많은 편이다. 이뿐 아니라 시기, 질투, 시샘, 동경, 지나친 사랑의 독점욕이나 미움, 억압, 무시당함, 그리고 정신이나 신체적인 결함 등의 요인에 따라 발생한다. 이는 환자의 체질 유전적인 소인에 의한 성격에 따라 큰 편차가 나타난다고 볼 수 있다. 유전적인 소인이 강할 때 치료도 어렵고 재발률도 높다.

그런데 신경증〔화(火)〕이 아주 심하지 않은 경우는 한방치료가 매우 우수하다. 그 이유는 거의 대부분의 신경증 환자가 기(氣)가 부족한 화병에 속하기 때문이다.

화병 치료의 특수 처방

늘 마음이 불안 초조하고 걱정근심이 많은 경우의 특수 처방은 효과가 놀랍다:

- 감맥대조탕(甘麥大棗湯): 감초, 소맥, 대추를 차나 음료수 대신 수시로 마시면 그 효과가 정말 신효하다.
- 가미소요산(加味逍遙散), 가미귀비탕(加味歸脾湯), 죽여온담탕(竹茹溫膽湯), 온청음(溫淸飮) 등이 효과 좋은 우수한 처방이다.

아래의 처방은 입이 잘 마르고 때때로 얼굴로 열감을 느끼며 가슴이 답답하고 불안 초조하고 안절부절못하며 입맛이 없고 수시로 변비가 있는 경우 효과가 매우 좋다:

- 삼황사심탕(三黃瀉心湯)과 황련해독탕(黃連解毒湯), 억간산(抑肝散)의 효과가 놀랍다.

위의 처방들은 마음을 진정시키고 청화(淸火), 즉 화(火)를 맑게 씻어내리는 처방이다. 한방 생약인 이 청화제로 마음을 맑게 하면 신기할 정도로 마음이 편해지고 타오르는 듯한 열기가 씻은 듯 가시며 마음에 평온이 찾아온다.

그리되면 화에 의한 신경정신과적 질병은 많은 도움을 받을 수 있고, 특히 두통은 어렵지 않게 치료가 잘 된다. 이처럼 한의학 생약 치료는 놀랍게도 사람의 마음까지 변화시키는 신비로운 효능이 숨어 있다.

위의 처방들은 화학적인 약과 다른 생약, 즉 살아 있는 약으로 진통의 효능이 전혀 없는 약으로 구성된 처방임에도 거의 재발까지 막아 주기 때문이라고 알려드린다.

식이요법 · 민간요법 · 생약차 · 운동 · 말씀 한마디

육류, 계란, 우유 등의 동물성 단백 식품과 흰쌀, 흰설탕 등의 정백식품(精白食品)의 과잉섭취가 뇌 신경계를 약화시키는 원인이 될 수도 있다.

① 그중에서도 불행하게도 계란에 문제가 있다. 계란의 흰자에는 에비데인이 함유돼 있는데, 신경장애를 일으킨다는 것이 입증됐고, 그 밖에도 두뇌활동 장애를 일으키는 미지의 물질이 함유돼 있는 것으로 사료된다. 정신 신경장애자의 증가와 계란 소비 증가가 확실히

비례하고 있는 실정이란 보고가 있다. 따라서 신경증(신경쇠약) 증상이 있는 사람은 계란에 신중하기 바란다.

② 그뿐 아니라 지나친 육식의 섭취는 혈액의 성상(性狀)을 악화시켜 산소를 대량으로 소비하는 뇌신경계에 충분한 산소의 공급을 방해할 수도 있다.

③ 정백식품(精白食品)은 혈액을 산성화하고 이에 더해 비타민과 미네랄을 부족하게 만든다. 뇌세포는 특히 비타민 B군과 미네랄을 주로 소비해 활동하기 때문에 이것이 부족해지면 여러 가지 뇌 기능이 저하될 수도 있다.

④ 그리고 기억해야 할 사항 중 하나는 백설탕이 어린이의 정서에 장애를 일으키는 원인이란 사실이다. 즉, 백설탕은 정신을 안정시키는 칼슘이나 비타민 B1을 빼앗아 가기 때문에 신경을 과민하게 만들고, 따라서 스트레스에 대한 저항력이 떨어지게 된다. 그 때문에 정신·신경장애를 예방·치료하기 위해서는 일상생활의 정당한 식이요법을 통해 혈액을 정화시켜 뇌신경계를 정상으로 활동할 수 있게 해주어야 한다.

식이요법
- 주식
  - ▶ 현미잡곡밥: 현미 5, 율무 2, 콩 2, 차좁쌀 1
- 부식
  - ▶ 야채류: 참마, 연근, 호박, 김치 파, 부추, 마늘 등을 가능한 한 많이
  - ▶ 해조류: 다시마(칼슘), 미역
  - ▶ 소(小)어패류: 멸치, 조개류

▶콩류 음식: 두부를 많이 첨가한 된장국

민간요법

치자+검정콩+소주

치자(梔子)는 가슴의 화(火)와 위와 대소장의 열기〔화(火)기〕, 번민을 풀어주고, 번갈(煩渴)을 해소하며, 소변을 잘 내보내고 안질환과 황달도 치료한다.

• 제법
1) 검정콩 100g을 프라이팬에 껍질이 벗겨질 때까지 약한 불로 서서히 볶는다.
2) 치자 말린 것 100g을 검정콩과 함께 믹서에 넣고 대강 가루를 만들어 1L의 소주에 넣고 밀폐해 3개월 정도 냉한 장소에 보관한다. 3개월 후 가제를 받치고 다른 병에 옮겨 담은 후 취침 전에 소주잔으로 반 잔 정도씩 마신다.

• 생약차: 감맥대조탕(甘麥大棗湯)

소맥(小麥): 30g으로 번열(煩熱)과 발광을 가라앉히고, 갈증을 멈추며, 이뇨 작용이 있고, 마음을 진정시키며, 간장의 혈액순환을 돕는다.

대추(大棗): 15개를 안중(安中), 보기(補氣), 안신(安神), 백약(百藥)을 조화한다.

감초(甘草): 10g으로 모든 약을 조화롭게 하고, 화기를 안정시키며, 마음을 따뜻하고 온화하게 하며, 기를 완화하는 효능이 있다.

이 세 가지 약제로 차를 만들어 보리차처럼 수시로 복용하면 좋은 효과를 얻을 수 있다.

- 운동:

1주에 3회 정도, 20~30분, 평소 자신의 보폭보다 반드시 10cm 정도 넓게, 머리를 곧추세우고, 가슴을 한껏 펴며, 약간 빠른 속도를 유지한다. 이 운동은 혈액을 깨끗하게 해 두뇌의 혈액순환을 도와 맑고 총명하게 하고, 정신을 맑게 하며, 특히 소화와 요통, 그리고 전신을 건강하게 하는 대단히 좋은 운동입니다. 단지 조심할 것은 무리하지 않는 것이다.

한마디

조용한 시간을 통해 홀로 자기 자신과 만나는 시간을 갖지 못하는 사람은 그 영혼이 중심을 잃고 헤매게 됩니다. 심신이 피곤해지고 마음이 외로워져 집에서 홀로 쉬고 있지 않을 수 없는 그 시간을 자기 내면의 자기와 만나는 귀한 시간으로 바꾸어 보시기 바랍니다.

그렇게 할 수만 있으면 불안초조가 사라지고 마음 내면의 눈이 밝아져 평정(平靜)하고 여유로운 인생을 즐길 수 있게 됩니다.

불면증은 극복 가능한 질환이다

불면증이란 무엇이며, 그 원인과 증상은?

불면증은 불안, 흥분, 긴장, 스트레스 등의 감정이나 과로, 신체적인 고통 등이 원인이 돼 거의 매일 밤잠을 제대로 이룰 수 없는 증상을 말하는

데, 의외로 유전적인 영향도 무척 영향이 큽니다.

잘 시간을 알려서 잠자게 하는 생체시계는 유독 인간에게만 있는 것은 아니고 동물과 식물에도 있다고 합니다.

인체에는 신비로운 여러 기능이 많지만, 그중에서도 오묘한 것은 시간을 알려주는 생체시계입니다. 배가 고파지면 그것을 인지해 밥을 먹고 싶어지게 해 밥을 먹는 것과는 비교가 좀 차원이 다르지만, 24시간을 한 주기로 신체의 여러 가지 기능과 상태가 규칙적으로 변하는 것을 과학자들은 '일주기 리듬(circadian rhythm)'이라고 이름을 지었습니다. 이뿐 아니라 세균이나 이스트에도 신진대사의 주기 리듬이 있다고 합니다. 놀라운 것은 인간이나 다른 고등동물뿐 아니라 모든 생물이 그런 리듬을 가지고 살아간다는 것이지요.

그런데 아마도 인간에게만 불면증이 있는 것 같습니다. 바로 인간은 다양한 생각을 하는 최고의 고등동물이기 때문에 각자의 유전적인 소인과 컨트롤이 불가능한 무한한 사고에 엉켜 잠을 이루지 못하게 되는 것은 아닌가 생각합니다.

수면 부족의 위험성

수면시간이 다섯 시간 미만일 경우 사망률이 15% 증가한다는 보고가 있습니다. 수면이 부족하면 심장마비, 뇌졸중, 당뇨, 비만 등을 유발할 수 있습니다. 충분한 수면은 건강한 노화를 느리게 유도하며, 비만을 예방하고 정신신경을 안정시킵니다. 하여 미녀 중에 잠꾸러기가 많다고 합니다. 수면이 부족하면 콜레스테롤 수치가 올라가고, 당뇨와 혈압도 상승합니다. 성장기 어린이는 수면시간이 부족하면 면역력이 떨어져 여러 가지 질병에 저항력이 약해진다.

수면에 관한 질문을 자신에게 던져 보자

- 얼마나 깊이 자는가? 평균 7~8시간 중 1.5~2시간은 깊이 잠들어야 한다.
- 연령에 따른 충분한 수면시간은? 유치원생은 10~13시간, 초·중·고 학생은 9~11시간, 성인: 8~9시간; 수면이 부족하면 면역력이 떨어져 여러 가지 질병에 저항력이 약해지고 뇌의 기능이 떨어진다.
- 언제 자는가? 밤 10시부터 늦어도 12시 이내에 자야 한다. 그 시간이 지나면 멜라토닌이 원활하게 분비되지 않기에 불면증이 될 수 있다.

저녁식사를 늦게 많이 먹고 자면 소화시키느라 호르몬 분비가 원활하지 못하기 때문에 숙면하기 어렵습니다. 잠들기 전에 방이 어두워야 하고, 밤에 잠들기 전에 전파 공해와 블루라이트 즉, 핸드폰, 태블릿PC, 컴퓨터를 꺼버리고 책을 읽으면 잠이 잘 옵니다.

수면제

대표적으로 많이 처방되는 수면제로는:

- 졸피뎀(Zolpidem)〔스틸녹스(Stilnox), 앰비엔(Ambien) 등〕계열: 장기 복용할 경우 기억상실(건망증)이 생길 수 있다. 실제가 아닌 것을 보거나 듣기(환각)도 한다. 우울증 징후, 도리어 불면증 악화, 환각, 섬망, 기억 상실 등
- 알프라졸람(Alprazolam)〔자낙스(Xanax), 알프람(Alpram) 등〕계열: 갑작스러운 혼란이나 방향감각 상실, 자살 충동, 발작, 호흡곤란, 3개월 이상 계속 복용하면 알츠하이머의 위험이 32% 증가한다는 보고.

반면에 수면에 도움이 되는 서플리먼트

전문의와 상담 후 복용을 권장드립니다.

- 마그네슘(Magnesium): 특히 마그네슘 글리시네이트(Magnesium Glycinate), 구연산 마그네슘(Magnesium Citrate), 또는 마그네슘 L-트레오네이트(Magnesium L-threonate)
  - ▶ 마그네슘은 인체에서 일어나는 수백 가지 과정에 관여하는 미네랄이며, 뇌 기능과 심장 건강에도 중요합니다. 또한 진정 효과가 있는 뇌 신경전달 물질인 감마-아미노뷰티르산(GABA) 수치를 조절해 근육 이완을 도와 긴장을 완화하고 스트레스를 줄여주며 수면을 돕습니다.
  - ▶ 권장 복용량: 일반적인 복용량은 하루 200~500mg입니다.
  - ▶ 복용 시간: 마그네슘은 취침 30~60분 전인 저녁에 섭취하는 것이 가장 좋습니다.

- 글리신(Glycine)
  - ▶ 글리신은 신경전달에 역할을 하는 비필수 아미노산으로 소화, 신진대사, 면역 및 DNA와 RNA 생성에도 도움이 됩니다. 깊은 잠에 더 빨리 빠지도록 돕고, 수면의 질을 향상시키며, 수면 리듬을 안정시키고, 수면 개선 호르몬인 세로토닌 생성을 자극해 수면을 돕습니다.
  - ▶ 권장 복용량: 일반적인 유효 복용량은 취침 전 2000~3000mg입니다.
  - ▶ 복용 시간: 글리신은 수면의 시작과 질을 개선하는 데 도움이 될 수 있으므로 취침 30분 전에 복용하세요.

- L-테아닌(L-theanine)
  - ▶ 이 아미노산은 몸의 이완을 촉진하고 불안을 줄이는 데 도움이 되며 마음을 진정시키고 수면의 질을 개선하는 필요한 신경전달물질인 가바, 도파민, 세로토닌의 생성을 촉진합니다.
  - ▶ 권장 복용량: 일반적인 이완 및 스트레스 완화와 인지력 향상 및 집중력 향상으로는 하루 100~200mg이며, 수면 지원으로 일반적인 복용량은 하루 100mg에서 최대 400mg입니다.
  - ▶ 복용 시기: 잠자리에 들기 30~60분 전에 복용하면 차분하고 편안한 상태를 촉진해 수면에 도움이 됩니다.

이노시톨(Inositol)
  - ▶ 이노시톨은 신경계를 진정시키는 효과가 있는 물질로 스트레스와 불안을 관리하고 수면 조절에 도움이 되는 신경전달물질인 세로토닌의 생성을 지원해 편히 잘 수 있도록 합니다.
  - ▶ 권장 복용량: 일반적인 복용량은 하루 1000~2000mg입니다.
  - ▶ 복용 시기: 이노시톨은 취침 한 시간 전인 저녁에 복용하면 긴장을 완화하고 평온함을 유지하는 데 도움이 됩니다.

효과적인 수면을 위한 보조제 조합

위에 언급한 서플리먼트를 한 가지씩만 복용하셔도 도움이 되고, 조금 더 개선이 필요하신 분들은 이 서플리먼트들의 조합으로 수면 개선에 도움을 받을 수 있습니다. 이 각 서플리먼트는 시너지 효과를 발휘해 이완을 촉진하고 수면의 질을 개선하는 데 도움을 줄 수 있습니다.

조합이 효과적인 이유는 마그네슘은 근육 이완과 신경계 기능에 도움을 주어 전반적인 이완에 기여하고, 글리신은 체온을 낮추고 수면의 질을 향상시켜 수면을 지원하며, L-테아닌은 가바 수치를 높이고 불안을 줄여 평온함을 증진하고, 이노시톨은 신경전달물질의 균형을 유지하고 불안을 감소시켜 차분한 마음 상태를 유지하도록 도와줍니다.

항상 저용량으로 시작해 몸의 반응을 모니터링하며 필요에 따라 용량을 조절하세요. 불편함을 느끼거나 우려되는 점이 있다면 의사와 상담하는 것이 좋습니다. 특히 약물을 복용 중이거나 건강 질환이 있는 경우, 안전을 위해 의사와 꼭 상담한 후 복용하는 것을 추천합니다.

- ▶ 마그네슘+글리신: 마그네슘과 글리신은 모두 진정 작용과 근육 이완 효과가 있습니다. 함께 섭취하면 수면의 질을 개선하고 잠드는 데 걸리는 시간을 줄이는 데 도움이 될 수 있습니다. 조합의 예: 마그네슘(200~400mg)+글리신(2000~3000mg)
- ▶ 마그네슘+L-테아닌: L-테아닌과 마그네슘을 함께 섭취하면 수면에 중요한 두 가지 요소인 긴장을 완화하고 스트레스를 줄이는 데 도움이 됩니다. 조합의 예: 마그네슘(200~400mg)+L-테아닌(100~200mg)
- ▶ 글리신+이노시톨: 글리신은 체온 조절을 돕고 이노시톨은 신경전달물질의 균형을 유지하는 데 도움이 되므로 이 두 가지를 함께 섭취하면 시너지 효과를 발휘해 수면의 질을 개선할 수 있습니다. 조합의 예: 마그네슘(200~400mg)+이노시톨(1000~2000mg)
- ▶ 마그네슘+글리신+L-테아닌+이노시톨: 각 보충제의 일반적인 안전 복용량을 초과하지 않는 한, 네 가지를 권장 복용량으로 함께 복용할 수 있습니다. 하지만 이 보충제들은 일반적으로 내약성이 좋

지만, 특히 이 조합을 처음 복용하는 경우 각 용량 범위의 낮은 범위에서 시작해 조절하시는 것을 권장드립니다. 조합의 예: 마그네슘(200~400mg)＋글리신(2000~3000mg)＋L-테아닌(100~200mg)＋이노시톨(1000~2000mg)

복용 타이밍

▶ 이 보충제를 취침 30~60분 전에 복용하면 효과를 극대화할 수 있습니다. 마그네슘, 글리신, L-테아닌, 이노시톨은 모두 신체에 이완 효과가 있으므로 일반적으로 취침 전에 복용하는 것이 안전합니다.

안전 고려사항

위의 복용량은 대부분의 사람들에게 일반적으로 안전한 범위 내에 있습니다. 하지만 항상 낮은 용량부터 시작해 신체가 어떻게 반응하는지 평가하고 필요한 경우 점차 용량을 늘리는 것이 좋습니다. 하지만 특정 보충제에 민감하거나 기저질환(마그네슘의 경우 신장 문제, 이노시톨의 경우 소화기 문제 등)이 있거나 진정제나 항우울제 등의 약물을 복용 중인 경우, 상호작용이나 금기사항이 없는지 의료진과 상담하는 것이 중요합니다.

▶ 마그네슘: 마그네슘을 너무 많이 섭취하면 설사를 유발할 수 있으므로 저용량(예: 200mg)으로 시작해 필요에 따라 조절하는 것이 가장 좋습니다.
▶ 글리신: 글리신은 일반적으로 내약성이 좋지만, 복용량 범위의 가장 낮은 용량(1000mg)부터 시작해 신체가 어떻게 반응하는지 확인해야 하며 서서히 용량을 조절하시도록 추천드립니다.

▶ L-테아닌: 안전하다고 여겨지지만 고용량을 섭취하면 가벼운 진정 효과나 현기증을 유발할 수 있습니다. 100~200mg에서 시작해 몸의 반응을 관찰하며 서서히 조절해 섭취하세요.
▶ 이노시톨: 이노시톨은 일반적으로 안전하지만 고용량 복용 시 위장 불편함(예: 복부팽만감)을 유발할 수 있으므로 1000mg으로 시작해 필요하면 서서히 양을 늘립니다.

불면증의 상태는

첫째, 어떠한 조건에서도 잠을 잘 이룰 수 없는 경우다. 침대에 누워도 잠이 잘 오지 않고, 자려고 아무리 애써도 잠이 오지 않고, 심지어는 몸이 피곤함에도 잠을 잘 잘 수 없는 경우입니다.

둘째, 숙면 장애로 잠이 들기는 들었으나 꿈을 꾸는 것인지, 잠을 자는 것인지 분간하기 어려울 정도로 숙면을 취하지 못하는 괴로운 경우입니다.

셋째, 새벽잠이 없는 경우인데, 저녁 일찍 잠자리에 누우면 쉽게 잠들지만 빠를 때는 새벽 2~3시쯤에 눈이 떠져서 아침까지 잠을 이루지 못하는 경우입니다.

뇌하수체에서 분비되는 바소프레신(Vasopressin)이라고 하는 항이뇨호르몬이 있습니다. 보통 수면 중에는 이 호르몬이 다량으로 분비돼 신장에서 소변을 만들어 내는 양이 줄어들기 때문에 밤중에는 화장실에 자주 가지 않게 됩니다. 그런데 노인이 되면 이 호르몬의 분비가 적어지고 방광의 신축력이 약해지며 전립샘이 비대해져 소변을 자주 보게 돼 불면증의 원인이 됩니다.

불면증 환자들의 치료 예를 살펴보면

봄이 되면 새롭게 소생하는 자연과는 달리 자신은 오히려 매일매일 시들어만 간다는 좌절감 때문에 불면증으로 시달리는 분이 의외로 많습니다.

"선생님 지난 밤도 또 거의 뜬눈으로 지새우고 나니, 나른하고 의욕이 없으며, 머리는 무겁고, 꿈속을 헤매는 것 같아 삶의 즐거움을 거의 느끼기 어렵습니다. 좋은 방법이 없을까요?"

증예 1

때때로 도저히 잠을 못 이루는 밤 때문에 부동산 사무실에서 다음 날 종일토록 구름 속을 헤맬 수밖에 없었던 그 괴로운 나날들이, 그렇게 지독하게 쓰디쓴 '삼황사심탕(三黃瀉心湯)'으로 해소될 줄이야!

"작년 가을부터인가, 밤에 잠을 청하면 청할수록 새벽 두세 시까지 도리어 머리가 맑아지면서 낮에 있었던 일 등 여러 가지가 떠오르면서 잠이 오지 않습니다.

병원에서 처방하는 수면제를 몇 번 복용해 보았으나, 약을 복용하고 억지로 잔 잠이어서 그런지, 깊이 잔 것 같은데도 낮에 머리가 띵하고 몸이 개운하지 않아 약물중독이 되는 것이 아닌가? 하는 두려움이 있던 차에 친구가 소개한 선생님을 찾아오게 됐습니다.

선생님! 왜 잠이 오지 않는 건가요? 생리적으로 어떤 현상이기 때문에 잠이 오지 않는 것인가요?"

한마디로 불면증에 관한 나의 견해를 정리하면, 밤에는 머리에 순환되는 혈액의 양이 거의 1/3 정도는 줄어들어야 편안히 잠잘 수 있다고 생각합니다.

예를 들면, 여름에 맛있는 점심을 좀 많이 먹고 나면 거의 누구나 졸음이 옵니다. 그 이유는 특히 겨울보다 여름에는 더워서 몸의 온도를 낮추기 위해 많은 피가 표피로 이동하고, 또 음식을 소화시키기 위해 많은 양의 피가 위장으로 모이기 때문에 머리에 올라갈 피가 현저히 줄어들어 잠잘 때와 비슷한 상태가 되기 때문이라고 생각합니다.

이것저것 근심걱정, 그리고 미주알고주알 생각하느라 일상적으로 낮에 필요한 만큼의 산소가 밤에도 뇌에 충족돼야 하고, 이를 위해 많은 양의 피를 머리에 공급할 수밖에 없게 돼 불면증으로 시달리게 되는 것이지요.

증상과 치료:

얼굴색이 벌겋고 수시로 달아오르는 다혈질 체질로, 작은 일에도 흥분을 잘하고 화를 잘 내며, 반면에 체격에 어울리지 않게 소심하고 자주 불안 초조하며, 혈압이 약간 높고 때때로 변비의 경향이며, 머리가 자주 무겁고, 때때로 귀에서 벌레 소리가 나는 등 여러 가지 증상을 동반하고 있었다.

한방체질 분류상 '태음인' 실증의 체질로 분류하고, 그 체질의 실증 증상의 질환에 상용하는 대표 처방인 명 처방 '청폐사간탕(清肺瀉肝湯)'에 '삼황사심탕(三黃瀉心湯)'을 합방해 투약했다.

나는 2주일 후에 나타난 환자의 외양이 바뀐 것을 보고 놀랐고, 이 환자는 한약의 효과에 놀라워했다. 붉었던 얼굴색이 좀 바뀌고, 도전적이던 느낌이 들었는데 매우 얌전해진 것을 즉시 느낄 수 있을 정도로 변해 있었다. 물론 잠도 편히 잘 잔다고 하면서 싱글벙글 감사하다는 인사를 여러 번 받았습니다.

증예 2

반년 전부터 잠자는 것인지, 깨어 있는 것인지 분간이 가지 않는 비몽사몽의 나날을 보내고 있던 귀티 나는 여성 환자가 '계지가용골모려탕(桂枝加龍骨牡蠣湯)'과 '귀비탕(歸脾湯)'으로 구제를 받은 후 저자 한의원에 선전원이 됐습니다.

"큰딸 아이의 혼사 문제가 얽히고설킬 때쯤부터 잠을 설치기 시작했는데, 밤마다 억울하고 분해 막 싸우는 상상, 우리 딸이 시집가서 고부간의 갈등 때문에 쫓겨나는 장면, 억울하게 이혼당하고 친정집에 틀어박혀 속을 뒤집어 놓는 망상 등이 겹쳐 내가 지금 잠자고 있는 것인지, 꿈을 꾸고 있는 것인지 거의 반년 간의 잠 부족 때문에 기진맥진한 상태입니다."

불면증의 증상과 치료

이 부인과 같은 모습의 증상을 한방에서는 '혈허증(血虛證)'이라고 합니다. 얼굴색이 흰색인지 노란색인지 분간하기 힘든 묘한 색이었습니다. 한눈에 신경과민인 것을 알 수 있을 정도고, 불쌍해 보이기까지 해 우선 측은한 생각이 앞섰습니다. 대개 이런 타입은 조용하고 차분하게 보이면서도 아집이 몹시 강하며, 정확하고 예민하며, 고지식한 체질입니다. 이런 소음인 체질 중에는 편두통으로 고생하는 경우가 많고, 자주 어지러우며 수시로 비위가 약해 메스꺼워진다고 했습니다. 낮에도 하품을 잘하고 소화에도 문제가 있는데, 그 증상은 속이 쓰리거나 아프기보다는 명치끝이 답답하고 거북하며 아침에 먹은 음식이 오후가 되도록 내려가지 않고 제자리에 있는 듯하며 변비가 심하다고 했습니다.

이 부인은 위와 같은 증상에다 배꼽 주위에 동계(動悸)가 심하고 때때로 불안 초조하며, 갱년기장애의 증상과 오래전부터 수시로 두통까지 겹쳐 힘들어 했습니다.

우선 계지가용골모려탕과 귀비탕을 합방해 20일간 투여했습니다. 본인이 만족하기까지 3개월이 더 걸렸지만, 그러나 체질 개선을 위한 치료이므로 그렇게 긴 기간이라고는 볼 수 없습니다. 처음 투약 20일 후부터는 두통 치료를 위한 약도 첨가했습니다.

수면을 유도하는 한방 치료의 처방 효과는?

한약에는 양방의 수면제와 같이 누구나 복용하면 일시적으로 잠을 억지로 유도하는 약은 없습니다. 간단히 말하면, 한방의 치료는 그 근본적인 생리기능을 개선하는 것이므로 같은 병명일지라도 개개인에 따라 약의 종류가 즉, 처방이 달라집니다.

대표적인 특수처방으로는 시호가용골모려탕, 가미소요산, 죽여온담탕 등을 들 수 있다.

불면증에 효과가 좋은 민간요법과 생약차

- 잔뿌리가 달린 대파의 흰 부분(10~15cm)만을 양쪽에 3개 정도씩 베개의 좌우에 놓고 자면 신기하게 잠이 잘 온다. 대파의 흰 부분을 길이로 절반을 갈라 사용한다. 파는 말초혈관을 확장해 사지로 피가 잘 통하게 해주기 때문이다.
- 몸이 냉한 사람은 하룻밤에 마늘 3쪽 정도를 먹으면 잠이 잘 온다. 마늘은 몸을 따뜻하게 하는 작용이 있기 때문이다. 즉, 피를 온몸의 구석구석으로 잘 순환되게 한다.
- 산조인탕(酸棗仁湯) : 산조인(酸棗仁)은 멧대추나무(산대추나무)의 성숙한 종자를 건조한 것으로, 마음을 안정시키는 효능이 있고 특히 불면증

에 효과가 우수하다.

제법: 산조인 20g(하루 분량)을 프라이팬에 잘 볶은 것에 약간(5g)의 생강을 곁들인 다음, 600cc의 생수를 붓고 약한 불로 달여서 절반으로 줄이고, 하루 3회 식간에 나누어 마시면 좋은 효과를 볼 수 있다.

생약차 - 안면차(安眠茶)

- 산조인초(酸棗仁炒):15g 안신(安神)시켜 불면을 고치고 피로를 회복한다.
- 소맥(小麥): 15g 번열(煩熱) 제거, 갈증을 멈추며 이뇨하고 광기를 진정시킨다.
- 원지(遠志): 12g 지혜롭게, 눈과 귀를 총명하게, 건망증 등을 조절하고 안정시킨다.
- 감초(甘草): 9g 모든 약을 화해하고, 급한 것을 완화시키고, 모든 통증을 치유한다.

한마디

홀로 있는 시간은 참으로 가치 있는 삶을 투영해 보는 시간입니다. 하여 홀로 있을 때만 벌거벗은 자기 자신을 있는 그대로 성찰할 수 있습니다. 그래서 잠 못 이루는 밤에 괴롭게 느껴지는 고독은 단순한 외로움이 아니라 자기 자신을 투명하게 만드는 귀중한 시간일 수도 있습니다.

잠 못 이루는 긴 밤을 억지로 자기 위해 괴로움과 씨름하기보다는 나 홀로 있는 가치의 시간으로, 순수한 자신과 만나는 귀중한 시간으로 바꿀 수만 있으면 잠 못 이루는 그 밤으로 인해 참 나를 만나는 신비한 시간이 되리라 생각합니다.

치매 - 치매에 도움이 되는 생활 습관

거의 전 세계적인 현상이기는 하지만, 우리나라도 예외가 아니어서 전체 국민 70세 이상 10명 중 1명 정도가 가볍게 발생하거나, 그중에 몇 %는 진행성 중증으로 진행되는 것으로 추정합니다.

나날이 늘어가고 있는 치매, 국가적인 큰 골칫거리로 진행되기 전에 생활 습관과 치매에 도움이 되는 음식 섭취에 관심을 가지고, 뇌를 자극하는 활동을 해야 한다.

나이가 들수록 공포로 다가오는 치매는 '두뇌 건강'과 '수면 관리'가 매우 중요합니다.

요즘 기억력이 떨어지는 느낌이 들 때는 아래에 자가진단 항목을 참고하시기 바랍니다.

	기억 감퇴 / 치매 자가진단 체크 리스트 SMCQ(Subjective Memory Complaints Questionnaire)
1	자신의 기억력에 문제가 있다고 생각하십니까?
2	자신의 기억력이 10년 전보다 나빠졌다고 생각하십니까?
3	자신의 기억력이 같은 또래의 다른 사람들에 비해 나쁘다고 생각하십니까?
4	기억력 저하로 인해 일상생활에 불편을 느끼십니까?
5	최근에 일어난 일을 기억하는 것이 어렵습니까?
6	며칠 전에 나눈 대화 내용을 기억하기 어렵습니까?
7	며칠 전에 한 약속을 기억하기 어렵습니까?
8	친한 사람의 이름을 기억하기 어렵습니까?
9	물건 둔 곳을 기억하기 어렵습니까?
10	이전에 비해 물건을 자주 잃어버립니까?
11	집 근처에서 길을 잃은 적이 있습니까?

12	가게에서 두세 가지 물건을 사려고 할 때 물건 이름을 기억하기 어렵습니까?
13	가스불이나 전깃불을 끄는 것을 기억하기 어렵습니까?
14	자주 사용하는 전화번호(자신 혹은 자녀의 집)를 기억하기 어렵습니까?

[출처: 중앙치매센터 치매 자가진단 체크 리스트]

위의 14가지 항목 중 일곱 가지 항목 이상일 때는 치매 조기검진을 받아 봐야 한다. 인지력과 기억력 감퇴가 진행되고 있으므로 되도록 빨리 개선을 위해 노력해야 한다. 치매는 예방과 조기발견이 가장 중요하기 때문이다.

뇌 건강에 도움이 되는 서플리먼트

노화는 완전히 피할 수 없는 것이지만, 인지 기능의 감퇴에 도움이 되는 라이프 스타일과 서플리먼트를 통해 계선할 수 있습니다. 최신 과학은 노화된 뇌의 일부를 보호하고 영양을 공급하며 심지어 뇌세포의 재성장을 지원할 수 있음을 보여줍니다. 뇌 건강, 신경 보호 및 인지 기능 향상, 기억력을 지원하는 연구 결과가 뒷받침된 서플리먼트를 소개합니다.

① 마그네슘 L-트레오네이트(Magnesium L-Threonate) 혈액-뇌장벽을 통과하는 두뇌 미네랄

이 독특한 형태의 마그네슘은 혈액-뇌 장벽을 통과해 뇌의 마그네슘 수치를 직접적으로 증가시키도록 설계됐습니다. 뇌의 마그네슘 부족은 기억력 저하 및 가소성 감소와 관련이 있습니다. 연구에 따르면 마그네슘은 학습 능력을 향상시키고 기억력을 개선하며 노화된 시냅스(새로운 기억에 적응하고 형성하는 뇌의 능력)를 젊어지게 해 장기적인 두뇌 활력을 위한 최고의 선택이 될 수 있습니다. 또한 수면의 질과 신경 보호에도 도움이 될

수 있어 두뇌 건강을 위한 종합적인 서플리먼트입니다.

이점

학습 및 장기 기억력 향상

시냅스 밀도 증가

노화와 관련된 인지 기능 저하로부터 보호

주요 연구

2010년 MIT 연구에 따르면 마그네슘 L-트레오네이트가 노화된 쥐의 기억력과 뇌 연결성을 향상시켜 인간의 노화와 관련된 기억력 개선 가능성을 보여주었습니다.

[참고문헌: Liu, G. et al. (2010); Enhancement of Learning and Memory by Elevating Brain Magnesium. Journal: Neuron, 65(2), 165-177; https://doi.org/10.1016/j.neuron.2009.12.026]

② 오메가3 지방산(DHA+EPA) Omega 3(DHA+EPA)

뇌의 구조적 슈퍼푸드

이 필수 지방은 뇌의 구조적 구성 요소며, 특히 DHA(도코사헥사엔산)는 뇌 회백질의 거의 30%를 차지합니다. 오메가3는 염증을 줄이고 혈류를 개선하며 기억력 향상과 인지력 감퇴에 도움을 줄 수 있습니다. 또한 많은 연구에 따르면 알츠하이머의 위험을 줄이고, 기분과 정신적 선명도를 돕는 것으로 나타났습니다.

이점

신경 염증 감소

기억력, 집중력, 기분 지원

두뇌 위축 및 치매 위험 감소에 도움

주요 연구

2010년의 연구에 따르면 DHA 서플리먼트는 노인의 학습 능력과 기억력을 향상시키는 것으로 나타났습니다. 또한 혈중 DHA 수치가 높을수록 알츠하이머 위험이 낮아지는 것으로 나타났습니다.

[참고문헌: Yurko-Mauro, K. et al. (2010); Beneficial effects of docosahexaenoic acid on cognition in age-related cognitive decline; Journal: Alzheimer's & Dementia, 6(6), 456-464; https://doi.org/10.1016/j.jalz.2010.01.013]

[참고문헌: Wu, S. et al. (2015); Omega-3 fatty acids and incident Alzheimer disease: a systematic review and meta-analysis; Journal: Journal of Clinical Psychiatry, 76(6), e587-e596; https://doi.org/10.4088/JCP.14r09135]

③ 노루궁뎅이버섯(Lion's Mane Mushrooms · Hericium erinaceus)

천연 신경 재생제

노루궁뎅이버섯은 신경세포의 성장과 회복을 촉진하는 핵심 단백질인 신경 성장 인자(NGF)의 생성을 자극하는 약용 버섯입니다. 임상시험에서 특히 가벼운 인지 기능 저하가 있는 노인의 기억력과 집중력을 개선하는 효과가 있는 것으로 나타났습니다. 두뇌에 비료와도 같은 역할을 하는 것과 같습니다.

이점
- 뇌세포 재생 촉진
- 집중력 및 정신 선명도 지원
- 경증 치매의 인지 기능 저하 감소에 도움을 줄 수 있음

주요 연구

2009년 일본의 임상시험에 따르면 경도 인지 장애가 있는 성인이 16주 동안 노루궁뎅이버섯을 섭취한 후 유의미한 인지 능력이 개선된 것으로 나타났습니다.

[참고문헌: Mori, K. et al. (2009); Improving cognitive function in elderly with mild cognitive impairment: a randomized controlled trial of Lion's Mane mushroom; Journal: Phytotherapy Research, 23(3), 367-372; https://doi.org/10.1002/ptr.2634]

④ NMN (Nicotinamide Mononucleotide)

세포 젊음을 위한 연료

NAD+의 전구체인 NMN은 뇌의 에너지 센터에 전력을 공급하고 DNA 복구를 지원합니다. 나이가 들면서 NAD+ 수치가 떨어지면 브레인 포그, 피로감, 인지 기능 저하가 증가할 수 있습니다. NMN 보충제는 이 중요한 분자를 회복시켜 잠재적으로 정신 선명도와 세포 에너지를 개선하고 SIRT1과 같은 장수 유전자를 활성화합니다.

이점
- 뇌세포의 에너지 생산 지원

- 혈류 및 미토콘드리아 건강 증진
- 장수 유전자(SIRT1) 활성화

주요 연구

NMN을 통한 NAD+ 회복은 미토콘드리아 기능, 혈류 및 인지 능력을 개선합니다. 2013년 NMN이 뇌 인지 기능 개선 및 미토콘드리아 기능 개선에 대한 연구 결과.

[참고문헌: Gong, B. et al. (2013); NAD+ supplementation improves mitochondrial function and cognitive function in an Alzheimer's model; Journal: Nature Communications, 4:2195; https://doi.org/10.1038/ncomms3195]

[참고문헌: Yoshino, J. et al. (2021); Daily oral administration of nicotinamide mononucleotide (NMN) for 12 weeks improves muscle insulin sensitivity in prediabetic women; Journal: Science, 372(6547); https://doi.org/10.1126/science.abe9985]

⑤ 포스파티딜세린(Phosphatidylserine)

세포막 기억 분자

포스파티딜세린(뇌에서 합성되는 산성 인지질)은 뇌의 세포 간 통신을 개선하고, 부분적으로는 세포막 유동성을 증가시켜 인지 기능을 향상시킵니다. 특히 노년층을 대상으로 연구가 이뤄진 두뇌 보충제 중 하나며 기억력, 주의력, 집중력, 기분을 개선하는 것으로 나타났습니다. 또한 스트레스로 인한 코르티솔 급증을 완화해 노화에 따른 정서적 균형에 도움을 줄 수 있습니다.

이점

- 기억력, 주의력, 처리 속도 향상
- 스트레스 회복력 및 기분 지원
- 노화와 관련된 정신적 쇠퇴를 늦추는 데 도움

주요 연구

1990년대의 임상시험에 따르면 노인 참가자를 대상으로 한 이중 맹검 임상시험에서 포스타딜세린이 기억력, 주의력 및 일상 기능을 개선하는 것으로 나타났습니다.

[참고문헌: Cenacchi, T. et al. (1993). Cognitive decline in the elderly: a double-blind, placebo-controlled multicenter study on efficacy of phosphatidylserine administration.; Journal: Aging Clinical and Experimental Research, 5(2), 123-133.; https://doi.org/10.1007/BF03324229]

뇌건강 보충제 비교

서플리먼트	뇌에서의 주요 역할	뇌건강 주요 이점	이상적인 대상	하루 권장 복용량	참고
마그네슘 L-트레오네이트 (Magnesium L-Threonate)	뇌의 마그네슘을 증가시키고 뇌의 시냅스 가소성을 향상	기억력, 학습, 인지 유연성 향상	중년 및 노년층, 브레인 포그, 수면 부족	1500~2000 mg/일 (총 화합물)	원소 마그네슘 ~144mg을 제공, 밤에 복용 추천: 수면과 진정을 도움
오메가3 (Omega 3) 지방산 (DHA+EPA)	뇌 세포막 형성을 돕고 염증 감소	신경 생성 지원, 치매 예방, 기분 개선	염증성 질환이 있거나 오메가가 풍부한 해산물 섭취가 적은 분들	DHA: 500~1000mg +EPA: 500~1000mg/일	고순도 오일 선택 중요, 높은 흡수율을 위해 식사와 섭취 권장

노루궁뎅이버섯 Lion's Mane (Hericium erinaceus)	신경 성장 인자 (NGF)를 자극하고 신경 생성을 지원	기억력, 집중력, 신경 회복, 기분 개선	브레인 포그, 정신적 피로 또는 가벼운 기억력 저하가 있는 사람	1000 ~3000 mg/일	헤리세논 또는 에리나신 함유 추천, 분할 복용 추천
NMN (Nicotinamide Monoucleotide)	NAD+ 수치를 높이고 미토콘드리아 에너지와 뇌세포 회복을 지원	정신 선명도, 에너지 증가, 인지 노화 예방	40세 이상, 에너지 저하, 장수에 관심이 있는 분	250~500 mg/일	공복에 섭취하는 것이 가장 좋음, 아침에 복용 추천
포스파티딜세린 (Phosphatidylserine)	신경 세포막 유동성 유지, 세포 간 통신 개선	기억력, 주의력, 스트레스 반응 지원	60세 이상, 스트레스가 많은 생활 습관, ADHD	100mg, 하루 2~3회 (총 300mg 까지)	식사와 함께 섭취, 코르티솔 균형에 도움, 오전/낮 복용 추천

⑥ 치매에 도움이 되는 영양제에 관해서

[인용: 2025년 3월 12일 조선일보 '노년기 건강 특집' 이슬비 헬스조선 기자]

중앙치매센터에서 60세 이상 성인을 대상으로 가장 두려워하는 질병이 무엇인지 조사한 결과, 치매가 43%로 1위를 차지했다. 치매는 증상을 늦추는 게 최선인 불치병이기 때문이다.

최근 미국에서 치매 걱정을 덜 수 있는 방법을 제시한 연구 결과가 발표됐다. 실천하기 어렵지 않으니 실시해 보기 바란다. 그것은 건강할 때부터 '영양제'를 충분히 섭취하는 것이다. 인지 기능이 정상인 노인(치매 전)에게 꾸준히 스무 가지 이상의 성분이 들어간 멀티비타민을 먹도록 했더니 인지 기능이 올라갔다는 반가운 소식이다. 나이가 들수록 식사량이 감소하고 영양 흡수율이 떨어지면서 영양 섭취가 부족할 수 있는데, 이를 얼마나 잘 충족해 주느냐가 관건이었던 것으로 보인다.

'슈퍼 에이징'에 식습관이 영향

나이가 들수록 인지 기능이 떨어지는 것은 당연한 변화인데, 그 정도는 사람마다 다르다. 미국 노스웨스턴대 파인버그의대 알츠하이머센터(Northwestern University, Feinberg School of Medicine, The Mesulam Center for Cognitive Neurology and Alzheimer's Disease, SuperAging Research Program(NUSAP))가 발표한 자료를 보면 65세부터 인지 기능을 기준으로 ▶수퍼 에이징 ▶보통 ▶경도인지장애 ▶치매 네 단계로 그룹이 나뉜다. 슈퍼 에이징은 65세 이후에도 인지 기능이 거의 떨어지지 않는다. 보통 그룹은 서서히 감소하고, 경도인지장애에 해당하면 정상 그룹보다 조금 더 인지 기능이 빨리 떨어진다. 치매에 걸리면 독립적으로 일상생활을 유지하기 힘들 정도로 인지 기능이 감소한다. 연구팀은 슈퍼 에이징에 해당하는 사람은 뇌신경 세포 수가 정상인 사람보다 4~5배 많고 피질이 얇아지는 속도도 확연히 느렸다고 밝혔다.

'슈퍼 에이징'하려면 타고난 유전자, 충분한 수면, 활발한 사회적 상호작용 등 다양한 요인이 영향을 미치지만, 그중 '충분한 영양 섭취'도 매우 중요하다. ▶미국 웨이크 포레스트대 의대 연구팀이 질병통제예방센터(CDC · Centers of Disease Controls and Prevention)에서 진행한 전국 건강 영양 검진 조사를 분석한 결과, 다양한 영양소를 충분하게 섭취한 노인일수록 높은 인지 기능을 보였다. ▶네덜란드 노인 4213명을 대상으로 식습관과 뇌 상태를 조사한 결과, 식습관 점수가 높을수록 뇌 위축이 지연돼 뇌 용적이 2mL 더 컸다. 단백질 섭취량이 많은 그룹은 적은 그룹보다 전체 인지 기능 점수가 24% 더 높았고, 국내 한림대 동탄성심병원의 연구 결과도 기억력과 관련된 점수는 27% 높았다는 보고도 있다.

비타민 B, D, 칼슘 챙기고, 짠 음식 피해야

인지 기능이 노화로 떨어지기 전인 중년기부터 자신에게 맞는 영양소를 충분히 섭취하는 습관을 들여야 한다. 세계보건기구(WHO · World Health Organization)에서 8개국 12개 지역의 65세 이상의 노인 7만7031명을 대상으로 조사한 결과, 연령 증가에 따라 가장 빠르게 변화하는 능력이 인지 능력이었다. 특히 65세 이후로 인지 능력 감소 폭이 크게 증가했다. 그 전부터 관리해야 노화가 가속되는 시기, 인지 기능 저하 속도를 늦출 수 있다. 그러나 잘 관리하면 인지 기능을 올릴 수도 있다.

우리나라 질병관리청에서는 노인 식생활 지침과 권장 영양 섭취량을 고지하고 있다. 건강하게 영양소를 섭취하려면 ▶야채 · 고기나 생선 · 콩반찬과 유제품 · 과일을 매일 먹고 ▶짠 음식은 피하고 ▶물은 충분히 마시고 ▶세끼 식사와 간식은 꼭 먹어야 한다. 영양소 중에는 충분한 단백질, 수분 섭취와 함께 비타민 B군, D, 칼슘 섭취를 강조한다. 영양제나 음식을 통해 섭취할 수 있는데, ▶비타민 B군은 아보카도, 콩류, 통곡물, 견과류 등 ▶칼슘은 잎이 푸른 야채, 유제품, 뼈째 먹는 생선(멸치) 등 ▶비타민 D는 달걀 노른자, 정어리, 고등어 · 대구 간유 등에 풍부하다.

양질의 수면도 치매 예방에 적지 않은 도움이 된다

최근 연구에 따르면 수면의 질과 양이 치매 발병 위험에 중요한 영향을 미치는 것으로 나타났다. 우리가 잠자는 동안 뇌는 '베타아밀로이드' 같은 독성 단백질을 제거하는데, 수면이 부족하면 이런 과정이 원활하게 이뤄지지 않아 알츠하이머병의 중요 원인인 '플라크(알츠하이머병의 주범인 아밀로이드 플라크가 뇌신경 조직에 침착된 원인으로 치매가 발생한다는 이론)'가 축적될 가능성이 커진다.

또한 수면시간이 6시간 이하로 줄 경우 치매 발병 위험이 증가한다는 연구 결과도 있다. 7~8시간의 적절한 수면은 뇌의 독성 물질의 제거를 돕고, 기억력과 학습 능력을 향상시킨다.

멜라토닌은 뇌의 송과선에서 분비되는 천연 호르몬으로, 졸음을 유도하는 기능을 한다. 멜라토닌을 섭취해 보충하면 수면의 깊이가 증가하고, 깨어나는 횟수가 감소해 수면의 질이 향상되므로 치매 예방에 도움이 된다.

호흡기의 병

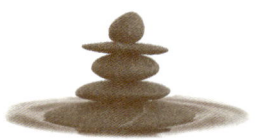

비염은 코만의 병이 아니다

현대의학에도 적절한 근치 요법이 거의 없는 콧병이 날로 증가 추세에 있습니다. 개나리나 벚꽃이 피는 이른 봄철뿐 아니라 매 환절기 때와 새벽에 찬 공기를 마셨을 때도, 그리고 냉방시설이 잘돼 있는 곳에 들어가면 발생하기 쉽습니다. 비염의 한의학적 치료는 매우 자연적이고 효과도 우수합니다.

비염의 일반적인 증상

비염 환자들의 대부분은 알러지성 비염입니다. 현대의학에서 알러지성 비염이란 재채기, 콧물, 코막힘의 세 가지 증상이 겹치고 비점막이 하얇게 부으며 거의 물과 같은 콧물이 흐르는 상태를 말합니다.

 콧속이 근질근질하고, 재채기가 몇 번이고 계속되면서 물과 같은 콧물이 콧속에 넘쳐 흐르고, 그다음에는 코가 막히기 시작합니다. 심할 경우 눈까지 가렵고 눈물이 쏟아지며, 때로는 편도나 귓속까지 가렵습니다.

 코의 장애는 타인이 보면 별로 대수롭지 않은 것으로 생각되기 쉬우나, 본인에게는 매우 절실합니다. 코의 기능에 이상이 생기면(2차 증상) 호흡이나 냄새를 잘 맡지 못하는 취각 장해는 물론이고, 눈과 코와 뇌의 기능에까지 나쁜 영향이 미칩니다. 증상이 심할 경우는 난청, 시력 감퇴, 두통 그리고 머리가 무거워지는 등 괴로운 증상이 이루 말로 다할 수 없습니다.
 이뿐 아니라 코막힘 때문에 코로 충분한 호흡을 할 수 없어서 자연히 산소 공급에 차질이 생기고, 또 코가 막혀 입으로 숨을 쉬게 되는 경우도 많습니다. 폐로 들어오는 공기가 비강을 거치지 못하기 때문에 먼지의 여과가 이뤄지지 않아 불순한 공기를 호흡하게 되는 결과로 이어져 몸에 좋지 못한 영향을 미치게 됩니다.
 이 때문에 사고력이 저하돼 학생들은 공부에 걱정스러울 정도의 지장을 초래할 뿐만 아니라 특히 노인들에게는 잠을 설치게 해 기력을 감퇴시키며, 산소 공급이 불충분해져 두뇌 회전이 둔해지고 기억력도 감퇴됩니다.

 폐로 들어가는 공기가 비강을 거치지 못하고 편도로 통과하게 되면, 특히 겨울에는 찬 공기가 그대로 기관지로 들어가므로 기관지염을 일으키기 쉬워집니다. 비강에는 모세동맥혈관이 매우 발달돼 있어 코로 들어오는 영하의 찬 공기도 따뜻하게 데워서 기관지로 보내는 역할을 하는데, 비점막에 염증이 생기면 혈액순환 장애가 발생하고, 비강이 부어 들어오는 공기를 충분히 데울 수 없기 때문에 더욱 감기에 걸리기 쉬워집니다.

비염의 원인과 증상

코의 역할은, 코는 찬 공기와 만나면 비강 내의 표면적을 넓혀서(결과적으론 비강이 좁아진다) 그 공기를 따뜻하게 하고, 건조한 공기에 대해서는 습기를 공급하는 일을 합니다.

코가 막히는 원인을 살펴보면

- 첫째, 몸이 약해지면 바이러스에 대한 저항력이 약해져 감기에 걸리고, 언급한 급만성 비염이나 부비동염(축농증)으로 인해 콧속에 염증이 발생하는 경우가 많습니다.
- 둘째, 비중격만곡증(鼻中隔彎曲症) 등으로 콧속의 형태에 이상이 발생한 경우입니다.
- 셋째, 심리적이나 정신적인 원인에 의한 것 등입니다.

콧병은 코막힘 증세뿐 아니라 대개의 경우는 콧물, 재채기, 콧속의 통증, 그리고 콧속이 건조한 증상 등 두 가지 이상의 증상이 합쳐져 나타납니다. 코감기라고 불리는 급·만성 비염, 알러지성 비염, 부비동염 등의 증상이 발생합니다.

이와 같은 병에 의한 코막힘은 콧속의 염증 때문에 비점막이 붓고, 점막 속에 있는 정맥의 밀집 부분에 정맥혈이 울체돼 점막의 부종을 한층 높여줘 콧속의 공기가 지나가는 통로가 좁아지는 것 때문입니다. 급성비염이나 코감기는 감기가 좋아짐과 동시에 함께 치유되지만, 만성인 경우는 비후성비염이나 비용(鼻茸)으로 진전됩니다.

비염의 양·한방 대표적 치료 방법

양의학적인 치료 방법

알러지가 코에 반응하는 것을 알러지성 비염이라고 하는데, 치료법으로 양방에서는 감감작료법(減感作療法)으로 원인이 되는 집의 먼지나 화분 등으로부터 추출한 에끼스(진액)를 아주 조금씩 주사해 알레르겐에 적응시키는 체질 개선을 하는 방법이 가장 좋은 치료법으로 행해지고 있습니다. 그러나 이 치료법의 결점은 1년에서 길게는 3년 이상에 걸쳐 연 단위의 매우 긴 치료 기간이 필요합니다.

한의학적인 치료 방법

여기에서 기대할 수 있는 것은 자연 치유법에 해당하는 한방치료 요법입니다. 현대의약보다 한약이 우수한 점은 증상 그 자체를 없게 해줄 뿐만 아니라 부작용도 없고 체질 개선이 가능하다는 것입니다.

한의학적 진단은 환자의 체력이나 코의 3대 증상 등 여러 가지 증상을 면밀하게 검토하고 체질에 맞춰 근본 기능을 함께 조절하는 처방으로 약을 투여하기 때문에 증상에 잘 맞으면 놀라운 효과를 발휘합니다. 체질별로 대표적인 처방을 소개하면 다음과 같다.

치료 효과가 신비한 한방의 대표 처방

소청룡탕(小靑龍湯)+갈근탕가신이천궁(葛根湯加辛夷川芎)

- 소청룡탕: 보통 체력으로 아침에 찬 공기를 마시자마자 재채기, 콧물, 코막힘 등의 3대 증상이 일어나는 사람에게 탁월한 효과를 발휘

한다. 특히 천식의 증상을 동반할 때도 효과가 매우 좋다.
- 갈근탕가신이천궁: 체력이 건장한 체질로 코에 3대 증상이 있고, 수시로 목뒤가 잘 뻐근하고 어깨가 결리며, 때때로 머리가 아프고 위로 열감이 느껴지는 증상에 좋은 효과를 나타낸다.
- 마황부자세신탕: 체력이 허약한 타입으로 수족이 차며, 특히 등 전체에 자주 한기를 느끼면서 코의 3대 증상이 있을 때 매우 효과가 좋은 처방이다.

비염의 특효 식품
- 주식
  ▶ 현미잡곡밥: 현미 6, 율무 2, 콩 2
- 부식
  ▶ 근채류(根菜類 · 무, 우엉, 당근 등)
  ▶ 해조류(海藻類 · 미역, 다시마, 파래, 김 등)
  ▶ 소어패류(小魚貝類 · 멸치, 재첩, 꼬막 등)
  ▶ 매실, 파, 양파, 부추, 마늘 등은 체온을 높이고 염증이 발생하기 쉬운 체질을 개선한다. 특히 연근은 비강이나 편도의 점막을 강하게 하므로 된장국을 만들 때 넣고 자주 섭취한다.

비염에 효과가 좋은 특선 민간요법

대파 요법

코 알러지는 코 점막에 염증을 일으킨 것이다. 따라서 이 염증을 진정시키면 코막힘이 좋아진다. 대파는 해열과 소염작용이 아주 우수하므로 신선한 대파를 3~4cm로 절단해 두 겹 정도를 콧등에 올려놓으면 특히 코 알러지에 좋은 효과를 얻을 수 있다.

방법
(1) 파의 흰 부분만을 3~4cm 정도의 길이로 자르고, 또 세워서 2등분으로 중간을 자른다.
(2) 세워서 자른 대파의 여러 겹으로 돼 있는 껍질을 나누어 끈끈한 안쪽 면을 코 등에 올려놓고 따뜻한 물에 적신 가제 수건을 코 위에 덮고 3분 정도 경과하면 대파 껍질을 새것으로 바꾼다. 이처럼 5회 정도 반복하면 매우 효과가 좋다.

자가 민간요법
(1) 코가 꽉 막혔을 때는 상성(上星)혈(침 자리)을 지압하면 효과가 좋다. 상성혈의 위치는 얼굴의 정중선상이 이마 위의 보통 머리카락이 시작되는 부위로부터 머리 정상으로 새끼손가락 두 마디 정도의 길이 위에 있다.
(2) 콧물과 코막힘에는 코의 양 협부(콧방 바로 옆 약간 움푹 들어간 곳)를 집게손가락으로 약간 강하게 누르면 매우 뻐근한 느낌이 든다. 이 부위를 잘 지압하면 코 점막의 혈액순환이 왕성해져 점막의 온도가 올라가며 효과가 나타난다.

한마디
문명은 인간의 머리와 손으로 만들어낸 걸작품이지만, 자연을 무시하고 거기에 너무 의존하게 되면 그 문명으로부터 배반당할 때가 반드시 옵니다. 왜냐하면 문명은 온전치 못한 인간의 작품이기 때문입니다. 따라서 이 온전치 못함 때문에 공기가 탁해지고 날로 콧병이 증가하는 것 같습니다.
 이 하나뿐인 지구와, 그 자연과 조화를 이루면서 함께 잘 살려면 우리 개개인이 적게 가지고, 적게 쓰고, 적게 버리는 삶을 회복해야 하겠습니다.

천식

하늘이 그렇게 높고 파랗고 그래서 더없이 청량한 가을, 그런데 기관지가 약한 우리 둘째에게는 너무나 견디기 어려운 숨 막히는 계절이기도 합니다.

천식이란 어떤 질환인가
천식에는 기관지천식, 심장성천식, 요독증성천식 등의 종류가 있는데, 이 중 대표적인 것이 기관지천식으로, 보통 천식이라고 말하면 이것을 가리킵니다. 의학적으로 기관지천식을 알러지 질환으로 분류합니다. 알레르겐이 환자의 체내로 들어가 기관지에 알러지 반응으로 인한 기관지 점막 염증이나 기관지 경련을 일으켜 그것 때문에 호흡기가 좁아져 호흡곤란이 일어나는 증상이 천식입니다. 따라서 천식의 주 증상은 기침이 아니고 호흡곤란입니다.

천식에 관한 치료 예
치료 예 1
K양의 경우, 여덟 살이라고 믿기 어려울 정도로 몸집이 아주 건실한 K양이 처음 나를 방문했을 때는 늦가을이었는데, 1년 중에 천식이 가장 격

정스러울 때였습니다.

내가 진찰하는 동안에도 기침이 시작됐는데, 몸을 새우처럼 구부리고 얼굴이 붉게 달아오르며 침대에 누울 수 없을 정도였습니다. 나도 안쓰러워 어찌할 바를 모를 정도였으니, 이를 매일 옆에서 시시때때로 지켜봐야 하는 부모님은 오죽하시겠습니까.

"닷새 전부터 이처럼 더 심해졌습니다. 5일 전부터는 주사도 효과가 없으니 어찌하면 좋을지 모르겠습니다." 까칠하게 피로가 겹친 어머니의 물기 어린 눈매가 애처로울 정도였습니다.

자세히 병력을 들어 보니, 2년 전 초가을에 지독한 감기에 걸려 2개월 이상 기침으로 고생한 일이 있었답니다. 그 후부터 감기에 걸리기만 하면 기침이 심해지더니, 1년 전부터는 호흡곤란까지 일으킬 정도로 발전했다고 합니다.

밤중부터 새벽까지 기관지에서 쌕쌕거리는 소리가 나는 천명 때문에 본인은 물론 부모님들의 고생이 말이 아니었지요. 대학병원에서 천식 치료를 위한 체질 개선 치료를 받고 있으나 별로 이렇다 할 효과도 없이 봄과 가을이 되면 어김없이 천식 발작이 시작된다고 했습니다. 그럴 때마다 '아미노피린' 정맥주사를 4~5일 계속 맞으면 진정됐다고 합니다.

지독한 천식에 신비한 효과의 처방

마황정천탕(麻黃定喘湯)+반하후박탕(半夏厚朴湯)

한방에서는 어떤 병이든 허증(虛症)과 실증(實症)으로 나누어 치료하는 것을 대원칙으로 한다.

K양은 실증에 속하고, 한방 사상체질의학상 전형적인 '태음인'이며,

천식 발작이 심하므로 사상체질의 태음인 처방인 마황정천탕에 반하후박탕을 합방(合方)해 10일분을 처방했다.

10일 후에 만났을 때는 천식 발작이 거의 1/2 정도로 줄어들고 천명도 가볍게 들릴 정도였으며 가래는 거의 그쳤다. 그러나 아직은 복진(腹診)상 상복부가 많이 팽만(膨滿)하고 가슴이 답답하다는 호소이고, 혀에 백태가 많이 낀 실증 상태였다. 이번에는 처방을 바꾸어 대시호탕에 마황정천탕을 합방해 20일간 복용시킨 후부터 식욕이 되살아나고 심한 천식 발작은 거의 좋아졌다는 보고를 듣게 됐다.

그때부터는 냉장고에서 차게 한 과일과 물, 탄산음료, 주스 등은 절대로 마시지 못하게 엄명을 내렸다. 그 후 다시 소청룡탕(小靑龍湯)과 자음강화탕(滋陰降火湯)을 합방해 3개월 동안 계속 복용시켜 모든 증상이 좋아졌을 뿐만 아니라 3년이 지난 지금까지 단 두 번의 가벼운 재발이 있었을 뿐이었다.

치료 예 2

어느 날 73세의 숙녀 한 분이 조용히 내 책상 앞 의자에 앉으면서, "저는 원장님 사모님과 15년여 전부터 친구로 지내고 있습니다. 그러나 모르는 환자로 대해 주시면 좋겠습니다. 특별대우는 사양합니다." 약간 찬바람이 도는 정도로 차분한 느낌이 농담이 아닌 것이 분명해 보였습니다. 말하는 동안도 기침을 참지 못했습니다.

"아, 네 알았습니다. 어디가 불편하십니까?" 그때는 10월 말께.

"이맘때만 되면 몸이 피로하고 기운이 없어지는데, 그럴 때마다 50년 이상 된 천식이 재발해 몸을 보하는 약을 먹으면 그런대로 효과가 좋아 찾아왔습니다. 천식 치료는 오래전에 포기했습니다. 그냥 보약을 처방해

주십시오."

나는 신중하게 진찰을 마친 후 태음인 체질 보약과 함께 마황정천탕(태음인 천식 처방 -효과가 매우 우수)을 합방해 20일분을 처방했습니다.

"기능을 보해 주는 치료는 세 번 정도 약을 복용하시는 것이 좋습니다. 다 복용하시면 반드시 내원해 주세요."

20일이 지난 어느 날 그 부인이 재진 차 방문했습니다.

"원장님! 약을 복용한 지 1주일이 조금 지나서부터 놀라운 일이 일어났습니다. 기침이 많이 좋아졌습니다. 내 천식도 완치될 수 있습니까?"

"완치는 몰라도 기침 때문에 고생하지 않게 해드릴 수는 있을 것 같습니다. 특수한 천식 치료제를 함께 처방하면서도 천식 약에 대해 말씀드리지 않은 이유는 그 천식이 50년도 넘었기 때문에 어떤 반응이 나올까 해서입니다. 1주일에 그렇게까지 편해지셨다니 본격적으로 천식 처방을 하겠습니다."

몇 번을 고개를 깊이 숙여 고맙다는 인사를 받은 내 마음도 무척 뿌듯했습니다. 퇴근 후 그제야 아내에게 보고하고 칭찬받아 마음이 매우 좋았습니다. 그 후 계속해서 3개월을 더 복용하고 좀 쉬었다 하자고 했는데도, 2개월을 더 계속하고, 그 이후 10여 년이 지난 지금까지 세 번 정도 가볍게 약을 복용할 정도로 좋아졌습니다.

천식 환자의 체질 개선을 위해 생활에서 주의해야 할 것들

먼저 무엇보다 더 주의해야 할 점은 식생활입니다. 이롭지 못한 것을 피해야 하는데, 나쁜 것 세 가지를 소개하면~.

첫째가 백설탕이고,

둘째가 차게 한 음료수,

셋째가 냉장고 등에서 차게 한 생야채와 과일입니다.

　이 야채와 과일에 관해서는 여러분의 전부가 고개를 갸우뚱하시리라 봅니다. 안 되는 이유는 냉장고에 보관한 '아주 찬 음식'이기 때문입니다. 이 세 가지를 지키는 것이 천식 치료의 첫걸음입니다.

천식 치료에 대한 한방요법에 관해서

　한방 체질 치료에 대한 투약은 병만을 위주로 해 투약하는 것이 아니고 체질과 증상을 위주로 해 투약해야 합니다. 천식 치료에 대한 한방의 대표적인 처방은 다음과 같습니다.

　천식 치료의 경우를 비교적 간단히 소개하면,

- 얼굴이 붉고 비교적 건실한 체질은 실증으로 판별해 소청룡
- 얼굴색이 창백하고 차분한 체질은 허증으로 판별해 소건중탕가후박, 행인 이 두 처방을 기본으로 해 개개인의 체질에 맞는 약제를 가미해서 2~3개월 이상 장기적으로 투약합니다.

효과가 놀라운 한방 처방과 민간요법

　태음인 체질에는 마황정천탕은 신비한 효과를 발휘합니다. 그 밖에 일반적으로는 소청룡탕, 반하후박탕, 마황부자세신탕 등이 있습니다.

민간요법에 대해서

- 무와 배를 3cm 정도 4각으로 썬 것 10개 정도를 뚜껑이 있는 용기에 담고 물엿이나 꿀을 적당량 붓고 1일 후 아침에 무와 배를 꺼내어 짜

면 투명한 액체가 나오는데 이를 3~4스푼 정도씩 먹이면 놀라운 효과를 얻을 수 있습니다. 여기에 사삼(沙蔘)을 끓인 물과 함께 복용하면 효과가 더욱 좋습니다.
- 마늘은 기관지 점막에 작용해 가래가 잘 나오도록 작용합니다. 생마늘은 자극이 심하므로 구워서 먹어야 효과가 좋습니다.

소화기의 병

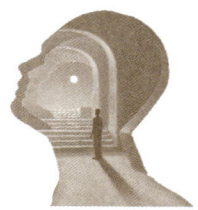

소화불량은 위장만의 병이 아니다
급·만성 위염, 신경성 위염, 위 무력증

소화는 생명 유지의 근원이다. 이제까지 한 번도 위염으로 고생해 보지 않은 사람은 한 사람도 없다고 해도 전혀 과언은 아닙니다. 소화가 때때로 잘 안 되는 것은 병이 아닙니다!

평생 소화 걱정을 덜어 주는 지혜의 샘
- 밥 한 숟갈을 입에 넣고 30번 정도 씹은 후 삼키세요. 그러면 누구나 체하지 않고 행복한 식사를 즐길 수 있습니다. 이 습관은 평생 동안 체하지 않고 소화를 잘되게 하는 귀하디귀한 반가운 정보입니다. 집

안 벽에 '30'이라는 숫자를 식구들 누구나 다 잘 볼 수 있는 곳에 붙여 주세요. 이 30은 강력한 소화제가 될 수 있습니다.

30번 정도 어렵지 않게 씹을 수 있게 하는 귀중한 포인트를 알려드립니다.
- 맵고 짠 음식과 너무 뜨거운 음식은 먹지 말 것.
- 밥을 국이나 물에 말아 먹지 말 것.
- 식후 바로 물을 많이 마시지 말 것.

위의 세 가지를 지키지 않으면 오래 씹을 수 없습니다. 반드시 지켜야 30번 저작이 가능합니다.

과식하고 위의 세 가지를 지키지 않아 급체했을 때는 어떻게 할까
　침 치료의 놀라운 효과 –신비할 정도로 빠른 치료. 특히 급성 위염과 위 연동기능 저하로 인한 위장병의 치료에 침만큼 신속하고 탁월한 효과를 나타내는 다른 치료법은 없다.

입속은 알칼리성이고 위장은 강한 산성이다
- 30번 이상 꼭꼭 씹어서 삼켜야 입속의 알칼리와 위의 산성이 적당히 혼합돼 편안히 소화가 잘됩니다.
- 그다음 반드시 지켜야 할 것은 과식하지 않는 것입니다.
- 그리고 많이 씹어야 두뇌를 활성화해 기억력 향상에 도움이 됩니다. 특히 어린이는 씹지도 않고 잘 삼킵니다. 어떻게 해서든 오래 씹는 습관을 가르치세요. 정말, 성적도 올라가요!
- 많이 씹게 하면, 그 저작(咀嚼)운동이 뇌를 자극해 머리가 좋아지기

때문이지요. 실험 논문에서 밝혀진 사실입니다.

바로 이 30번을 지키면 정말 소화가 잘됩니다. 병원을 찾을 일이 없어지지요.

위장은

소화라고 하는 것은 단순하게 소화기관 내에서 탄수화물, 단백질이나 지방질이 화학적으로 분해되는 것은 아닙니다. 음식물은 소화작용을 받게 되면 보다 높은 차원의 생명 물질로 변환됩니다. 즉, 무기물질은 유기물질로, 유기물질은 단백질로, 단백질은 생명 물질로 점차 변환돼 높은 차원으로 발전합니다.

소화에 문제를 제공하는 가장 큰 원인이 과식입니다. 옛날부터 소식장수라고 했습니다.

위에 부담을 주지 않기 위해서는 잘 저작할 필요가 있고, 특히 위의 기능이 약한 경우는 한 번에 30회 이상 철저하게 잘 씹어 먹어야 합니다.

① 위장의 역할은 세 가지로 나뉩니다.

첫째, 소화 효소를 분비하며 강한 연동으로 음식을 소화시키고,

둘째, 강도가 높은 염산을 분비해 음식물을 소독할 뿐만 아니라,

셋째, 염산에 의한 위벽의 손상을 방지하기 위한 점액을 분비하는 일도 한다.

② 급성 위염 – 과음·과식이 주원인

가장 많은 원인은 과음·과식·과음주이고, 그다음이 지나친 흡연과 아주 찬 음식이나 소화되기 어려운 음식물, 그리고 자극성 음식물의 과다

섭취와 부패한 음식물을 잘못 섭취하는 경우입니다. 그 밖에 대단히 중요한 원인이 바로 스트레스 누적에 의한 위염입니다.

③ 만성위염 -위장병 중 가장 많은 증상

거의 모든 성인의 위는 만성위염의 상태라고 해도 과언이 아닐 정도로 대단히 흔한 병입니다.

원인으로는 음식물 과식, 과음주, 흡연, 자극성 물질, 스트레스 누적 등의 원인으로 인해 급성위염이 발생하고, 이 급성위염이 치료가 안 되는 경우가 반복돼 만성으로 이전되는 경우가 많습니다. 맵고 짠 음식을 삼갑시다.

④ 위궤양

건강한 위장과 십이지장의 내면은 특수 효소를 분비하는 점막에 의해 보호됩니다. 그러나 점막에 혈액순환 장애가 있든지, 점막의 저항성이 극도로 저하되든지, 과도한 스트레스 등의 원인으로 위액의 분비에 이상을 초래해 분비된 위액이 위의 점막이나 십이지장의 점막을 손상해 궤양을 초래합니다.

이와 같이 조직의 표면이나 점막이 손상돼 바늘로 찌르는 듯하거나 불로 지지는 듯한 통증을 일으킵니다. 그대로 방치해 더욱 심해지면 위에 구멍이 뚫리는 위천공(胃穿孔)으로 발전하게 됩니다.

⑤ 위 무력증

위벽의 긴장력이 약해서 소화력이 미약한 상태입니다. 위장에서 잘게 부순 음식물을 장으로 내보내는 힘이 약하기 때문에 음식물이 장시간 위

내에 정체합니다.

증상은 위산과다와 위산 감소 두 가지 유형이 있으며, 위산과다의 경우는 공복 때에 가슴과 위 부위가 쓰리는 경우가 많고, 위산 감소의 경우는 음식이 정체돼 위 부위가 뻐근하고 명치 부위가 아프며 변비 등의 증상이 있습니다.

위장병이 한의학으로 치유가 잘되는 이유

◉ 침 치료의 놀라운 효과 –신비할 정도로 효과가 좋다 ◉

한의학과 양의학의 치료가 근본적으로 다른 점부터 살펴보겠습니다.

양의학은 환자의 병명을 구조적인 측면에서 진찰해 규명하고, 나타난 병에 대해 대개의 경우 국소적으로 치료하는 의학입니다.

한의학은 환자가 어떤 병으로 찾아오든 간에 우선 환자의 오장육부의 상호 밸런스와 불균형을 한방 특유의 방법으로 진찰해 그 상호 생리적인 밸런스를 생약을 통해 올바로 유지시킵니다. 환자 자신이 가지고 있는 자연치유력을 강하게 유도해 스스로 병이 치유되도록 하는 의학입니다.

대표적인 처방으로는 평위산(平胃散), 반하사심탕(半夏瀉心湯), 안중산(安中散), 반하백출천마탕(半夏白朮天麻湯) 등이 있습니다.

민간요법

- 현미탕(玄米湯): 위염이나 장염에 설사까지 겹치고 소화가 잘 안 될 때는 위에 부담을 덜어주고 영양가가 높은 음식물이 필요하다. 현미로 만드는 현미탕은 흰쌀죽보다 체온도 올리고 비타민이나 각종 미네랄이 풍부할 뿐만 아니라 건더기를 걸러낸 현미탕은 소화력도 증진시

키는 이중 효과를 발휘한다.
- 제법: 현미 1홉과 검정콩 1/3홉을 프라이팬에 적당히 볶은 후 다시마를 하룻밤 담가둔 1L의 물에 넣고 약한 불에서 15분 정도 끓인 후, 가제로 걸러서 수시로 식수 대신 하루 정도 마시면 위염은 물론 영양에도 좋습니다.

한마디

 사람은 누구나 나이가 들면 외형적인 변화가 나타납니다. 누구나 차이는 있으나 주름살이 늘어가고, 어떤 이는 머리가 빨리 희어지며, 어떤 이는 머리카락이 빨리 빠져 대머리가 되지요.
 그 모습의 변화가 주름살, 백발, 그리고 대머리는 자연이 우리에게 달아주는 '훈장'인 것이지요. 나는 이 훈장이 자랑스럽게 보여지기 위해 거울 앞에 설 때마다 다시 한번 더 내 인격을, 내 인간성을 아름다워지게 가다듬습니다.
 이렇게 아름다운 마음을 가지면 정신적인 스트레스에서 쉽게 벗어날 수 있기 때문에 위장의 기능이 좋아집니다.

숙취(宿醉)는 병이 아니다 – 한방 생약으로 술독을 말끔히

주독의 해독에는 – 황련해독탕(黃連解毒湯 · 애주가에게 구원의 희소식)

숙취의 증상과 치료, 효과가 놀라운 한방 처방

 춘삼월, 겨우내 움츠렸던 가슴을 펴고 봄의 싱그러움을 마음껏 들이켬에 있어 어찌 한잔의 술을 사양하겠는가? 그리고 연말연시에도 술을 마실 기회가 많아 평소보다 자주 마시지 않을 수 없는 것이 숙취의 원인이다.

만취는 인격과 이성을 망가뜨릴 뿐만 아니라 누적된 주독은 우리의 건강을 해칩니다. 술이란 적당한 선에서 끝나는 것이 아니고 술이 그 술을 마셔 우리의 모든 것, 즉 정신과 육체를 몽롱하게 잠재우기 때문에 크나큰 문제가 되는 것이지요.

기분이 좋아서 과음한 것까지는 좋았으나, 다음 날 아침 숙취 증상이 심하게 나타나는 것도 몹시 괴로운 일입니다. 숙취의 증상은 머리가 깨지는 것 같고, 위가 밖으로 튀어나올 것 같은 구토, 심하면 노랗고 쓰디쓴 담즙을 토하고, 때론 설사, 현훈(하늘이 빙-빙) 등의 증상이 나타나며, 이는 급성위염 및 급성간염의 상태로 볼 수 있다.

숙취의 명 처방 '황련해독탕'의 놀라운 효능에 대해서

지금은 술을 끊은 지 이미 오래됐으나 40대 때 나의 대학교 은사께서 고혈압 치료의 목적으로 '황련해독탕'을 복용하던 중 혈압이 개선되는 것은 물론이고, 가끔 고생하던 숙취 증상이 없어진 것을 우연히 발견했다. 그 후 혈압 때문에 삼가던 술을 저녁에 소주 두 병 이상도 안심하고 마시게 됐다는 말을 듣고, 곧바로 저자도 술을 마신 후에 이 '황련해독탕'과 함께 '오령산'을 복용해 보았더니 그 효과는 정말로 신기할 정도였다.

황련해독탕 – 처방에 대한 유래

중국의 고전을 살펴보면, 숙취 예방과 치료에 황련해독탕을 애용했다. 황련해독탕은 옛날 중국의 당(唐)시대(753년)에 출판된 『외대비요(外坮秘要)』라는 책에 처음 발표된 처방이다. 이 책에 황련해독탕이 기재됐을 당시 대단히 재미있는 치료 예가 기록돼 있어 현대문으로 번역해 소개한다.

유차(劉車)라는 이름의 장군이 독감에 걸려 발한(發汗)치료법으로 거의 나아가던 중, 3일째에 부주의해 청주를 많이 마셔 감기가 재발됐다.

재발된 증상은 가슴이 답답해 괴롭고, 위 속에 아무것도 없는데도 구역질이 심하며, 입속이 바싹바싹 타고, 뜻을 알 수 없는 목이 쉰 헛소리를 지르며, 잠을 못 이루는 위급한 사항에 이 '황련해독탕'을 투여해 한 번을 복용하니 눈이 밝아지고, 두 번을 복용하니 죽을 먹을 수 있게 돼 급속히 회복됐다.

이 황련해독탕은 1200년 이전부터 오늘에 이르기까지 주독을 치료하는 명 처방으로 인정돼 오고 있다.

부득이 술을 마시지 않을 수 없고 숙취를 피하고 싶을 때는 음주 한 시간 전에 황련해독탕에끼스 4g, 오령산 3g과 필요한 한두 가지 생약을 첨가해 복용하고, 집에 돌아가서 잠자리에 들기 전에 다시 같은 양을 복용하면 업무상의 잦은 연회 때문에 마신 술도 부담 없는 즐거움으로 바뀌리라 단언해도 좋다.

이 약을 즐겨 상비하는 사람 중에는 애주가와 기업의 영업 분야의 일을 맡고 있어서 과음하지 않을 수 없는 경우가 많은데, 모두가 매우 만족한다. 그러나 황련해독탕을 과신해 지나친 폭음을 하는 것은 매우 현명하지 못한 어리석은 일이다.

황련해독탕에 대해서

황련(黃連), 황금, 황백, 치자로 구성된 처방으로, '황련'은 그 맛이 매우 쓰고 성질은 한(寒)하다. 효능은 열기(熱氣), 복통, 설사에 효과가 좋고, 그 밖에 지혈의 효능이 있으며, 구내염을 치료한다. '황금(黃芩)'은 화병을 가라앉히고, 해열과 해독 작용이 있으며, 피를 맑게 하는 작용이 있다. '황백(黃栢)'은 열성 설사와 장염, 그리고 황달과 구내염을 치료하고, 식욕부진을 개선한다. '치자(梔子)'는 담즙 분비를 촉진하고, 위염과 대장염을 치료하며 화병을 진정시킨다. 이런 놀라운 효력이 있으니 주독인들 어찌 물러서지 않겠는가?

숙취는 급성위염이나 급성 간기능 장애에 해당하는 상태이므로 소염 해독작용과 건위 작용이 있는 네 가지 생약으로 구성된 '황련해독탕'이 숙취를 개선하는 것은 지극히 당연하다고 볼 수 있다.

술이 몸에 끼치는 폐해
과음하면,
- 먼저 위의 점막을 자극해 위산이 과량 분비되며 위산과다나 위염을 초래한다.
- 간장에서 알코올을 물과 아세트알데하이드로 분해하는 과정에서 과음으로 인해 간장이 매우 피곤해지고, 지방간으로 발전한다.
- 정신적으로 인격과 이성을 그르친다.

기본적인 음주법 – 주법
- 첫째, 1주일에 2회 이상은 마시지 않는다(발효주보다는 증류주를).
- 둘째, 적당한 안주와 함께 마셔야 하며,
- 셋째, 반주를 할 때는 증류주 한 잔(소주잔)을 식전에 마신다(위벽 자극으로 식욕 촉진 및 위산분비 촉진).
- 넷째, 50세 이상 나이가 들어감에 따라 가능한 한 피해야 할 음식물로는 기름기가 많은 육류, 계란, 우유, 백미, 흰 빵 등의 식품을 조금

줄이고, 채식을 많이 섭취해야 한다. 물론 육류를 빼놓을 수는 없지만, 이는 혈액 성상을 정상화하고 간장의 부담을 줄여줘 간장의 해독력을 높여주기 때문에 과음으로 인한 피해를 줄여 준다. 육류를 많이 먹는 것이 술을 해독하는 데 도움이 된다고 일반적으로 믿고 있으나, 술을 과음할 때 육류를 많이 섭취하면 혈액의 산독화(酸毒化)가 촉진돼 간장의 부담이 커져서 오히려 좋지 않다.
- 다섯째, 숙취 예방에 우유가 좋다: 숙취 예방의 기본은 공복에 과음하지 않는 것이다. 부득이 공복에 마셔야 할 경우는 우유를 한 컵 마시면 위의 점막에 우유막이 형성돼 위를 보호하게 된다.

한약으로는 앞에 설명한 특수한 우수 처방인 '오령산' 합 '황련해독탕'을 함께 복용하면 간장에서 알코올을 분해하는 기능을 높여줘 숙취를 매우 효과적으로 막아 준다.

민간요법
검정콩과 콩나물의 잔뿌리와 대파를 각각 30g, 굴 20g, 된장 15g으로 국을 끓여 마시면 감쪽같이 회복된다.

식초 생강차: 생강은 메스꺼움과 구토를 진정시키는 효능과 소화기 전체의 기능을 개선해 설사를 멈추고 해독하는 효능이 있는 매우 유용한 식품이다. 특히 급·만성 위염에 효과가 좋고, 식욕부진을 개선한다.

한마디
나무가 늦가을에 나뭇잎을 떨어뜨려야 내년에 새 잎을 피울 수 있다. 나무가 그대로 묵은 잎을 달고 있으면 새 잎도, 새 꽃도 피어나지 않는다.

사람도 마찬가지다. 매 순간 어떤 생각, 불필요한 요소들을 정리할 수 있어야 한다. 그렇게 해야 새로워지고 맑은 바람이 불어온다. 그렇지 않으면 고정된 틀에서 벗어날 수 없다. 순간순간 새롭게 피어날 수 있어야 살아 있는 사람이다.

 날마다 똑같은 빛깔을 지니고 있는 사람, 어떤 틀에 박혀 벗어날 줄 모르는 사람은 살아 있는 사람이라고 할 수 없다.

 순간순간 새롭게 피어나 싱그럽게 거듭나는 삶은 몽롱한 숙취 속에서는 도저히 엄두도 낼 수 없는 보배로움이다.

피부의 병

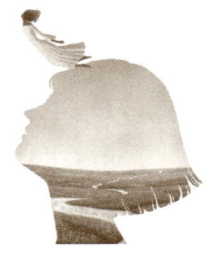

여드름도 피부병인가

여드름의 원인, 여드름은 피부병이 아니다

원인은 피부에 피부지방(피지·皮脂) 분비가 지나치기 때문이다. 분비된 피지가 순조롭게 유출되면 여드름이 생기지 않지만, 피지선(皮脂腺)의 출구에서 피지가 세균에 침식돼 분해되면 이것이 모공(毛孔)의 벽을 자극하고 모공을 막게 돼 거기에 피지가 고이게 됩니다.

이렇게 고인 피지의 딱딱한 덩어리를 여드름이라고 한다. 또 고인 피지에 세균이 번식해 염증을 일으켜 벌겋게 부어오르는 것을 구진(丘疹)이라 하며, 다시 이것이 화농한 것을 농포(膿胞)라고 합니다.

여드름의 원인이 되는 피지 분비의 이상 현상은

남성 호르몬 과잉, 난소 기능장애, 위장 기능장애, 신경정신 불안증으로부터 오는 자율신경실조증, 비타민 B2, B6의 결핍 등에 의해 일어납니다. 특히 여성의 경우는 생리 전후에 여드름이 더욱 심해지는 경우가 많은데 그 이유는 무엇 때문일까?

이는 월경불순에 의한 증상으로, 여성 호르몬 중의 황체호르몬이 피지의 분비에 관여하기 때문입니다.

여드름은 얼굴에만 발생하는가

여드름은 얼굴에만 발생한다고 생각하는 경우가 많은데, 그렇지 않습니다. 일반적으로 얼굴에 가장 많이 발생하고, 얼굴 주위에서도 피지선이 잘 발달된 코와 입 주위에 더욱 많이 발생한다. 이 피지선이 얼굴뿐 아니라 등이나 가슴에도 분포돼 있어 거기에도 여드름이 발생합니다.

여드름의 일반적인 체질별 치료에 관해 설명하면, 여드름은 피부만의 질환이 아니고 훨씬 더 복잡한 원인으로 발생한다는 것을 위에서 살펴보았습니다.

흔히들 우리는 얼굴을 마음과 건강의 발현 부위라고 곧잘 표현하고 있습니다. 얼굴에 발생하는 여드름의 발생 원인은 우리 몸 전체의 건강과 밀접한 관계가 있습니다. 아름다움을 생명 다음으로 중히 여기는 여성들에게 여드름은 더욱 큰 고민거리지요. 남성들은 남성 호르몬의 관계가 원인인 경우가 대부분이므로 크게 걱정할 일은 아닙니다.

통계적으로 본 여드름의 원인

여기에 여드름에 대한 저자의 치료 예를 간단히 통계적으로 살펴보면 다음과 같습니다.

4년간 128명 여성 환자의 여드름이 발생한 주된 원인을 살펴보면 47%가 생리불순, 19%가 위장질환, 17%가 변비, 8%가 정신적 스트레스에 원인이 있었습니다. 그 나머지는 이렇다 할 원인을 찾을 수 없었는데, 이는 유전적인 소인이 아닌가 봅니다. 이 중 네 가지 증상을 전부 가지고 있는 경우가 9%, 생리불순과 변비의 경우가 16%, 생리불순과 위장질환이 합병된 경우가 13%로 나타났으며, 그 밖에는 거의 생리기능 부전이 원인이었다.

여드름은 한방적인 치료로 근본적인 치료가 가능한가?

여드름에 관한 한의학적 치료 원리는 몸의 생리기능을 치료하는 것입니다. 여성 여드름의 생리기능 장애는 허(虛)와 실(實)증으로 나뉩니다.

- 실증에는 '계지복령환(桂枝茯苓丸)',
- 허증에는 '당귀작약산(當歸芍藥散)',
- 여기에 변비를 수반하면 '통도산(通導散)'을 가미한다.
- 위장장애가 있는 경우엔 증상에 따라 '향사양위탕(香砂養胃湯)'이나 '반하사심탕(半夏瀉心湯)' 등을 가미한다.
- 정신신경증이 겸한 경우에는 '귀비탕(歸脾湯)'이나 '가미소요산(加味逍遙散)' 등을 가감한다.
- 수분(水分)대사가 불균형일 경우에는 '오령산(伍苓散)' 등의 약을 가감한다.

위와 같은 처방으로 짧게는 4주일, 길게는 3개월 이상 복용시켜 73%가 치료됐고 16%가 현저히 개선됐다. 이상과 같은 결과로 보아 여드름은 부분적으로 발생되는 피부과만의 영역이 아님을 알 수 있다.

치료 사례

어느 날 눈이 매력적인 25세가량의 아가씨가 눈 이외의 얼굴 전체를 가릴 만한 마스크를 쓰고 나타났습니다. 때는 늦은 봄이어서 찬 공기를 막기 위한 것도 아닌 듯했다. 망설이면서 마스크를 벗은 그 아가씨의 얼굴을 보고 나는 그만 깜짝 놀라지 않을 수 없었습니다.

살펴보니 눈 주위를 빼고 머리카락에 가려진 이마를 비롯해 얼굴 어느 한 구석도 성한 데라곤 찾아보기 힘들었습니다. 여드름이 난 정도가 아니라 얼굴에 검고 두꺼운 딱지가 온통 덮여서 마음이 무척 안타까웠습니다.

"선생님! 저는 좀 늦게 16세를 전후해 생기기 시작한 여드름이 점점 심해져 약국으로, 피부 전문 병원으로, 피부 전문 미용실로 전전한 지 8년 이상 됐습니다. 이제는 여드름이 문제가 아니고, 그동안 계속해서 복용한 독한 약과 정신적인 스트레스로 인해 위장 기능이 많이 나빠져서 전신이 쇠약해졌을 뿐만 아니라 신경증까지 겹쳤습니다. 이제는 여드름은 접어 두고라도 소화 기능과 허약해진 몸을 치료하고 싶어 찾아오게 됐습니다."

자상히 위로하면서 세밀히 진찰해 보니, 가장 두드러진 증상은 생리불순이었습니다. 1년에 겨우 3~4회의 생리가 있을 뿐이며, 그나마 생리 때에는 심한 하복통, 요통 및 불안신경증 등의 증상이 나타나고, 거기에다 두통, 어지럼증과 메스꺼움, 소화불량, 방광염, 극심한 변비 등의 증상까지 겹쳐 매우 고통을 받고 있었습니다.

이렇게 심한 여드름도 치료가 되는가?

나는 이 환자의 여드름은 매우 심한 생리기능 부전으로 인한 생리불순에 의해 발생했다고 판단하고, 한방 맥진에 맥이 유력(有力)하므로, 생리불순 치료제 중에서 '계지복령환'을, 위장과 간장의 기능을 돕고 신경증까지 개선하는 '시호계지탕가소회향모려분'과 수분대사를 조절하는 '오령산'을 적당히 합방해 2주일분을 우선 투여했습니다.

치료 경과는 어떠했습니까?

3주 후 다시 방문한 환자는 매우 만족한 표정이었다. 위장 기능과 신경성 방광염 증세가 많이 호전됐고, 기분도 많이 좋아졌으며, 여드름도 약간 그 위세가 약해졌습니다. 이번에는 '계지복령환'을 위주로 해 여성의 생리기능에 활력을 주는 '온경탕'을 합해 한 달분을 투여했습니다.

1개월 후에 만난 그 환자는 절반 정도 여드름이 좋아졌을 뿐만 아니라 생리 때가 되면 공포를 느낄 정도의 생리통도 많이 가셨다고 하며 마냥 즐거운 표정이었습니다. 다시 2개월 후에는 여드름이 거의 좋아졌을 뿐만 아니라 생리기능과 몸의 여러 기능이 좋아졌다고 너무 좋아하는 모습을 보고 매우 마음이 흐뭇했습니다.

아토피성피부염

아토피성 피부질환이란?

모든 괴로운 피부염 중에서도 특히 이 아토피성피부염은 좀처럼 완치되기 어려운 악질적이고 골치 아픈 피부병의 하나다. 이 병은 연령에 따라 증상이 다르게 나타나는 특징이 있으며, 따라서 각각의 처방 구성이 달라지며, 치료 효과도 차이가 난다.

신생아 때부터 2세까지는 유아안면두부급성습진과 구별하기 어려운 형태로 나타난다. 아토피성피부염의 증상은 머리, 얼굴을 중심으로 해 귀의 뒤, 목의 접히는 부분과 겨드랑이, 가슴, 등, 손발의 접히는 부분 등에 붉은색을 띠는 습성 습진을 말한다. 3세부터 10세 전후엔 습성 습진이 건조돼 보송보송한 건성 습진으로 변한다.

이 아토피성피부염으로 병원을 찾는 환자는 거의 3세 이상으로, 피부과에서 여러 가지 치료를 장기적으로 해도 별다른 효과를 보지 못했을 뿐만 아니라 이 중에는 부신피질 호르몬제의 장기적인 복용으로 2차적인 부작용을 일으키는 경우가 많았다. 아토피성 피부질환은 초년기에는 비교적 용이하게 한방의 체질 개선제로 치료가 되나 사춘기 이후가 되면 대단히 치료하기 어려운 질환이다.

아토피성 피부질환의 발병 원인을 한의학적으로는?

아토피 질환의 발병 원인을 한방에서는 거의 선천적인 체질의 유전적인 소인으로 보고 있다. 이와 같은 질환을 일으키는 체질을 '해독증(解毒症)체질'이라고 부르는데, 이는 몸속의 피가 맑지 못해 발생한다고 보는 것이다.

특히 아토피성 피부병은 아토피 체질이라 불리는 선천적인 체질과 관계가 깊다. 보통 이를 '태열(貽熱)'이라고 하는데, 즉 모태로부터 받은 체질 유전적인 병이라는 의미다. 이 아토피성은 알러지성 체질이라 불리는 특이체질에 근거를 둔 알러지성 질환으로, 천식과 매우 닮아 있어 지금에 와서는 아토피성과 알러지 사이에는 무엇인가 연관이 있는 것으로 여겨지고 있다.

아토피성 질환의 한의학적 치료

⊙ 아토피성 피부질환 치료에 특효약이 한방에 있다는 소문 ⊙

한의과대학의 임상시험을 통해 '시호청간산'이란 생약 처방이 염증성이 강한 알러지 증상의 개선에 매우 유효하다는 결과가 나왔다. 그동안 나는 알러지성 질환에 '온청음(溫淸飮)'〔사물탕(四物湯)＋황련해독탕(黃連解毒湯)〕을 처방해 왔는데, 이는 '시호청간산'과 매우 흡사한 처방으로, 진료통계상 좋은 처방으로 인정돼 아토피성피부염과 알러지성 피부염에 이 처방을 그 이후부터 지금까지 애용해 오고 있다.

이 시호청간산은 특히 아토피성피부염에 대해 믿기 어려울 정도의 높은 약효를 발휘하는데, 이는 중국의 고전에도 없는 처방이다. 이 처방은 일본의 에도(江戶)시대 말기에서 메이지(明治) 초기에 활약한 명의 모리 도우하쿠(森道伯)가 독자적으로 완성한 우수한 처방 중 하나다. 이 시호청간산은 유년기의 '해독증체질'의 체질 개선 약으로 불멸의 위치를 점하고 있는 명 처방이다. 놀라운 것은 현대의학에서는 아직도 그 원인을 확실히 파악하지 못한 아토피성피부염의 정체를 이미 그는 '해독증체질'에 의한 것으로 판정했다는 사실이다.

'해독증체질(解毒症體質)'이란?

옛날에는 결핵에 걸리기 쉬운 체질이라고 정의했는데, 지금은 그 밖에 코나 귀의 질환, 천식, 신경쇠약 등의 병에 걸리기 쉬운 체질을 말한다. 그 때문에 해독증체질의 사람은 특히 만성비염, 만성부비동염(축농증), 중이염, 편도선염, 천식, 알러지성 비염 등이 발생되기 쉬우며, 아토피성피부염의 환자에게도 이와 같은 질환이 합병돼 있는 경우가 아주 많다. 환자가 해독증체질인지 여부는 전문 한의사에게 진찰을 받으면 쉽게 알 수 있다.

어린이의 해독증체질 증상은?

예를 들면 –해독증체질의 소아는,
- 안면이 창백하거나 검은 색을 띤다.
- 체격은 마른 편이 많다.
- 복진해 보면 복벽(腹壁)이 강하게 긴장돼 있는 것이 특징이다.
- 가볍게 배를 자극해도 심한 간지러움을 탄다.
- 자극에 즉각 반응하고 예민하며 신경질적이다.
- 편식이 심하고 밥을 잘 먹지 않는다.
- 밤에 잠꼬대가 심하다.
- 코피도 잘 흘리는 편이다.

그 밖에 몸이 약하면서도 잠시도 가만히 있지 못하고 부지런히 움직이는 등의 특징이 많다.

'시호청간산'의 치료 환자 통계

저자는 3년7개월 동안 아토피성피부염과 알러지성 피부염에 '시호청간산', 그리고 알러지성 천식, 비염, 재채기 등의 합병증에 '소청룡탕(小靑龍湯)'을 합방해서 투여해 개선된 예가 있다.

0세부터 15세까지 169명(아토피성피부염 21명, 알러지성 피부염 및 비염, 천식 148명)의 소아환자(남성 102명, 여성 67명)에게 각각 '가미시호청간산'과 '가미소청룡탕'을 투여했다. 이 169명은 본 의원에 오기 전에 대부분이 양방

병원에서 치료를 받았으나 개선되지 않은 환자들이었다.

'시호청간산'의 약효 및 처방 내용과 치료 사례
15종류의 생약으로 구성된 처방인데,
- 보혈활혈(補血活血)시켜 주는 사물탕(四物湯)
- 청열(淸熱·화를 없이 함), 청간(淸肝·간장의 기능을 개선), 해독시켜 주는 황련해독탕(黃連解毒湯)
- 소염(消炎), 청열(淸熱·화로 인한 열기를 제거), 배농(排膿)시켜 주는 약물로 구성돼 있는 매우 합리적이고 과학적인 처방으로, 이와 같은 모든 성분이 종합적인 상승작용에 의해 아토피성피부염과 알러지성 피부병을 원천적으로 개선시킨다.

즉, 한의학적인 이론으로 보면 알러지 계통의 피부질환을 피부 그 자체의 질환으로 보지 않고, 그 근본이 되는 오장육부 기능의 밸런스를 개선시켜 줌으로써 보다 근본적인 치유를 꾀하는 것이다. 속에 깊숙이 잠재돼 있는 화(火)를 씻어 주는 처방이다.

정말 참기 어려운 가려움의 고통 때문에 어린이의 성격 형성에도 지대한 영향을 미치는 알러지성 피부질환으로 고생하는 어린이에게 밝은 웃음을 찾아 주는 약은 '시호청간산'과 '온청음'을 따를 처방이 없다고 감히 확신하는 바이다.

치료 사례
- 탁효(완전히 가려움증이 없어지고 피부도 정상 상태로 회복된 경우): **51명**(30.4%)
- 유효(가려움증은 완전히 가셨으나 피부의 거친 부분이 남은 경우): **88명**(52.2%)
- 약간 유효(가려움증은 참을 정도이고 피부가 약간 개선된 경우): **17명**(10.1%)

- 무효(가려움증도, 피부도 전혀 개선의 기미가 없는 경우) : 13명(7.3%)
- 탁효나 유효한 환자 중 치료 6개월 이내에 가볍게 재발해 다시 치료를 한 경우는 27건에 불과했다.

치료 결과는 이상과 같았고, 평균 치료 기간은 3개월에서 6개월이었다. 이뿐 아니라 '시호청간산'은 자외선 알러지(햇볕에 노출된 피부가 붉게 변하면서 가려운 증상), 한랭(寒冷)성 알러지, 습진, 두드러기, 그리고 여드름에도 효과가 좋으며, 노인성 및 허약자의 건조성 피부소양증에도 탁월한 효과가 있다. 그리고 특히 이 약은 피부질환만이 아니라 체질이 허약한 선병질(腺病質)의 체질 개선제로도 널리 처방되고 있다.

아토피 질환의 민간요법

(1) 율무는 곡물 중에서 영양가가 높은 편이다. 특히 단백질과 아미노산의 밸런스가 좋고 체내의 신진대사를 활발히 도와 주는 효능이 있다. 피를 맑게 하고 피부에 영양을 공급해 매끄럽게 한다. 단지 속효성은 없으나 꾸준히 섭취하면 틀림없이 놀라운 효과를 얻을 수 있다. 먹는 방법은 보리쌀을 미리 삶듯이 물의 양을 충분히 해 삶은 후에 여분의 물은 식수로 마시고, 율무는 밥을 지을 때 전기밥솥 한쪽에 넣고 밥을 지어서 함께 먹으면 된다. 틀림없이 좋은 효과를 얻을 수 있으니 꾸준히 실행해야 한다.

(2) 마늘을 외용약(外用藥)으로 사용하면 강한 살균작용이 있으나 먹으면 면역력과 피부의 저항력이 높아지는 효과도 있다. 먹기 쉽게 만드는 방법은 마늘 60g을 다지고 꿀 30g(너무 달지 않게)을 섞은 다음 소주를 30mL를 넣고 알코올 성분이 날아갈 정도로 데친 다음 아침 저녁으로 복용한다. 위의 분량은 약 5일분이다.

산부인과
병

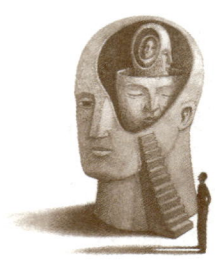

갱년기

폐경 전후기(Perimenopause and Menopause), 갱년기란 어떤 것인가?

① 폐경 전 이행기(Perimenopause)란?

폐경 전 이행기는 난소 호르몬(에스트로겐과 프로게스테론)의 불규칙한 변동이 시작되는 시기로, 최종 월경 이전 수년간 지속됩니다. 일반적으로 30대 후반~40대 중반에 시작되며, 평균 4~10년 동안 지속됩니다. 이 호르몬 변화는 심혈관계, 신경계, 근골격계, 대사 기능 등 전신에 영향을 미칩니다.

주요 증상 및 최근에 밝혀진 새로운 증상

- 생리 주기의 변화(불규칙, 짧거나 길거나 무월경 등)
- 안면홍조 및 야간 발한
- 불면증 또는 수면 질 저하
- 불안감, 짜증, 우울감
- 인지 저하(뇌 안개, 기억력 감퇴, 집중력 저하)
- 복부 중심의 체중 증가 및 대사 변화
- LDL 콜레스테롤 및 중성지방 증가
- 탈모 또는 모발이 가늘어짐
- 유방 압통
- 만성 피로 및 에너지 저하
- 월경 전 증상(PMS) 악화
- 질 건조 및 성교통
- 성욕 저하
- 피부 건조 또는 가려움
- 관절통, 근육통, 오십견(유착성 관절낭염)
- 심계항진(두근거림)
- 빈뇨, 요실금 등 비뇨기계 증상
- 혀의 작열감, 구강 건조
- 손발 저림, 감각 이상(감전 같은 느낌 포함)
- 음식 과민반응 및 히스타민 민감도 증가

"폐경 전 이행기는 단순한 생리 변화가 아닙니다. 신경-내분비 시스템 전반의 변화로, 여성의 전반적인 건강 상태에 영향을 줍니다."

[Haver, M. C., MD, FACOG, CMP, is a board-certified Obstetrics and Gynecology specialist, a Certified Menopause Practitioner from The Menopause Society, 2023]

② 폐경(Menopause)이란?

폐경은 여성의 월경이 12개월 연속으로 없는 시점을 말하며, 이는 난소의 기능이 종료됐음을 의미합니다. 평균 폐경 나이는 51세며, 대개 45~55세 사이에서 발생합니다. 폐경 후에는 에스트로겐과 프로게스테론 수치가 지속적으로 낮게 유지되며, 다양한 신체 변화가 나타날 수 있습니다.

폐경 후 나타날 수 있는 주요 변화와 증상
- 질 위축, 건조, 성교통
- 방광 기능 저하, 요로 감염, 요실금
- 골량 감소 및 골다공증 위험 증가
- 달아오르는 상열감(上熱感), 안면홍조
- 심혈관 질환 위험 증가(콜레스테롤 변화 등)
- 피부 탄력 감소, 주름 증가
- 기억력 저하 및 인지 기능 저하
- 대사 증후군 및 인슐린 저항성 증가
- 족냉증(足冷症)
- 두통, 두중(頭重), 어지럼증
- 불면증

[Haver, M. C. (2023). The New Menopause. Avery/Penguin Random House.]

갱년기장애의 한의학적 치료는?

최근 특히 일본이나 중국에서는 갱년기장애 치료에 한방 생약을 적극적으로 투약하고 있으며, 높은 개선 효과를 얻고 있다.

한방에서는 오래전부터 이 갱년기장애를 호소하는 제반 증상과 난소결락증후군(卵巢缺落症候群)으로 난소 절제 수술을 했다든지, 난소 종양 등의 질환에 의해 난소가 제 기능을 발휘하지 못할 때 나타나는 여러 가지 증상 및 자율신경실조증으로 진단된 여성 환자에게 투약하는 대표적인 처방은 다음과 같다.

갱년기장애를 개선하는 명 처방들

- 가미소요산(加味逍遙散): 상열감, 동계불안, 불면, 두통 등의 정신증상 및 냉증
- 계지복령환(桂枝茯苓丸): 어혈(瘀血)로 인한 하복부 압통(壓通)이 있는 월경 증상, 어깨결림, 두통, 상열감, 여드름 등
- 당귀작약산(當歸芍藥散): 허약 체질로서 가벼운 정신신경증, 부종, 두통, 불임증, 냉증 등
- 그 밖에 온경탕, 통도산, 절충음 등의 증상에 적합하게 적용할 수 있는 많은 종류의 처방이 있으며, 이 처방들은 갱년기장애는 물론, 거의 모든 성인병까지도 예방치료가 가능한 명 처방의 한방 생약들이다.

치료 예시

저자가 갱년기장애 증상으로 치료한 환자의 79명에 대한 통계를 살펴보면, 전체 환자에 투약한 기간은 4주에서 12주 동안이었다.

이 환자들의 전반적인 증상들을 보면 심한 상열감을 비롯해 두통, 경

추와 어깨동통, 관절통, 근육통, 불면, 동계(가슴 두근두근), 발한, 불안, 초조, 혈관운동 신경장애(피부 반점, 호흡 곤란, 체온 이상, 기력 쇠퇴 등), 신경질, 하품, 전신 권태, 우울증, 콜레스테롤 이상 수치, 생리 이상 등이었다. 이들에 대한 개선 효과를 보면, 관절통과 근육통의 개선율 36%를 제외한 나머지 증상의 개선율은 82%에 달했다.

거의 모든 환자가 약을 복용한 후 3주째부터 눈에 띄게 좋아지기 시작해 6주 후부터는 현저히 좋아졌다. 가장 개선되기 힘든 증상으로는 관절통이었고, 그 밖의 증상에 관해서는 대단히 만족할 만한 결과였다.

꼭 하고 싶을 말 한마디

이와 같은 탁월한 효과나 좋은 치료 방법이 왜 한국의 양방 의료기관에서는 이용되고 있지 못하는가다. 여러 가지 제도적인 문제가 좋은 길을 방해하고 있는 실정을 볼 때 안타까운 마음을 금할 길이 없습니다.

일본이나 중국, 특히 일본에서는 이미 오래전부터 많은 양의사가 양약과 한약의 병행 처방으로 매우 효과가 좋은 임상 결과들을 속속 발표하고 있습니다. 심히 부러운 일이 아닐 수 없습니다.

일본에는 한의과대학이 없는데도 산부인과에서 일반적으로 처방하는 약의 60% 이상이 양약과 한약을 병행해 처방하고, 특히 갱년기장애에 처방하는 약의 80%가 한약(에끼스파우더 형태)을 병행한다는 놀라운 사실입니다. 점점 한약과 양약을 컬래버해서 HT(hormone therapy)를 병행 처방하는 곳이 늘고 있습니다. 괄목할 만한 놀라운 사실은 일본의 양방 병의원에서 의사가 처방하는 한약은 의료보험이 적용되고 있다는 사실입니다.

그런데 한국은 어떤가요? 한의과대학이 전국에 11개나 있음에도 양의학 편에서는 한의학을 인정하기를 몹시 꺼리고 있을 뿐만 아니라, 수술

후 퇴원하는 환자에게 주는 '퇴원 후 지켜야 할 주의사항' 첫 번째 항목에 '한약을 복용하지 말 것'을 강력히 권하고 있는 실정입니다. 왜? 그래야 하는지 실로 마음이 매우 아픕니다.

좀 더 자세히 설명하면 다음과 같습니다.

일본 의사의 83.5%가 한약을 처방하는 이유와 그 배경- 최근 일본에서는 서양의학과 한방 약물을 병행해 치료하는 경향이 크게 증가하고 있습니다.

일본한방생약제제협회(日本漢方生薬製剤協会 JKMA - Japan Kampo Medicines Manufacturers Association)가 실시한 조사에 의하면, 일본 내 양의사 중 약 74%가 한약을 양약과 병행해 처방하고 있는 것으로 나타났습니다.

[참고문헌: Nakayama, Tomio, Nobutaka Fujiwara, and Ryuichi Tsumura. "A Survey of the Use of Kampo Medicine by Japanese Physicians." BMC Complementary and Alternative Medicine 12 (2012): 118. https://doi.org/10.1186/1472-6882-12-118.]

그 이유와 배경은
(1) 한약의 효율성에 있다는 보고다. 특히 만성질환에 많이 사용하고 있는데, 일본 의사들은 진통제나 항생제와 같은 양약을 줄이고 자연적인 방식의 한방 생약 처방이 몸의 생리적인 기능을 회복하는 데 도움이 된다는 보고다. 실제로 요통, 관절염, 소화불량과 산부인과 질환, 갱년기장애 개선의 만성질환에 높은 효과가 입증됐다.
(2) 의료보험이 적용된다. 의사가 처방하는 한약이 의료보험의 혜택을 받을 수 있고, 환자들은 의사 처방의 한약을 신뢰하고 효과도 좋기

때문이다.
(3) 많은 일본 의사는 한약을 신뢰하고 있기 때문에 양방의학과 동양의학의 장점을 함께 공유하고 있다.
(4) 일본 산부인과의 한약 처방률이 매우 높으며, 임신 중과 출산 후, 특히 갱년기장애 치료에 놀라울 정도로 많이 처방하고 있다. 그리고 이러한 약물은 임신 중 허약체질 개선과 혈액순환 증진, 통증 완화 등에 적극적으로 처방하고 있다.

생각할수록 마음이 답답합니다. 한국에는 한의과대학이 있는데도 말입니다.
우주와 함께 생명을 창조한 신(神)?은 우리에게 생명과 함께 병도 준 것 같습니다. 그러나 자비로운 그 신은 질병을 이길 수 있는 생약도 우리 주위 곳곳에 자생하게 하는 사랑에 한 번 더 깊이 감사를 드립니다.
자연 그대로의 생약(生藥)은 한의학에 의해 질병을 자연스럽게 회복시키고 건강과 생명을 연장할 수 있게 하는 무궁무진한 능력을 지닌 신의 작품이라고 굳게 믿고 있습니다.

갱년기장애의 민간요법
체력을 보강하면서 저항력을 높이는 효능이 우수한 '당귀작약산' 5g을 꿀물에 타서 하루 2~3회 꾸준히 복용하시면 전반적인 기능 향상에 매우 좋습니다. 특히 갱년기장애에 가장 많이 나타나는 증상인 불안신경증과 불면, 그리고 열이 얼굴로 확 달아오르면서 땀이 얼굴과 등에 배고, 피로하고 빈혈 증상이 있는 경우에 좋습니다.
잠이 옅으시면 산조인(한약 도매상에서 구입 가능)이라는 생약을 함께 권하고 싶습니다. 이는 진정 작용이 있고 불면을 해소해 줍니다. 산조인 30g을 프라이팬에 거무스레한 색이 나도록 잘 볶아서 600mL의 물에 넣고 2/3가 되도록 끓인 다음 산조인은 건져내고 30g의 현미를 넣고 소금으로 맛을 조절하면서 죽을 끓여서 적당량씩 먹으면 매우 좋다.

불임증(不姙症)

불임증의 치료 예

"올해로 결혼 8년이 됩니다. 정말 아이를 가질 수만 있다면 무엇이든지 못 할 것이 없을 것 같습니다. 남편도, 저도 산부인과 검사에서는 아무런 이상이 없었고, 임신을 위한 인공수정과 체외수정 등 산부인과에서 할 수 있는 모든 과정을 다 거쳤으나 성공하지 못했습니다. 단지 생리 주기가 불규칙하고 생리통이 있는 등의 생리불순이 있을 뿐입니다. 친구의 언니로부터 소개받고 찾아왔습니다. 선생님! 어떻게 좀 안 될까요? 정말 너무나도 아이를 갖고 싶습니다."

애처롭게 나를 쳐다보는 부인의 물기 어린 눈매 하며, 36세라고는 도저히 믿어지지 않는 보기 드문 미인이었다. 나는 이 부인에게 엄마를 닮은 예쁘고 영리한 아이가 태어난다면 얼마나 좋을까 하는 안타까운 심정으로 정성을 담아 찬찬히 진찰했습니다.

진단 결과는 어혈(瘀血)이어서 '온경탕(溫經湯)'에 '계지복령환'을 2개월 동안 투여해 제반 증상이 많이 호전됐고, 그 후 '당귀작약산'에 '계지복령환'을 합해 8개월 정도 복용하던 중에 기쁨에 찬 부인의 목멘 목소리를 들을 수 있었습니다.

지금 그 부인은 자신을 닮은 두 딸아이와 함께 행복하게 살고 있습니다. 이와 같은 결과의 치료 경험은 심심치 않은 기쁨에 찬 감사함입니다.

그동안 불임증 치료를 통해 예상했던 것보다 좋은 결과를 얻게 된 한방의학은 국소적인 치료를 넘어 여성 특유의 생리기능과 활력을 돋워주는 힘에 의한 결과라고 감사하고 있습니다.

부부가 먼저 산부인과에서 진단을 꼭 받아야 한다

건강한 부부가 피임하지 않고 보통의 부부관계를 2년 이상 지속해도 임신이 되지 않는 경우를 의학적으로 불임증이라고 합니다. 임신은 남성 측의 사정(射精), 여성 측의 배란(排卵), 수정(受精), 착상(着床) 등 네 단계의 진행으로 이뤄지는데, 물론 이 과정에서 하나라도 지장이 발생하면 임신은 불가능합니다.

남성에게는 배출되는 정자의 수가 표준 이하이고, 정액 중의 정자에 이상이 있으며, 여성에게는 자궁이나 난소, 그리고 이것들을 감싸고 있는 복막과 내분비계에 장애가 있는 경우는 불임증이 됩니다.

여성의 경우, 불임증의 원인 중 으뜸은 간접적이기는 하지만 빈혈증인 경우가 많습니다. 혈액 중에 헤모글로빈이 감소하면 전신 곳곳에 적당량의 산소와 영양 공급이 불충분해집니다. 이처럼 헤모글로빈이 부족해지면 혈액은 우선적으로 생명 유지에 절대적으로 중요한 장기인 뇌와 간장과 신장에 많이 흐르게 되고, 그 때문에 자궁이나 난소에 헤모글로빈의 공급이 감소돼 그 기능이 감퇴하고, 발육부전의 원인이 됩니다.

예를 들면, 난소의 기능이 약해지면 배란 현상이 장애를 받아 밸런스가 깨지든지 무배란증이 되기 쉽습니다. 또 다행히 배란돼 수정됐다 하더라도 자궁의 기능이 충분치 못해 수정란이 자궁벽에 착상하기 어려워져 불임증이 되기도 합니다.

불임증의 한의학적 치료

다행히 한의학적인 치료는 어느 한 가지에 국한하는 방법이 아니라 전체로서 관찰하고 전체 생리기능을 개선하는 요법이므로 매우 좋은 치료 효과를 기대할 수 있습니다. 특히 생리불순에 사용하는 처방은 여성의 전체 생리기능을 원활히 조절하고, 몸의 생리적인 기능까지 도와주기 때문에 불임증에도 효과가 아주 좋습니다. 그 치료 기간이 짧게는 3개월, 길게는 1년 정도여서 끈기 있게 임해야 합니다.

꼭 미리 알아두어야 할 사항은 우선 부부가 산부인과를 찾아가 배란은 정상인지, 호르몬의 밸런스는 정상인지, 난관은 폐쇄되지 않았는지, 자궁내막증이 심한지를 확인하고, 그리고 특히 요즘에 와서는 남성의 원인인 불임(거의 30~40%)이 날로 늘고 있어서 남편도 정액검사 등 여러 가지 필요한 검사를 사전에 정밀하게 받아야 합니다.

그런 후에 한의원을 방문해 소기의 목적을 달성하려면, 우선 산부인과 검사에서 부부가 다 합격 판정이어야 합니다. 그런데 그래도 임신이 안 되는 경우가 1/3 정도고, 이 부류의 부부는 한의원의 치료로 만족한 결과를 얻을 수 있습니다.

산부인과의 불합격 판정 중에서 남성의 성기능 저하와 정자 활동이 약하고 정자 수가 모자라는 경우와 여성의 생리기능 부전에 의한 경우는 한방 치료가 특히 우수합니다. 기타 방법도 한방 치료를 받아 몸이 건강해진 후 특수 처치인 '체외수정'을 받아야 성공률이 높아진다.

불임증의 대표적인 처방

한방에서는 여성 불임증의 원인 중에서 가장 중요하게 다루는 것이 어혈(瘀血)입니다. 다시 간단히 설명하면 전반적인 생리 대사 기능을 원활히 해 주고 기능을 보충하는 복합적 치료입니다. 그러므로 어혈을 제거하는 처방을 사용하게 되는데, 바로 이 처방들이 불임증에 대단히 좋은 결과를 가져옵니다.

불임증의 체질과 증상별 특수처방

(1) 체력이 건장한데 변비가 있고 상열감이 있으며 생리불순인 경우에는 '도핵승기탕(桃核承氣湯)'에 '계지복령환'을 곁들이면 좋다.
(2) (1)번과 같은 증상이나 제반 증상의 정도가 약한 경우는 '계지복령환'과 '온경탕'으로 효과를 충분히 볼 수 있습니다.
(3) 보통 체력에 가벼운 생리불순인 경우는 온경탕(溫經湯)을 추천하고, 이는 생리불순에 냉이 많고 때로는 기능성 부정출혈이 있든지, 발이 차고 요통이 있으며 하복부가 때때로 냉통(冷痛)하고 수족이 저리는 등의 경우엔 오래 복용하면 매우 좋은 효과를 볼 수 있습니다.
(4) 체력이 약하고 빈혈, 두통, 어지럼증, 수족냉증, 어깨결림 등의 증상이 함께 일어나는 경우는 '당귀작약산(當歸芍藥散)' 합 '오령산'이 좋습니다.
(5) 그 밖에 체력이 아주 약하고 때로 강한 빈혈 증상이나 생리불순이 있으면서 기능성 부정출혈이 가끔 있는 경우는 '궁귀교애탕(芎歸膠艾湯)'에 녹용을 가미하면 아주 효과가 놀랍습니다.

이처럼 정밀하게 진찰해 적합한 처방을 해 장기적으로 약을 복용하는 동안 자연스럽게 임신돼 출산해야만 더욱 건강한 아이를 얻을 수 있습니다.

민간요법

특별한 민간요법은 없으나 체력을 보강하면서 여성 생리기능을 보강하는 '당귀작약산' 5g을 꿀물과 함께 하루 3회 정도 꾸준히 복용하면 몸과 마음이 안정되고 생리기능뿐 아니라 몸의 전체적인 기능이 상승해 반갑고 고마운 좋은 효과를 얻을 수 있습니다.

생약차

당귀, 천궁, 도인을 아래 분량으로 취해 생강 3쪽, 대추 7개에 청수를 2L 붓고 강한 불로 1L로 졸여 차 대신 수시로 마시면 좋은 효과를 얻을 수 있다.

- 당귀(當歸) : 8g. 약간 달고 매우며, 성질은 따뜻해 자궁의 생리기능을 원활히 한다. 피를 만들어 주고 또 맑게 하며 나쁜 피를 제거한다.
- 천궁(川芎) : 8g. 약간 매운맛이 나고, 성질은 따뜻해 혈액순환을 촉진하고 피를 맑게 하며, 새로운 피도 생기게 하고, 두통도 고친다.
- 도인(桃仁) : 8g. 복숭아씨로 맛은 달고 쓰며, 성질은 차다(비생리적인 염증에 의한 열을 제거한다). 어혈(瘀血 · 자궁염증)을 풀어서 월경을 순조롭게 하고, 대장의 연동운동을 도와 변비를 고친다. 생강 5g을 더한다.

어떤 분의 말씀 한마디

사람은 누구를 막론하고 자기 자신 안에 하나의 세계를 가지고 있습니다. 그것은 아득한 과거와 영원한 미래를 함께 지니고 있는 신비로운 세계입니다. 홀로 있지 않더라도 사람은 누구나 마음의 밑바닥에서는 고독한 존재입니다. 그 고독과 신비로운 세계가 하나가 되도록 거듭거듭 내 자신을 안으로 살펴야 합니다. 이때에만 비로소 언젠가 깨달음이 찾아오지요. 왜냐하면 진정한 스승은 밖에 있지 않고 우리 마음 안에 있기 때문입니다.

따라서 깨달음에 이르는 데는 오로지 두 가지 길이 있습니다. 자기 자신을 안으로 살피는 명상과 이웃에게 나누는 자비의 실천입니다. 그것은 곧 지혜의 길이요 헌신의 길이라고 그분은 말씀하십니다. 이런 가슴으로 낳은 아이는 얼마나 황홀할까요.

이 같은 자비와 헌신의 시간을 통해 너무도 귀한 한 새 생명을 명상해 보세요. 그리고 간절히 간구해 보세요. 그러면 아이를 점지받지 않을 수 없는 진정한 축복이 생기리라 생각합니다.

생리불순과 생리통

생리불순의 한방 처방

- 건장한 체격에 변비나 상열감이 자주 있고, 목뒤가 자주 뻐근하며 배꼽의 좌우 특히 좌측 아래를 누르면 아픈 경우에 '도핵승기탕'으로 처방한다.
- 체격과 체력이 보통이고 배꼽의 왼쪽 3~5cm 부위를 누르면 아프고, 후두와 어깨 통증이 있고, 요통이 함께 있으면 '계지복령환'으로 처방한다.
- 위와 같은 증상에 아래는 냉하고 위로는 열이 오르면서 생리통이 심

할 때는 '절중음'이 좋다.
- 반면에 체력이 약하고 안색이 창백하며, 배꼽 좌우에 압통이 있으면 '당귀작약산'이 매우 좋다.
- 위와는 달리 압통의 부위가 배꼽 좌측과 하복에 나타나고 체력은 좋고, 변비의 경향일 때는 '대황목단피탕'을 처방한다.
- 그 밖에 정신신경이 불안하고 오후가 되면 상열감이 있으며 등에서 어깨 쪽으로 갑자기 더웠다 추웠다 하고 생리에 이상이 있을 때는 갱년기장애 증상에 즐겨 쓰는 '가미소요산'의 효과가 놀랍다.
- 손발이 몹시 차고 피곤하며 요통이 자주 있을 때는 '당귀사역가오수유생강탕'이 좋다.
- 체력이 약하고 생리가 오래 지속되는 경우는 '궁귀교애탕'이 효과적이다.

치료 사례

① 첫 번째 사례

생리가 시작되기 1~2일 전의 하복통, 요통, 두통, 불안초조, 신경과민 증상은 '온경탕(溫經湯)'에 '당귀작약산當歸芍藥散'을 첨가한 처방을 장기간 투여해 개선되었다.

"다른 사람보다 좀 늦게, 중학교 3학년 때 첫 생리가 시작됐는데, 생리 시작 하루 전부터 특히 아랫배가 아프기 시작하면서 점차 허리까지 무겁고 아픕니다. 머리가 띵하고 기분이 우울해지며, 안절부절못하고 아무런 이유도 없이 불안초조하며 매사에 예민해져서 신경질이 나고 일에 집중력이 현저히 떨어집니다. 특히 생리가 시작되고 1~2일째는 생리통이 극에 달하며, 때로는 눈앞이 아찔할 정도로 빈혈이 심해져 매월 생리 때마다 회사를 결근하게 되는 경우가 많습니다. 산부인과에서 여러 가지 검사를 받아보았으나 이렇다 할 큰 원인은 없고, 단지 유전적인 소인이 아닌가 하는 정도입니다. 결혼해 아이를 낳으면 좋아진다고는 하는데, 어디 매월 괴로워서 견딜 수가 있어야지요."

환자는 핏기 없이 창백한 얼굴이었다.

정말 부러질 것만 같은 손목을 잡고 진찰하려던 나는 속으로 소스라치게 놀랐다. 웬 호들갑이냐 싶겠지만, 정말이지 마치 얼음장 위에 손가락을 올려 놓은 것 같은 느낌이 들 정도였다. 한참을 보고서야 겨우 맥(脈)을 찾을 수 있었으니 말이다. 전형적인 소음인 중에서도 '냉(冷)소음인'이었다. 이렇게 몸이 냉하니 어찌 몸의 생리기능이 정상일 수 있겠는가? 생리 때가 아니더라도 가끔 주기적인 편두통, 어지럼증, 입맛이 없고 소화불량, 변비, 가슴 답답, 때때로 얼굴이 달아오르고(상기·上氣), 구내염, 하품, 수족냉증 등의 증상을 다 열거하기 힘들 정도였다.

복부 진찰에서는 복부의 상하에 판자를 댄 것같이 팽팽하고 단단하며, 배를 만지면 아주 작은 자극에도 지나친 과민반응을 나타냈다. 거기에다 이제 26세인데 신경증까지 겹쳤으니 나는 매우 복잡하고 어려운 적을 만난 느낌이었다. '온경탕(溫經湯)'을 40일간 처방해 어려운 증상을 절반 정도 진정시키고, 그 후 '보중익기탕(補中益氣湯)'에 '당귀작약산(當歸芍藥散)'을 6개월가량 투약하고야 전반적으로 만족할 수 있었으니, 정말 끈질긴 싸움이었다. 이와 같은 태생적인 유전적 소인에 의한 증상은 장기간의 끈질긴 치료가 필요하다.

② 두 번째 사례

2년 전부터 생리가 불규칙하고 생리 때에 복통은 물론이며 대하(帶下)와 잦은 방광염 증상을 '용담사간탕(龍膽瀉肝湯)'에 '계지복령환(桂枝茯令丸)'을 합해 2개월 투약해 치료했다.

"선생님! 2년 전에 감기몸살을 심하게 앓고 난 후부터 생리 주기가 불규칙해지고 기분 나쁘게 누런 색깔의 냉이 많아졌을 뿐만 아니라 피곤할 때는 어김없이 방광염이 자주 발생합니다. 병원으로, 약국으로 수도 없이 다녀보았으나 그때뿐이고, 나이가 아직 마흔도 안 됐는데 자주 피곤해지고, 그때마다 방광염이 어김없이 다시 재발합니다. 친구 얘기로는 자궁이 냉해서 그렇다는데, 치료가 가능할까요?"

목소리는 기운이 없는데 부인의 검붉은 얼굴색이라든지 골격을 보아서는 건실한 체질이었다. 진찰하고 나서 병력을 자세히 물어보던 중 대단히 중요한 사실이 발견됐다. 24세에 4대 독자의 집안에 시집와 딸만 넷을 낳고 몇 년 지나서 3년 전에 또 임신했는데, 임신 6개월 때에 태아가 또 딸이라는 사실을 알게 돼 무리하게 조산을 유도한 것이 몸을 그르치게 된 원인이었다.

그 후 약해진 몸을 보충하기 위해 몸에 좋다는 것을 마구잡이로 섭취한 것이 도리어 생리적인 불균형을 초래한 듯했다.

복부 진단을 해 보니 배꼽 위에 동계(動悸)가 심하고, 배꼽 좌측을 누르니 통증을 호소했다. 한방적인 용어로 간경(肝經)의 습열(濕熱)이 정상적인 기의 운행을 방해해 복직근이 긴장하고 명치가 답답하며, 때때로 얼굴이 달아오르고 항시 머리가 무거우며, 생리 때에 배와 허리가 아프다. 누런 색의 냉이 많아지며 때때로 가렵고, 한두 시간이 멀다 하고 자주 소변을 봐야 하는 등의 복합적인 증상이다. '용담사간탕'에 어혈(瘀血) 개선의 명약인 '계지복령환'을 함께 투약하고 1개월이 지나면서 빠르게 회복되기 시작했다. 전체 투약 기간은 4개월 정도였으니 실로 놀라운 속도였다.

통증 질환
(한의학 침의 원리)

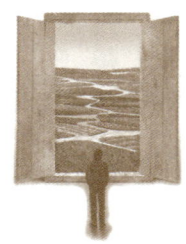

한의학 침의 원리에 대해서

한의학의 침술(鍼術)은 경락(經絡)의 생리적인 기(氣)를 조절해 인체의 생리와 병리 상태를 조화롭게 회복시키는 치료법이다.

기(氣)의 조절

한의학에서는 인체에 경락을 따라 기(氣) 즉, 생명 에너지가 흐른다고 보는 이론이다.

질병은 특히 기(氣)의 정체(停滯) 또는 부족과 과잉 등 불균형에 의해 발생한다. 이때 해당 경락의 특수 혈(穴·침자리)을 침으로 자극해 생리적인 밸런스를 조절한다. 침을 놓은 부위 주위에 백혈구, 적혈구, 림프액 등이 증가하며 혈행이 촉진된다. 즉, 침은 경혈을 자극해 기를 통하게 하는 원리다.

혈(血)과 진액(津液)의 순환 촉진

기(氣)와 함께 혈액과 진액이 잘 흐르지 못할 때도 병이 발생하므로 침으로 기혈의 흐름을 원활하게 해 통증을 줄이고, 체내 순환을 도와 질병을 개선합니다.

경락 체계 자극

한의학은 인체에는 12경락과 8경맥이라는 에너지 통로가 있다고 보는 의학이다.

경혈의 통로에 있는 특정한 치료 포인트인 혈(穴)로 각 장부와 연결된다. 침은 이 경혈을 자극해 장부의 기능을 조절하고 전체 균형을 회복시켜 병을 치료한다.

자율신경 및 중추신경계 반응(현대의학적 해석)

말초신경을 침으로 자극해 뇌와 자율신경계를 조절해서 치유한다. 침으로 통증을 조절해(엔도르핀 분비) 치료하는 원리다.

병이 치유되는 생리적 과정

1. 혈류를 증가하고 산소 공급을 개선해 조직의 재생을 촉진한다.
2. 면역세포의 활동을 조절해 염증반응을 조절한다.
3. 근육을 이완해 경직을 풀고 통증을 감소시킨다.
4. 내분비계 균형을 조절해 스트레스 호르몬을 조절(코르티솔 등)한다.
5. 신경계를 조절해 통증의 민감도를 낮춘다.

정리

한의학에서 침술은 다음과 같은 원리에 따라 작용합니다:

1. 기(氣)와 혈(血)의 흐름을 조절해 병을 고친다.
2. 경락과 장부 기능을 조화롭게 한다.
3. 자율신경 및 면역 기능을 조절해 몸의 자연 치유력을 높인다.
4. 개인의 체질, 증상에 따라 맞춤 경혈을 선택해 치료한다.

침 치료의 신비한 효과의 신비(목, 어깨, 허리, 무릎. 기타 관절과 질병)

목·어깨·허리 통증은 척추의 병이 아니고 근육의 병이다

허리, 목, 어깨, 손발목이 아플 때는 먼저 침(針)의 신비하고 놀라운 위력을 경험해 보세요. 거의 모든 통증이 빠르게 사라집니다.

요통·경추통·견통을 호소하는 나이가 점점 낮아지고 있습니다. 저자도 환자에게 침 치료를 매일매일 하고 있지만 때때로 놀랍고 신비함 때문에 놀라는 때가 한 달에 몇 번은 있을 정도입니다. 이 이치를 말씀드리고 싶어도 책 한 권은 따로 써야 하기 때문에 그 효능은 그냥 너무 놀랍고 신비하다고만 표현해 드립니다. 언젠가 기회가 된다면 침에 관한 책 한 권을 쓰기로 약속을 드릴 수 있기를 희망합니다. 그러나 침 효능의 원리는 간단치 않습니다.

모든 척추동물은 네 발로 걷지만 유독 인간만 조물주의 지극한 은총으로 직립보행의 놀라운 선물을 받았습니다. '별로 놀라지 않는군요.' 지극히 당연해서인가요? 그 은총 때문에 두통, 경추통, 견통, 무릎통, 손목, 발목관절통의 굴레가 씌워졌습니다.

네 발 척추동물의 새끼들은 태어나자마자, 아니면 늦어도 1~2시간 이내에 다 걷는데 인간의 애기들은 일어나 걷는 데 거의 1년이나 걸립니다.

왜일까요? 목뼈는 머리 무게의 압박을 견뎌야 하고, 허리척추는 상반신의 무게, 그리고 무릎과 발목은 상체의 무게를 견뎌야 하기 때문입니다. 그래서 태어날 때는 일자형으로 똑바른 척추가 1년 동안 S자형인 스프링 형태로 변형됩니다. 위로부터 누르는 무게를 감당할 수 있게 변형되는 기간입니다.

척추는 경추(목뼈 7개), 흉추(가슴뼈 12개), 요추(허리뼈 5개), 천추(엉치뼈 1개), 미추(꼬리뼈 1개)로 구성돼 있는데 모두 합하면 26개입니다.

경추통과 요통의 발생 원인

인류가 두 발로 걷기 시작하면서부터 함께하게 된 대표적인 숙명적 질환입니다. 모든 척추동물은 네 발로 몸의 체중을 분산시키기 때문에 특별히 경추(頸椎)나 요추(腰椎)에 부담이 가해지지 않으나, 인간은 두 발로 체중을 지탱하지 않으면 안 되기 때문에 척추에 많은 부담이 지워지지 않을 수 없습니다.

무거운 머리를 지탱하는 경추 부위와 상체의 하중을 지탱하는 요추 부위가 부담을 받아 목이나 어깨 결림과 요통이 발생될 수밖에 없는 것은 숙명적인 현상입니다.

척추는 26개(경추 7, 흉추 12, 요추 5, 천추 1, 미추 1)의 골(骨)들이 연결돼 있으며, 골과 골 사이에는 추간판(椎間板·디스크disk)이 있어서 쿠션 역할을 합니다. 추간판 자체에는 신경이나 혈관이 비교적 적기 때문에 다른 조직

기관보다는 비교적 노화가 빨리 진행돼 탄력성이 떨어지기 쉽습니다.

추간판이 노화되면 상하의 추골(椎骨)이 압박을 받아 얇아지고, 때로는 밖으로 돌출돼 추간판연골탈출증을 일으켜 주위에 분포돼 있는 신경이나 척수(脊髓) 신경을 압박해 매우 심한 요통과 다리 저림을 일으킵니다. 이는 남성에게 압도적으로 많이 발생하는 특징입니다. 여성보다는 남성의 노동 압박 시간이 길고, 무거운 것은 남성 몫이니까요.

일상 증상 중에 후두부로부터 어깨가 뻐근하게 결려서 심하면 머리가 돌아가지 않는 경추, 견갑신경통(어깨 부위 응결)이 가장 많고, 그다음이지만 거의 빈번히 발생하는 요통입니다.

이는 현대에 와서 교통기관의 발달과 가전제품의 폭넓은 보급 등의 다양한 생활 여건 변화에 의해 체위나 체력은 좋아진 반면, 걷는 시간이 짧아진 것과 비례해 목이나 허리가 약해져서 경추통과 요통 그리고 디스크 질환 등이 많이 발생하게 된 것입니다.

치료와 예방의 세 가지 요소

- 항상 바른 자세를 유지한다: 바른 자세의 조건은 우선 눈으로 보기에도 아름다운 자세다.
- 적당한 휴식과 잠자리에서 좋은 자세를 취해야 한다: 하루의 1/3이 누워 있는 시간인데, 이 취침 시간의 가장 좋은 자세는 옆으로 누워 개나 고양이와 같이 등을 약간 동그랗게 하고 잠을 자는 자세를 추천드린다.
- 요통에 가장 좋은 운동은 걷기인데, 허리를 든든하게 하고 몸 전체를

아름답게 하는 걷기의 자세에 대해 중요한 포인트를 알려드린다.
- ▶ 1주에 3회 정도, 30~60분 걷기.
- ▶ 머리를 바로 세우고, 평소 본인의 보폭보다 10~12cm 정도 넓게, 그리고 씩씩하게, 가슴을 먼저 내미는 자세로 약간 빠르게 걷는 것이 중요하다.

요통의 치료 예

치료 예 1

저녁에는 멀쩡하던 허리가 새벽에 눈을 뜨면 무겁고 뻐근한 경우가 많다. 그러나 힘겹게 일어나 약 10분 정도 걸으면 통증을 잊어버리는 요통을 한방명으로 신허요통이라고 해 '보음탕(補陰湯)'이 잘 듣고, 피곤도 가시고 몸도 아주 가벼워진다.

치료 예 2

"2년 전 가을, 만 60세의 나이에 재혼하고, 작년 겨울에는 정년, 금년 봄에 용기를 다해 새 사업을 시작하는 등 여러 가지 피곤한 요인이 겹친 탓인지, 요즘 몸이 무겁고 몹시 피곤했습니다.

보름 전부터 아침에 눈을 뜨면 허리에 쇳덩어리를 달아맨 것같이 무겁고 뻐근해 한참 고생하다가 겨우 출근해서 업무를 시작하고, 그리고 시간이 지나면서 가벼워지기 시작해 점심때가 지날 무렵이면 통증을 잊어버리게 됩니다. 그런데 이상한 것은 그다음 날 새벽이면 어김없이 허리가 무겁고 아파서 눈을 뜨게 됩니다.

진통제를 복용하다가 여의치 않아 병원에서 주사까지 맞아 보았으나 효과가 없습니다. 멀리서 왔으니 고쳐 주세요."

증상 - 발병 원인

이와 같은 증상을 한방에서는 '신허요통(腎虛腰痛)'(신허란 스태미나 즉, 체력이 부족하다는 뜻)이라 해서 스태미나를 높이는 목표의 치료를 한다. 물론 침 치료를 병행해야 빠른 회복을 기대할 수 있다.

치료 예 3

어느 날 돌연히 좌측 허리가 심하게 아파서 일어날 수도, 구부릴 수도 없는 요통에 '계지가령출부탕(桂枝加苓朮附湯)'을 투약해 10여 일에 치료됐다.

"지난 토요일에는 친구들과 함께 좀 지나치게, 아주 지칠 때까지 테니스 시합을 하고 그날 저녁은 별일 없이 잘 잤는데, 다음 날인 일요일 아침에 일어나니 허리가 약간 뻐근하다가 오후부터는 갑자기 통증이 심해져 꼼짝도 하지 못하고 누워서 왕진을 부탁해 침 치료를 받았습니다.

치료 후 좀 가벼워지는 듯했으나, 다음 날 아침 더욱 심해져 마침 외국에서 오랜만에 찾아온 친한 친구와도 좋은 만남을 함께하지 못했습니다."

몸이 약간 통통한 편인데, 의외로 손발이 차고 땀을 잘 흘리는 체질이며, 몸이 약간 탈기(脫氣)된 듯해 '계지가령출부탕'에 우슬, 오가피, 당귀, 마황 등을 가미해 투약하며 침 치료를 함께 받은 지 10일이 지나지 않아 몸도 가벼워지고 피로까지 가시며 요통은 물론 깨끗이 완쾌됐다.

민간요법

　스태미나를 증진해 요통을 치료하는 효과가 좋은 '보골주(補骨酒)'를 소개한다.

　▶ 재료: 당두충 100g, 오가피 100g, 우슬 100g, 소주 1L
　▶ 제법: 소주 1L에 위의 생약을 담근 다음 밀봉한 후 3개월이 지난 다음부터 잠들기 전에 적당량(소주잔 1~2잔 정도) 마시면, 요통은 물론이고 정력 증진에도 도움이 된다.

한마디

　나의 지난날들을 완전히 지우거나 바꿀 수는 없습니다. 그러나 새롭게 다시 시작할 수 있다는 것을 명심하기 바랍니다.
　이 나이에 무슨 새로운 것을 하냐고 반문하시겠으나, 무엇이든 시작하는 바로 그 시점이 나에게는 가장 적합한 시기입니다. 내일을 새롭게 함에는 나이가 무슨 상관이 있겠습니까.
　이미 지나간 날들보다는 단 며칠이라도 남아 있는 나 자신의 날들이 훨씬 귀하지 않겠습니까? 그날을 위해 오늘 새로운 것을 계획하고, 바로 시작하는 사람만이 아름다운 인생을 살 권리를 얻을 수 있는 것이지요. 이렇게 보람된 것에 정신이 팔려 있으면 요통인들 찾아와 자리할 틈새가 어디에 있겠는가.

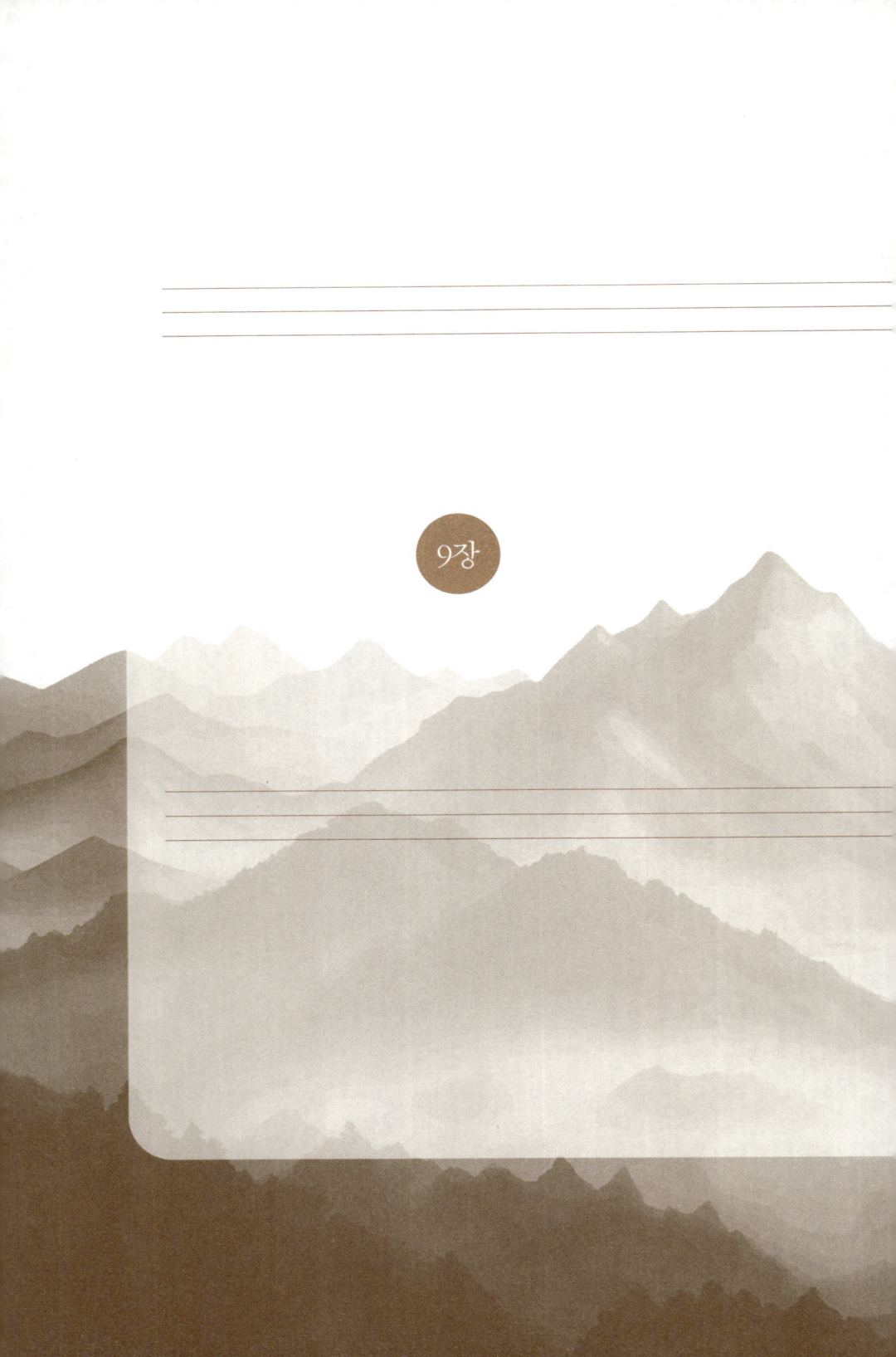

9장

적절한 체력 증진 관리 포인트

병마와 싸워 이기려면 강력한 체력과 면역력을 높여야 한다.
면역력 향상과 활성산소 억제를 위한 항산화물,
그리고 과일, 야채, 어패류와 서플리먼트에 대해 알아보자.

적절한 건강관리를 위한 key point 1

병마와 싸워 이기려면 활성산소를 억제해야

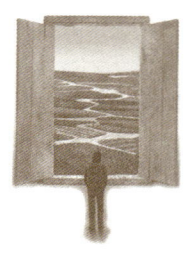

활성산소란?

먼저 활성산소에 대해 알아보자.

우리는 무엇에 의해 살고 있고, 그리고 무엇에 의해 죽을 수밖에 없게 되는가?

결론부터 먼저 알려드리면, 깨끗한 산소에 의해 살아가고 있고, 활성산소(活性酸素)에 의해 생을 마치게 됩니다. 즉, 생과 사는 산소가 좌우한다고 해도 과언이 아닙니다.

활성산소라는 말은 많이 들어보셨지요? 활성산소란 무엇인지 살펴봅시다. 우선 활성산소가 어떻게 만들어지는지 알아볼까요?

가장 큰 원인은 오염물질·스트레스·자외선·흡연·방사선·과음, 그리고 과격한 운동을 들 수 있습니다. 인간은 호흡으로 마신 산소의 대부분을 당(糖)을 태워 에너지를 생산하는 데 씁니다. 이렇게 쓰인 산소는 당에 있는 수소와 결합해 안전한 물질인 물로 변환됩니다.

흡입한 산소의 5%는 당을 태우는 화학반응 과정에서 쌍으로 이뤄진 전자 중 하나를 잃고 단 한 개의 전자만 가진 분자로 바뀌는데, 이 프리라디칼(free radical · 원자나 분자가 짝을 짓지 못한 전자를 가진 불완전한 상태로, 이는 안정된 상태를 유지하기 위해 정상 세포를 공격하기 때문에 노화현상의 원인이 된다)을 가진 산소를 '활성산소'라 부릅니다. 프리라디칼은 반응성이 매우 강하며 멀쩡한 세포를 공격해 파괴합니다. 활성산소는 세포막, 단백질, DNA를 공격해 정상 세포를 손상시킬 수 있습니다. 이러한 손상은 세포 기능 장애, 노화 및 질병으로 이어질 수 있습니다.

활성산소로 인한 이상 신호

- 잘 자고 일어났는데도 피곤하다.
- 이유를 알 수 없는 근육통, 관절통에 시달린다.
- 최근 들어 신경질적이고 예민해졌다.
- 감기 치료가 1주 이상 걸리고, 또 자주 걸린다.
- 잠들기가 어렵고 깊은 잠을 자지 못한다.

이런 증상을 자주 느끼면 항산화 영양제 섭취를 생각해 보시는 것이 좋습니다.

특히 세포 내의 미토콘드리아에서 발생한 활성산소는 유전자를 하루에 7만3000번이나 공격해 파괴하는데, 이는 노화와 암의 원인이 됩니다. 집 안에서도 자주 쓰는 산소 계통 표백제가 문제입니다.

반응성이 강한 활성산소는 주변의 세포나 유전자를 공격해 파괴하고, 또 체내의 중성지방과 결합해 과산화지질을 만드는데, 이것은 혈관 내에 축적되기 쉬워 각종 심혈관계 질환의 원인이 되기도 합니다.

미국의 홉킨스대학에서 1991년에 발표한 연구 결과에 의하면, 인류가 앓고 있는 질병 중 3만6000가지가 활성산소와 관련이 있다고 합니다. 정말 놀랍고 무섭지요. 인간의 신체는 이 활성산소로 인해 녹습니다. 물론 이 녹은 노화와 대사질환의 원인이 됩니다. 그런데 나이가 들어감에 따라 활성산소를 막아내고 처리하는 능력이 점점 줄어들지요.

인체는 활성산소에 대항하고자 강력한 항산화제인 SOD(superoxide dismutase)나 코엔자임 Q10 같은 물질을 생성하는데, 불행하게도 나이가 들면서 이들 물질의 생성이 현저히 줄어듭니다. 그 때문에 나이 들수록 강력한 항산화제를 많이 섭취해야 할 이유지요. 인간의 신체는 활성산소에 의해 녹습니다. 이 녹은 노화로 인한 생활 습관병의 원인이 됩니다. 활성산소는 만병의 원인이라는 사실을 명심하세요.

활성산소를 잡고 노화를 막는 항산화 안티에이징 식품으론 동양에서는 한국의 인삼이 있다면 유럽을 대표하는 보양식에는 항산화의 제왕 보랏빛 열매인 아로니아가 있습니다. 장미과 다년생 식물로 블랙초크베리로 왕족이 즐겨 먹던 것으로 별명이 킹스베리입니다.

활성산소를 감소시키는 방법은

- 항산화 효소의 활성화

- 항산화 영양소 섭취

나이가 들수록 활성산소의 공격에서 나를 보호(노화 방지)할 성분을 외부로부터 공급하는 것이 매우 중요합니다. 활성산소에 가장 효과적인 성분인 폴리페놀 항산화 성분이 가장 많은 식물 중 하나가 녹차입니다. 가장 좋은 녹차는 오염되지 않은 지역에서 나는 새순인 어린 잎에 가장 많이 함유돼 있습니다.

녹차에는 머리를 맑게 하는 테아닌 성분도 있지만 카페인 성분도 함유돼 있어 카페인 성분을 제거하고 유효 성분인 폴리페놀이 안전하게 들어있는 제품을 선별하는 지혜가 필요합니다. 녹차 이외에도 강력한 항산화제로는 비타민 A, C, E, 베타카로틴 등이 있으며 이런 성분들은 녹황색 야채에 다량 함유돼 있습니다.

그리고 중요한 한 가지를 꼭 기억하세요. 우리의 일상생활 중에 운동을 매우 중요하게 생각해 과격한 운동을 하는 사람이 많습니다. 규칙적이고 적절한 강도의 운동은 활성산소의 균형을 유지해 줘 우리 몸의 기능을 돕습니다. 그런데 반드시 명심해야 할 중요한 아래 내용을 꼭 기억하십시오.

적당한 운동은 꼭 필요하지만, 과격하고 격렬한 운동을 하다가 갑자기 멈추면 활성산소가 폭발적으로 늘어난다는 사실입니다. 그 이유는 몸이 강도 높은 운동을 유지하기 위해 필요할 줄 알았던 에너지의 필요가 갑자기 없어지고, 그 운동에너지를 만들려고 준비했던 산소가 남아버립니다. 이때 남은 에너지는 거의 전부가 활성산소로 변합니다. 따라서 과격한 운동을 하다가 멈출 때는 운동 동작을 서서히 중지해 준비한 산소가 점차적으로 소비되도록 해야 활성산소의 피해를 줄일 수 있습니다. 꼭 기억하셔야 합니다.

　현재 우리 주변 상황은 충분한 항산화 환경을 제공받기엔 매우 부족하므로 강력하고 안전한 항산화 영양제의 도움을 받으셔야 합니다. 그렇게 신경을 써서 생활하시면 고약한 병에 걸리지 않고 건강하게 장수할 수 있습니다.

적절한 건강관리를 위한 key point 2

현대인의 절대 영양소 마그네슘
– 말초 혈액순환을 원활히 하고 신경을 안정시켜야 한다

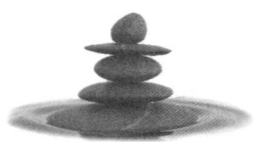

　모든 비타민과 미네랄 중에서 세포 회복, 노화 방지, 그리고 전반적인 활기찬 건강에 도움을 주는 하나를 소개해 드린다면, 이는 마그네슘입니다. 건강 나이에 필수적인 이유는 다음과 같습니다.

　• DNA 복구 및 세포 수명을 늘린다

　마그네슘은 DNA 안정성과 복구에 필수적이며, 슬로 에이징과 직결되는 텔로미어의 길이를 유지하는 데 도움이 됩니다. 마그네슘은 미토콘드리아 기능에 중요한 역할을 하므로 세포에 활력을 불어넣고 산화 스트레스를 줄여줍니다.

　• 튼튼한 뼈와 근육 기능을 높인다

　마그네슘은 칼슘 및 비타민 D와 함께 작용해 노화에 따른 골다공증 예방의 핵심인 골밀도를 유지합니다. 또한 근육 회복과 근력을 지원해 노화와 관련된 근육 손실을 예방합니다.

• 두뇌 기능 및 스트레스를 감소시킨다

마그네슘은 신경계를 진정시켜 스트레스를 줄이고 수면을 개선하는 등 조기 노화를 예방하는 데 중요한 두 가지 요소입니다. 또한 신경 가소성을 지원해 나이가 들어도 뇌가 예리함을 유지할 수 있도록 도와줍니다.

• 콜라겐 생성 및 피부 건강을 향상시킨다

마그네슘은 콜라겐 합성을 지원하는 효소를 활성화해 피부를 탄력 있고 젊게 유지합니다. 염증을 줄이고 당 분자가 콜라겐을 손상시켜 주름을 유발하는 당화를 방지합니다.

• 심장 건강 및 순환을 돕는다

마그네슘은 혈관을 이완시켜 혈류를 개선하고 혈압을 낮춰 장수에 중요한 역할을 합니다. 마그네슘은 동맥의 칼슘 균형을 조절해 심장질환의 주요 원인인 석회화를 예방하는 데 도움이 됩니다.

최고의 마그네슘 공급 식품
- 다크 초콜릿 (카카오 80% 이상)
- 호박씨, 아몬드, 치아시드
- 시금치, 케일, 브로콜리
- 퀴노아
- 연어, 등 푸른 생선

- 콩류(렌틸콩 & 병아리콩 등)

마그네슘은 세포 에너지부터 스트레스 조절, 피부 회복, 심장 기능에 이르기까지 600가지가 넘는 효소 반응에 관여하는 장수와 활기찬 노화의 숨은 영웅입니다. 음식만으로는 충분한 양을 섭취하기 어려우므로 서플리먼트를 섭취하는 것을 권장합니다.

마그네슘 결핍 시 나타나는 증상

- 피로감
- 극심한 스트레스
- 우울증·불안감(기분 변화)
- 불면증
- 근육 경련 및 경련(쥐가 나고, 눈 밑 떨림), 저림 또는 따끔거림
- 당뇨병 증상
- 뼈 건강(골다공증 등)
- 잦은 변비
- 고혈압

자도 자도 피곤하고, 스트레스와 불면증에 시달린다. 이것이 마그네슘 결핍 때문인 걸 우리들은 그동안 왜 몰랐을까!

우리 몸을 구성하는 미네랄 중 신경안정 미네랄, 항스트레스 미네랄로 불리는 성분이 마그네슘입니다. 체내 총 마그네슘의 양은 미미합니다. 체중 70kg 성인에게 겨우 25g 정도입니다. 하지만 마그네슘이 조금이라도

부족하면 몸에 바로 이상 신호가 나타납니다.

　아무리 잘 먹고 잘 쉬어도 피곤하고, 주로 밤에 자주 쥐가 나며, 때로는 눈 밑이 떨린다. 이유 없이 자주 불안하거나 우울해진다. 심장 박동이 불안하고 잠이 잘 안 옵니다. 이와 같은 증상이 종종 있다면 마그네슘 결핍을 의심해야 합니다. 마그네슘은 몸 안에서 신경안정 및 탄수화물 대사 등 많은 일을 하며, 그때마다 빠르게 소모됩니다.

　마그네슘은 안타깝게도 몸 안에서 자연적으로 합성되지 않습니다. 따라서 반드시 소모된 만큼 공급해 줘야 합니다. 연구에 따르면 몸을 정상적으로 움직이기 위해서는 체중 1kg당 하루 6mg의 마그네슘이 필요합니다. 체중 70kg이라면 하루 420mg의 마그네슘이 충전돼야 합니다. 사람이 좋은 컨디션으로 활동하려면 하루 300~420mg의 마그네슘이 필요한 셈입니다.

스트레스와 만성피로에 시달린다면

　마그네슘은 신경안정과 매우 밀접한 영양소입니다. 사람이 스트레스를 받으면 많은 마그네슘이 작용해 진정시킵니다. 스트레스를 받은 만큼 마그네슘이 많이 소모됩니다. 몸 안에 마그네슘이 부족하면 •신경예민 •불안 •초조 •우울 같은 증상이 커질 수밖에 없고, 불면증으로도 고생하게 됩니다.

　마그네슘이 부족하면 만성피로 증상도 나타납니다. 잘 먹고 푹 쉬어도 피로하며, 식사량이 많을수록 더욱 피로감을 느낍니다. 이는 탄수화물 대사가 원활치 못하기 때문입니다. 밥(탄수화물)을 먹으면 몸 안에서 포도당으로 분해돼 에너지원으로 쓰입니다. 이때 마그네슘이 불쏘시개 역할을 합니다. 마그네슘이 부족하면 탄수화물 대사가 원활치 못해 우리 몸을 쉽게 피곤하게 만듭니다.

마그네슘이 부족하면 칼슘도 힘을 못 쓴다

마그네슘은 뼈 건강에도 큰 영향을 미칩니다. 일반적으로 뼈 하면 칼슘을 떠올리지만 몸에 칼슘이 풍부해도 마그네슘이 부족하면 소용없습니다.

마그네슘은 ▶ 칼슘이 혈액에 잘 녹을 수 있도록 돕고 ▶ 뼈에서 칼슘이 빠져나오는 것도 막아줍니다. 마그네슘이 부족한 채 칼슘만 많아지면 세포 내에 칼슘 양이 과도하게 늘어나 편두통과 불안 등이 생깁니다. 그 때문에 골다공증과 신장결석이 발생할 수도 있습니다(미국 테네시대학에서 2000명을 대상으로 진행한 연구 결과 마그네슘 섭취량이 증가할수록 골밀도도 증가하는 것으로 나타났다).

당뇨병인 경우 마그네슘 보충 필수

마그네슘이 결핍되면 당뇨병이 생길 수 있습니다. 마그네슘은 포도당을 세포 속으로 끌어들여 에너지원으로 사용합니다. 마그네슘이 부족하면 포도당이 세포 속으로 들어가지 못하고 핏속에 섞여 당뇨병 증상이 나타날 수 있습니다.

미국 노스캐롤라이나대학은 성인 남녀 5115명을 대상으로 20년 동안 당뇨병과 마그네슘 관계를 추적 조사한 결과 마그네슘 영양제를 충분히 복용한 사람은 그렇지 않은 사람보다 당뇨병 확률이 50% 낮은 결과로 나왔다는 보고입니다.

잠을 잘 자려면 마그네슘을 보충하자

마그네슘 결핍은 불면증을 유발합니다. 불면증에 시달리는 사람들 중에 수면을 위해 스틸녹스, 자낙스 등과 그 밖에 기타 수면제나 안정제를 복용하는 분이 많은데, 이들을 장기간 복용하면 매우 좋지 않은 부작용의 피해를 볼 수 있으니 마그네슘 복용을 시도해 보시기 바랍니다.

뇌가 쉬고 잠들기 위해서는 '신경 스위치'를 꺼야 합니다. 신경이 계속 작용하면 제대로 잠을 이룰 수 없습니다. 마그네슘은 활동 중인 신경을 꺼주는 고마운 역할을 합니다. 신경을 더 많이 쓸수록 마그네슘이 더 빠르게 소모됩니다. 이로 인해 마그네슘이 부족해지면 신경 스위치를 끄지 못해 잠도 이루지 못하는 것입니다. 마그네슘 보충은 신경을 이완시켜 잠을 푹 자게 하는 좋은 방법으로 꼽힙니다.

마그네슘의 절대적 하루 권장량

미국 국립보건원(NIH · National Institutes of Health)에서 제시하는 마그네슘의 하루 영양 권장량(RDA · Recommended Dietary Alliwance)은 1~3세 80mg, 4~8세 130mg, 9~13세 240mg, 14~18세 350mg, 여성 280~320mg(임산부 350~360mg, 수유부 310~320mg), 남성 360~420mg입니다.

신경 쓸 일이 많거나 활동량이 많은 사람은 권장 섭취량보다 더 많이 보충하는 것이 좋습니다. 한국인의 음식을 통한 마그네슘 보충량은 하루 권장량의 20%밖에 안 됩니다. 마그네슘의 효과를 얻으려면 공복이 좋으며 특히, 저녁식사 후나 취침 전 또는 운동 후에 꾸준히 섭취합시다.

마그네슘의 종류와 효능

주요 마그네슘 종류	증상별 주요 이점
마그네슘 글리시네이트 (Magnesium Glycinate)	스트레스, 불면증, 이완, 불안
L-트레오네이트 마그네슘 (Magnesium L-Threonate)	두뇌, 기억력 및 인지 기능, 브레인 포그
산화 마그네슘 (Magnesium Oxide)	속쓰림, 변비, 소화, 일반적인 마그네슘 보충
구연산 마그네슘 (Magnesium Citrate)	위 문제 및 소화 효율 증진, 변비, 불면증, 일반적인 마그네슘 보충
염화 마그네슘 (Magnesium Chloride)	근육 이완 및 피부 건강, 근육 경련, 일반적인 마그네슘 보충
마그네슘 타우레이트 (Magnesium Taurate)	혈압, 심장 건강, 염증, 혈당 조절
말산 마그네슘 (Magnesium Malate)	섬유 근육통 및 경련 완화, 통증 및 피로, 에너지 보충, 만성 피로
황산 마그네슘 (Magnesium Sulfate)	근육통 및 부종

- **마그네슘 글리시네이트**(Magnesium Glycinate)

마그네슘 글리시네이트는 아미노산 글리신에 결합된 마그네슘의 한 형태로 흡수율이 높고 내약성이 뛰어나 위장이 민감한 사람에게 탁월한 선택입니다. 이러한 유형의 마그네슘은 신경 안정 효과가 있어 수면의 질을 개선하고 이완을 촉진하며 스트레스 감소에 도움을 줍니다.

• L-트레오네이트 마그네슘(Magnesium L-Threonate)

L-트레오네이트 마그네슘은 아미노산의 일종인 트레온산과 결합된 마그네슘 종류로 인지 기능 개선에 유망한 결과를 보인 형태의 마그네슘 보충제입니다. 이는 혈뇌장벽을 통과할 수 있는 유일한 형태로 뇌 신경세포와 상호작용해 인지 기능, 기억력, 뇌기능 향상을 개선하는 데 도움을 줍니다. 또한 전반적인 정서적 안정 및 수면 질 향상에 도움을 줄 수 있습니다.

• 구연산 마그네슘(Magnesium Citrate)

구연산 마그네슘은 구연산과 마그네슘이 결합된 형태입니다. 흡수율이 높은 형태의 마그네슘으로 완화제 효과로 장으로 수분을 끌어들여 소화불량을 돕고 배변을 촉진하는 능력이 있어 변비 치료에도 흔히 사용됩니다. 또한 근육 경련 완화에도 효과적입니다. 그러나 고용량 복용 시 묽은 변이나 소화장애를 유발할 수 있습니다.

• 산화 마그네슘(Magnesium Oxide)

산화 마그네슘은 다른 형태의 마그네슘에 비해 흡수율은 낮지만 다량의 원소 마그네슘을 함유하고 있으며 완화제로도 사용되고 속쓰림 또는 소화불량에 도움을 주며 위산 역류를 치료하는 데 제산제로 사용하기도 합니다.

• 염화 마그네슘(Magnesium Chloride)

마그네슘과 염산의 조합으로 수용성이 높아 국소 피부 크림이나 연고를 통해 효과적으로 몸에 전달됩니다. 피부를 통해 흡수돼 피부 건강(해독, 수분 공급) 개선 및 근육통과 긴장을 이완하는 데 도움이 됩니다.

• **마그네슘 타우레이트**(Magnesium Taurate)

마그네슘 타우레이트는 마그네슘과 아미노산 타우린의 조합으로 혈압 조절과 심장 기능을 개선하고 심혈관 질환의 위험을 줄일 수 있어 근육과 신경 전도에 진정 효능이 있으며 혈당 조절 역할을 해 건강한 혈당 수치를 도울 수 있습니다.

• **말산 마그네슘**(Magnesium Malate)

말산과 결합된 마그네슘은 체내에서 쉽게 흡수되며 생체 이용성이 높은 것으로 알려져 있습니다. 말산 마그네슘은 신체의 에너지 생산 과정에 중요한 역할을 하며, 특히 섬유 근육통 및 근육의 건강과 기능 유지에 효과적이라 알려져 있습니다. 이는 에너지 대사를 촉진하며, 피로 회복을 돕는 데 도움이 됩니다. 피로 회복을 위해 운동과 신체 활동이 많은 사람들에게 주로 권장합니다.

• **황산 마그네슘**(Magnesium Sulfate)

일반적으로 '엡손 솔트'로 알려져 있으며 경구용 제제로는 사용되지 않습니다. 엡손 솔트를 목욕물에 녹여 반신욕을 통해 해독, 신경계 이완, 근육/관절 완화 등 다양한 효능 및 육체적 스트레스를 완화할 수 있습니다. 근육 결림이 있거나 많은 신체 활동 후에 효과적입니다.

적절한 건강관리를 위한 key point 3

슈퍼푸드 30종류가 건강을 향상시켜 활력 있는 노년을 즐길 수 있게 한다

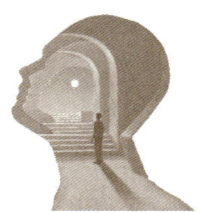

건강을 유지하며 노화의 속도를 느리게 하려면 안티에이징, 미네랄, 비타민 성분이 풍부한 이 30가지 음식을 자주 선택해 섭취하자!

《이 슈퍼푸드 30가지는 4장의 "건강을 유지하며 노화 속도를 느리게 하려면 여기 30가지 음식을 자주 선택해 섭취하자!"의 음식물 리스트 참고》

건강하게 나이 들고 노화의 속도를 느리게 도와주는 항산화 성분, DNA 복구와 장수 지원, 두뇌 건강, 호르몬 건강, 비타민, 미네랄, 불포화지방산 등이 가득한 음식을 생활화해 건강을 유지하며 건강하고 행복한 삶을 살게 하는 음식 종류를 소개합니다.

올바른 식생활이 건강한 삶의 원동력

 위(4장-B)에 열거한 슈퍼푸드 30가지는 질병의 진행으로 인한 세포 손상을 억제하는 것은 물론 즐거움과 활력까지 불어넣어 준다. 식생활 자체를 슈퍼푸드로 바꾸어 매일 꾸준히 먹는 것만으로도 건강을 지킬 수 있다고 확신합니다.

 인스턴트 식품과 가공식품의 섭취를 좀 줄이고 비타민 C, 엽산, 셀레늄(강력한 항산화력으로 신체 조직의 노화와 변성을 막거나 속도를 지연한다) 등을 고루 함유한 슈퍼푸드를 적극 활용함으로써 건강한 노년을 맞이할 수 있다. 일부 영양학자들은 4장-B에 열거한 30가지 식품은 좋은 식품이지만 그 음식들만으로는 식생활의 불균형을 초래할 수도 있다고 했습니다.

적절한 건강관리를 위한 key point 4

강력한 체력을 위한
양질의 단백질

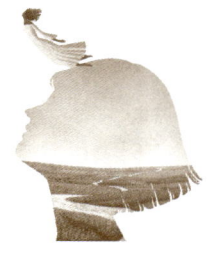

단백질: 장수와 근력을 지탱하는 기둥

나이가 들수록 단백질이 더 중요해지는 이유

　단백질은 인체를 구성하는 거의 모든 시스템의 구조적 기반입니다. 근육, 피부, 호르몬, 효소, 신경전달물질, 그리고 면역세포까지 모두 단백질에 의존합니다. 특히 40세 이후에는 점차 근육 양 감소(근감소증 · sarcopenia -나이가 들면서 근육의 양, 근력, 근 기능 감소)가 진행되고, 콜라겐 생성이 감소하며, 질병이나 부상으로부터 회복 속도가 늦어집니다. 단백질은 운동선수만을 위한 것이 아닙니다. 단백질은 건강한 노화, 근력 유지, 대사 건강, 정신적 명료성, 면역력, 그리고 젊은 피부와 모발을 위한 핵심 필수 요소입니다.

모든 단백질이 동일하지는 않다

단백질은 아미노산이라는 작은 구조의 단위로 이뤄져 있습니다. 인체가 사용하는 아미노산 20종 중 9종은 필수 아미노산으로, 인체가 스스로 합성할 수 없어 반드시 음식으로 섭취해야 합니다. 완전 단백질(Complete Protein)이란 이 아홉 가지 필수 아미노산을 모두 적절한 비율로 포함하는 단백질을 의미합니다. 완전 단백질 섭취는 근육 단백질 합성, 조직 복구, 장기 기능 최적화를 위해 필수적입니다.

단백질 값(protein score)으로 분류한 단백질 식품

단백질 섭취가 중요하다고 하지만 좋은 식품과 그렇지 않은 식품, 즉 좋은 단백질과 나쁜 단백질로 구분하셔서 섭취해야 합니다. 그것은 단백질에 포함돼 있는 필수 아미노산의 양과 밸런스가 인체의 프로틴 조성에 가까운지, 아닌지가 결정됩니다.

단백질에서 질의 우열(優劣)을 점수화한 걸 프로틴 스코어 단백질가(蛋白質價)라고 말하는데, 인체와 같은 비율을 프로틴 스코어 100으로 해 스코어가 높은 식품을 '양질의 단백질'이라고 합니다.

단백질 점수 시스템(Protein Score): 단백질의 질을 평가하는 방법

PDCAAS(Protein Digestibility Corrected Amino Acid Score)와 DIAAS(Digestible Indispensable Amino Acid Score)는 단백질의 품질을 평가하는 데 사용되는 두 가지 과학적 평가 시스템입니다. PDCAAS는 소화율을 반영해 점수를 조정하지만 1.0으로 점수가 제한되며 일부 단백질원의 품질을 과대평가할 수 있는 반면, FAO(Food and Agriculture Organization of the United Nations · 국제식

량농업기구)에서 현대적 기준으로 권장하는 DIAAS는 각 필수 아미노산의 흡수율을 개별적으로 평가해 보다 정밀한 측정을 제공합니다. 이들 점수 체계를 이해하면 근력 유지, 대사 기능 향상, 그리고 장기적인 건강 증진에 가장 효과적인 단백질을 선택하는 데 큰 도움이 됩니다.

평가 시스템	설명	척도	활용 예시
PDCAAS (Protein Digestibility Corrected Amino Acid Score)	아미노산 구성과 소화 흡수율을 측정하는 전통적인 방법	0~1.0 (1.0이 최고치)	일반적인 식품 라벨에 표기
DIAAS (Digestible Indispensable Amino Acid Score)	더 정밀하고 현대적인 측정법. 실제 체내 흡수량을 반영	0~1.0 이상 (1.0 초과 가능)	연구 및 고급 스포츠 영양 분야에서 사용

PDCAAS 1.0 또는 DIAAS ≥1.0이면 인체 필수 아미노산 요구량을 모두 충족하는 완전 단백질로 간주됩니다. DIAAS는 1.0을 초과할 수 있어, 일부 단백질은 기준을 초과해 더욱 우수함을 의미합니다.

하루 단백질 필요량 계산 방법
- 일반 권장량: 체중 1kg당 1.2~2.0g 단백질 섭취
    - ▶ 예시 계산: 체중이 60kg이라면, → 60kg×1.5g=90g 단백질/일 목표
    - ▶ 특수 상황: 50세 이상: 1.6~2.0g/kg 권장(근 손실 예방); 운동선수/회복기: 1.6~2.2g/kg 필요

흔한 단백질 섭취 실수

실수	이유
단백질을 한 끼에만 집중해 섭취	인체는 한 번에 사용할 수 있는 단백질 양이 제한적이므로 한 끼에 20~40g 섭취가 이상적
저품질 단백질에만 의존함	불완전한 단백질만 섭취하면 장기적으로 근육 손실이 발생할 수 있음
연령 또는 활동량에 맞춰 조절하지 않음	고령자 및 활동량이 많은 사람은 근육 및 건강 유지를 위해 더 많은 단백질이 필요함
식물성 단백질 섭취 시 식물성 단백질 조합을 간과함	콩류와 곡류처럼 서로 보완되는 식품을 함께 섭취해야 아미노산의 균형을 맞출 수 있음

대표적인 고품질 단백질 식품 종류의 프로틴 스코어(단백질 값 함량표)

식품	100g당 단백질 함량	PDCAAS	DIAAS	비고
		동물성 프로틴 스코어		
계란	~13g	1.0	~1.13	생체 이용률이 매우 높은 완전 단백질
우유(소)	~3.2g	1.0	~1.14	완벽한 아미노산 프로필
유청 단백질 (whey protein)	~90g	1.0	~1.09 – 1.25	흡수가 빠르며 근육 회복에 최적
카제인 단백질 (casein protein)	~80g	1.0	~1.18	서서히 소화돼 수면 중 근육 회복 및 단백질 합성에 기여함
닭가슴살	~31g	1.0	~1.08 – 1.13	지방이 적고 고품질 단백질
소고기 (저지방 부위)	~26g	~0.92 – 0.95	~1.10 – 1.12	철분과 비타민 B12 풍부
돼지고기 (저지방 부위)	~25g	~0.90 – 0.95	~1.05 – 1.10	티아민(비타민 B1)이 풍부해 에너지 대사를 지원함
참치	~25 – 27g	~0.9 2 – 0.95	~1.08 – 1.10	매우 높은 단백질, 지방 적음
연어	~22 – 25g	~0.93 – 0.95	~1.08 – 1.12	고단백+오메가3 풍부
대구	~20g	~0.92	~1.07	소화가 잘되는 저지방 어류

고등어	~19-21g	~0.90	~1.05	오메가3 풍부
정어리(통조림)	~20-23g	~0.91	~1.06	단백질과 칼슘 모두 풍부
새우	~20g	~0.90	~1.00	저지방·고단백 해산물
오리(껍질 제거)	~23g	~0.88	~1.00	고급 단백질과 헴철이 풍부

식물성 프로틴 스코어

식품	100g당 단백질 함량	PDCAAS	DIAAS	비고
단백질 분말 (비건 단백질 파우더 등)	~90g	1.0	~1.13	유일하게 동물성 단백질에 필적하는 식물성 단백질
단단한 두부	~8-10g	~0.90	~1.14	고품질 단백질과 칼슘이 풍부
청국장	~19g	~0.90	~1.09-1.25	풍부한 단백질과 유산균, 장 건강과 소화를 촉진
낫토	~18g	~0.85-0.90	~1.18	풍부한 단백질과 유산균, 장 건강과 소화를 촉진
에다마메	~11g	~0.85	~1.08-1.13	단백질, 섬유질, 필수 미량 영양소가 풍부해 근육 회복, 포만감, 소화 건강에 기여
렌틸콩	~9g	~0.70-0.75	~1.10-1.12	단백질, 식이섬유가 풍부해 심혈관 건강, 혈당 조절, 소화 기능에 기여
병아리콩	~8-9g	~0.78	~1.05-1.10	단백질, 식이섬유가 풍부해 심혈관 건강, 혈당 조절 및 소화 기능에 기여
녹두	~7g	~0.75-0.80	~1.08-1.10	단백질, 식이섬유 및 항산화 성분이 풍부해 혈당 조절, 소화 건강, 염증 완화에 도움을 줄 수 있음
검은콩	~8g	~0.75	~1.08-1.12	단백질, 식이섬유 및 폴리페놀 함량이 높아 혈당 조절, 장내 미생물 균형 및 심혈관 건강에 기여
현미	~2.6g	~0.60	~1.07	식이섬유, 비타민 B군, 미네랄이 풍부해 에너지 대사 안정화와 소화 건강에 도움을 줌
퀴노아	~14g	~0.79	~1.05	완전 단백질에 가까운 슈퍼푸드
햄프시드	~31g	~0.63-0.66	~1.06	완전 단백질, 오메가3, 오메가6가 풍부해 근육 회복과 항염증 균형에 도움을 줌

양질의 단백질 섭취가 절대적

건강·활력이 넘치는 액티브 시니어의 열쇠는 단백질이 쥐고 있다. 우리 몸은 600여 개가 넘는 근육으로 구성돼 체내 면역력 유지의 중요한 요소이므로 특히 65세 이상은 양질의 단백질을 열심히 섭취하세요.

대한민국도 매우 빠르게 고령화되고 있지만 많은 사람이 예전과 달리 나이와 상관없는 건강과 근육을 자랑하며 활동적으로 생활하는 액티브 시니어가 늘어나고 있습니다. 우리의 식단이 서구화되면서 눈에 띄게 달라진 식생활은 바로 단백질 섭취가 늘어난 원인으로 봅니다.

즉, 꾸준한 단백질 섭취가 우리의 근육을 활성화시키고 있기 때문입니다. 특히 해마다 어김없이 찾아오는 인플루엔자 바이러스 등은 면역력이 저하된 노년층을 위협하고 있습니다. 단백질이 부족하면 바이러스에 침범당할 수밖에 없습니다.

단백질은 600여 개 근육을 건강하게 해 외부 침입에 맞서는 방어 인자인 항체를 튼튼하게 한다. 영어로 단백질을 뜻하는 프로틴(protein)은 중요하고 첫 번째라는 의미의 그리스어에서 온 말입니다. 모든 생명의 첫 번째 요소이자 활력의 근원이 되는 중요한 성분이 바로 단백질이라는 얘기입니다.

정자도, 난자도, 뇌도 모두 단백질로 이뤄져 있습니다. 탄수화물, 지방과 함께 3대 영양소 중 하나인 단백질은 우리 몸에서 물 다음으로 가장 많은 성분으로, 신체의 필수 구성 요소입니다. 근육과 혈액, 피부, 손톱, 머리카락 등 몸속 어디에나 존재합니다. 최근 단백질로 주목받고 있는 콜라겐이나 근육 성분으로 알려진 류신(leucine·음식을 섭취하지 않을 때 글루코스

대신 에너지를 생성하는 유일한 아미노산으로 혈당을 유지한다)도 대표적인 단백질 구성 성분 중 하나입니다.

단백질은 활력을 위한 에너지를 생성하는 열량 영양소입니다. 특히 호르몬, 효소 등을 이루는 등 생명 유지에 필수적인 역할을 합니다. 단백질 섭취가 부족할 경우 면역기능을 담당하는 체내 면역기관의 유지나 보수가 제대로 이뤄지지 않게 됩니다. 또 외부로부터 침입한 유해한 바이러스나 세균 등을 직접적으로 제거하는 항균 단백질 생성 저하를 초래할 수 있습니다. 즉, 단백질 섭취는 우리 몸을 방어하는 면역력을 유지하는 데 가장 기초를 닦는 일이라고 할 수 있습니다.

60세 이상 절반이 단백질 부족

나이가 들어가면서 근육의 감소는 보통 30세 전후에 시작되며, 노인의 근육 양은 보통 연간 1%씩 감소하고, 근력도 해마다 3%씩 줄어듭니다. 이렇게 체내 근육 양과 근력이 감소해 나타나는 근감소증(筋減少症)은 만성질환을 유발하게 되는데, 이는 고령사회에서 흔히 발생하는 질환입니다. 통계청 자료에 따르면 우리나라의 65세 이상 노인층 인구 비율이 2017년 14.3%에서 2030년에는 2배 이상 증가할 것으로 예상됩니다.

문제는 근육이 줄어들수록 빨리 피로해지고, 골절 위험이 커지며, 혈당 관리도 어려워진다는 사실입니다. 이로 인한 대사증후군이 생길 가능성이 커지며, 단백질 부족에 의한 전반적 신체 기능 저하는 면역력도 떨어뜨려 특히 사망의 위험을 증가시키는 것으로 알려졌습니다. 미국에서 근감소증 노인들을 14년간 추적 조사한 결과, 일반 노인들보다 생존율이 약 절반 수준에 불과하다는 놀라운 보고가 있습니다.

일반적으로 3대 영양소 중 탄수화물과 지방은 쓰고 남으면 우리 몸에 축적되지만 단백질은 몸에 필요한 만큼만 사용된 후 나머지는 모두 분해돼 몸 밖으로 배출됩니다. 보통 현대인들은 영양 섭취가 오히려 지나쳐서 문제라고 하지만 단백질만큼은 매일 꾸준히 섭취해야 하는 이유가 바로 여기에 있습니다.

성인의 경우 몸무게 1kg당 1g 정도의 단백질 섭취가 필요한데, 우리의 식습관으로는 권장량을 채우기가 쉽지 않습니다. 더구나 2019년 아시안 영양학회 심포지엄에서 한 현재 세계보건기구(WHO) 발표에 의하면 '한국 노년층의 단백질 함량이 많이 부족하다'는 주장이 제기될 정도로 단백질 섭취의 중요성은 점점 더 커지고 있는 실정입니다.

동물성 단백질과 식물성 단백질의 균형이 필수

충분한 양질의 단백질 섭취와 근육 양 유지가 노년기 건강은 물론 삶의 질에 큰 영향을 끼칩니다. 근육 양을 늘리기 위해서는 유산소운동과 함께 근육운동을 병행하는 것이 좋습니다. 단백질이 풍부한 대표 식품으로 우유, 치즈, 발효유 등 유제품과 생선, 육류 외에도 식물성 단백질이 풍부한 두유와 두부 등이 좋습니다.

동물성 단백질은 식물성 단백질에 비해 우리 몸에 반드시 필요한 필수 아미노산의 종류와 함량이 높고 소화가 잘되는 양질의 단백질입니다.

우유보다 산양유가 성인에게 더 좋은 이유

우유를 완전식품이라고 말하지만, 이는 틀린 말입니다. 단, 송아지에게만은 완전식품이지요. 젖소에게 주는 사료에 유방염을 막으려고 많은 항생제를 투여하거나, 그 밖에 밝히기 거북한 여러 가지로 인해 생각보다 부작용이 많은 것 같습니다.

단백질 식품인 우유에는 필수 아미노산이 풍부하지만, 어릴 때는 우유 섭취에 별문제가 없는데 나이가 들수록 이 소화 효소가 급격히 줄어들어 소화가 잘 안 되고, 장이 불편해지기도 하며 그 밖에 알러지 질환을 일으키는 경우가 적지 않습니다. 그러나 단백질의 소화가 비교적 잘 되는 산양유나 유산균으로 발효시킨 발효유도 대체식품이 될 수 있습니다.

산양유는 우유의 단백질과 지방 조성이 달라 우유에 많은 α-s1 카제인 단백질이나 α-락토글로블린이 거의 없어 위에 부담을 주지 않고 쉽게 소화흡수됩니다. 산양유의 지방구는 우유에 비해 작고 MCT(중쇄지방산)의 함량이 높은 특성을 가지고 있어 우유에 민감하거나 잘 맞지 않은 사람도 어느 정도 편하게 섭취할 수 있다는 장점이 있습니다.

적절한 건강관리를 위한 key point 5

각 질환에 도움이 되는 제철 음식

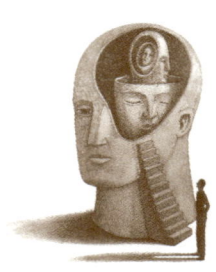

보약에 뒤지지 않는 제철음식

　가을철 식재료가 가장 좋다는 평가 -원기 회복에 항암 효과까지 있는 식품을 골라 살펴보자

　약식동원(藥食同原)이라는 말이 있는데, 약(생약·한약)과 음식은 근본이 원래 같으므로 구분할 것이 없다는 말입니다. 제철에 나는, 특히 가을철 각종 과일과 야채, 수산물은 신이 내린 보약이라고 할 만큼 원기 회복과 허약 체질에 탁월한 효과가 있는데, 봄철 음식 종류도 그다지 뒤지지 않습니다.

　예부터 흔히 하는 말로 '봄을 탄다'고 해서 이른 봄에 보약으로 체력을 높여 환절기 질환인 감기를 무사히 넘겼습니다. 봄의 햇순과 봄나물은 특히 비타민이 풍부하고, 대표 과일로 비타민 C의 보고인 딸기가 감기 예방 역할을 했습니다. "음식만 잘 골라 먹어도 인플루엔자의 30%는 예방할 수 있다"고 전문가들은 말합니다.

각 계절 식품엔 그 계절에 부족한 영양소가 듬뿍

제철 과일은 그 계절에 부족하기 쉬운 영양소가 풍성하게 들어 있습니다. 특히 가을 수확기의 사과·배·감 등에는 각종 비타민이 듬뿍 들어 있습니다. 또 이들 과일에는 여름내 지친 몸과 그을린 피부를 되살리는 데도 좋은 효능을 발휘합니다.

피부미용, 암 억제, 당뇨 개선에 좋은 과일

가을의 대표 과일인 사과는 피부미용에 좋고 유방암을 예방하는 효과도 입증됐습니다. 사과의 가장 중요한 영양은 껍질에 있습니다. 붉은색 껍질 속에 든 캠페롤과 케르세틴 성분은 암에 영양을 공급하는 혈관의 단백질 성분을 차단해 암의 성장을 막아 줍니다. 또 사과 껍질 속에 많은 펙틴은 고혈압, 동맥경화, 비만 예방에 도움이 됩니다.

사과 섬유소는 혈중 인슐린을 통제해 혈당치가 변하는 것을 막아줘 당뇨병에도 좋습니다. 비타민과 미네랄 함량도 높은데, 특히 칼슘을 많이 함유하고 있어 음식으로 과잉 흡수된 염분을 몸 밖으로 내보내는 작용을 합니다.

폐암 억제하는 단호박 · 감 · 무 · 고구마

노란 속살인 단호박과 감, 무와 고구마에는 폐암을 예방하는 베타카로틴이 풍부합니다. 베타카로틴은 지용성이므로 올리브오일과 조리하면 원활한 흡수와 항암 효과를 높일 수 있습니다.

감은 '황금빛 옥(玉) -신선이 마시는 단물'이 들었다 해서 금의옥액(錦衣玉液)이라 불릴 정도로 영양이 풍부합니다. 특히 곶감을 덮고 있는 하얀 가루에는 베타카로틴이 다량 함유돼 있습니다. 그리고 무에도 폐암을 억제할 뿐만 아니라 여타 발암물질을 억제하는 성분이 있고, 특히 고구마에는 강력한 항암 물질이 다른 것보다 더 많이 들어 있습니다.

가래를 삭이고 기관지에도 좋은 도라지(기관지 & 천식)

대표적 가을 나물인 도라지에는 기관지의 분비 기능을 향상시켜 가래를 삭이고, 목이 아플 때 효과적인 사포닌이 함유돼 있어 편도선염, 기관지염, 인후염 등에 두루 좋습니다. 그리고 단백질뿐 아니라 지방, 탄수화물, 칼슘, 비타민 A, B2, C, 나이신 등도 두루 함유돼 있어 원기 회복에도 좋습니다.

인체 면역력을 키워 주는 버섯(암 예방과 항산화 작용)

버섯은 간암 예방에 좋습니다. 왜냐하면 버섯에 함유된 베타글루칸이란 성분이 면역력을 증진해 암을 예방하고, 암세포가 자라는 것을 억제하기 때문입니다.

특히 활성산소를 없애는 버섯은 하루 30~40g까지 섭취하는 것이 적당하며, 표고버섯은 항산화 작용으로 노화를 늦추는 효과까지 있습니다. 표고버섯은 30분 정도 햇볕에 말려 비타민 D의 함량을 높인 후 먹는 것이 좋습니다.

수산물 중 특히 스태미나에 좋은 큰새우

가을은 특히 수산물의 계절입니다. 대하, 전어, 갈치, 연어, 낙지 등이 가을을 맞아 부지기수로 쏟아져 나옵니다. 겨울나기를 준비하느라 여름 내내 배를 불린 터라 통통하게 살이 오른 것은 물론, 영양도 만점입니다. 이번 가을엔 가을에 먹어야만 더 맛있고 더 영양가가 높은 가을 수산물을 찾아 떠나는 여행도 계획해 보시기 바랍니다.

특히 강력한 스태미나 식품인 큰새우(스태미나 및 칼슘)를 많이 섭취하자. 대하 마니아들은 찬바람이 부는 10월이면 대하잡이 명소인 안면도로 향합시다. 스태미나 식품 중 몇 번째라면 싫어할 대하는 칼슘이 풍부해 어린이와 노인에게 좋습니다. 대하를 먹을 때 표고버섯과 함께 먹으면 콜레스테롤 수치를 낮춰 주고, 새우에 들어 있는 칼슘의 소화흡수도 도와줍니다. 대하는 가급적 껍질도 함께 먹는 것이 좋습니다. 그렇게 하면 콜레스테롤을 저하시키고, 양질의 칼슘도 섭취할 수 있기 때문입니다.

성인병 예방에 효과가 좋은 갈치

가을의 갈치는 단백질이 풍부하고 지방이 알맞아 비타민 B1, B2, B6가 많습니다. 생선 단백질에는 동맥경화나 고혈압, 심근경색 등 성인병을 예방하는 효과가 있는 함황(含黃)아미노산이 많이 들어 있습니다. 씨알이 굵고 큰 것보다 잔 것을 뼈째 먹는 것이 건강에 더 좋고, 은백색 비늘은 소화도 잘 안 되고 영양가도 없으니 다듬을 때 칼로 깨끗이 긁어내는 것이 좋습니다.

정력 증진에 좋은 골뱅이(스태미나 향상과 피부노화 방지)

스태미나의 대명사인 골뱅이는 끈끈한 점액질의 에끼스 속에 필수 아미노산이 가득합니다. 골뱅이의 단백질은 피부노화 방지, 스태미나와 강장(强壯) 효과가 매우 뛰어납니다. 골뱅이와 크게 썰어낸 대파를 곁들여 맥주 한잔을 즐기면 하초(下焦)로부터 힘이 서서히 솟구칩니다.

적절한 건강관리를 위한 key point 6

건강 보조
-서플리먼트(supplement)

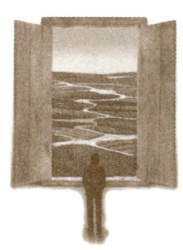

서플리먼트(Supplement) '한약, 허브, 비타민, 미네랄'

　대부분의 비타민 또는 미네랄은 우리 몸에서 자체 합성이 되지 않으므로 평소 음식과 서플리먼트를 통해 섭취해야 합니다. 필요한 양이 공급되지 않으면 체내 영양소 대사가 제대로 이뤄지지 않으므로 식사를 자주 건너뛰거나 불규칙한 생활 패턴 또는 인스턴트 식품을 많이 먹는 경우는 서플리먼트를 챙겨 먹는 것이 좋습니다.

　여러 가지 서플리먼트를 복용할수록 몸에 좋다는 생각에 매일 수시로 복용하는 사람이 꽤 많습니다. 그러나 서플리먼트의 섭취량도 적당히 조절할 줄 알아야 합니다.

서플리먼트, 너무 많이 먹어도 탈이 나요

가끔 오시는 단골 환자분이 두 자녀와 함께 저자의 한의원에 내원하셨습니다.

"하루에 여섯 종류 이상의 비타민제를 복용하고 있어요. 아이들에게도 어린이용 맞춤 비타민제를 매일 잘 챙겨 먹이고 있어요. 아이들에게 좋다는 비타민을 종류별로 열심히 먹이고 있는데도 왠지? 둘 다 좀 비실비실 기운을 못 차려요."

"수영(가명)이 어머님! 지나친 비타민제는 몸에 무리를 불러올 수 있습니다."

지난해 한 연구기관의 조사에 의하면 성인의 약 50%가 서플리먼트를 복용하고 있는 것으로 나타났습니다. 또 최근 보건복지부가 발표한 '국민 건강 실태조사'를 보면 70% 이상 한국인의 영양 섭취는 이미 과포화를 넘어서고 있는 실태라고 합니다. 특히 비타민 C는 권장량의 거의 3배 이상, 단백질은 2.8배나 섭취하고 있는 실정입니다.

근래엔 다양하고 많은 양의 서플리먼트를 복용하는 사람이 늘고 있습니다. 밥은 안 먹어도 영양제는 꼭 챙겨 먹는다는 맹신주의자도 증가 추세입니다. 대부분이 비타민 C를 비롯해 A, B, D, E군의 비타민제와 칼슘, 클로렐라(녹조(綠藻)류: 단백질, 필수 아미노산, 철분, 칼륨, 아연 등 함유)에 이르기까지 많게는 하루 열 종류 이상 섭취하는 사람이 많습니다.

원래 서플리먼트를 비롯한 각종 영양제는 건강이 약한 사람들을 위한 맞춤 처방이 원칙입니다. 예를 들어 폐경기 여성들은 음식만으로 하루에 필요한 칼슘과 비타민 D를 보충하기 어렵기 때문에 보충제를 챙겨 먹는 게 좋습니다. 또 65세 이상이 되면 식욕도 떨어지고 씹는 기능과 영양소를 흡수하는 기능이 저하되기 때문에 전문의와 상담해 처방받은 서프리먼트를 규칙적으로 복용하는 것이 도움이 됩니다.

다이어트를 위해 소식하는 경우도 적절한 서플리먼트가 필요합니다. 또 흡연자도 비타민 B군과 비타민 C의 흡수율이 감소하기에 비타민제로 보충해야 합니다. 하루 두세 잔 정도 매일 술을 습관적으로 마시는 경우도 역시 비타민 B군이 부족하기 쉽습니다. 특히 임산부의 경우는 엽산, 칼슘과 철분이 다량으로 필요하므로 양질의 식사와 함께 서플리먼트로 보충하셔야 합니다.

하지만 보통 건강한 사람들은 서플리먼트를 꼭 따로 챙겨먹을 필요가 없다고 전문가들은 입을 모아 말합니다. 서플리먼트를 따로 복용하는 것보다 균형 잡힌 식사와 적당한 운동을 하는 것이 건강에 더욱 좋습니다. 서플리먼트 섭취가 지나치면 몸 안에서 생리적인 기능이 충분히 발휘되지 못합니다.

특히 비타민 B, C, D, E를 과잉 섭취할 경우 두통이나 메스꺼움, 위장장애뿐 아니라 쇼크와 같은 각종 부작용도 우려가 됩니다. 과잉 섭취할 경우 도리어 건강을 해칠 우려가 있다는 것을 명심하세요.

왜냐하면 서플리먼트는 몸의 기능이 떨어졌을 때 누구나 복용해도 좋은 보약은 아니라는 사실을 잊지 마세요.

비타민과 미네랄에 대해서

⦿ 비타민과 미네랄은 필수 영양소로서 생명과 건강을 유지하는 데 절대적인 영양소입니다. 이를 간단히 정의하면 '우리 몸을 올바르게 작용하도록 도와주는 물질'이며, 비타민과 미네랄은 우리 몸 세포의 화학반응과 신체에 중요한 역할을 하는 유기물과 무기물입니다. 비

타민은 주로 효소의 보조 인자(코엔자임·coenzyme)로 작용해 체내의 다양한 생리적 반응을 촉진하거나 조절하고, 미네랄은 구조적 구성 요소(예: 뼈와 치아의 칼슘) 및 신경 및 근육 기능에 필수적입니다.

⊙ 우리 몸의 모든 세포는 화학반응을 통해 생명 활동을 유지하는데, 비타민과 미네랄이 이 화학반응의 원료 역할을 합니다. 결국 비타민과 미네랄은 효소의 활성화를 돕고, 이를 통해 생체 내 중요한 생화학적 반응들이 원활하게 일어나도록 합니다.

⊙ 그 때문에 비타민과 미네랄의 결핍이 있다면 우리 몸에서 비타민과 미네랄로 조절되는 대사가 중단되고 면역 시스템, 신경 기능, 세포 재생 등 다양한 생리적 과정에 다양한 문제가 발생해 신체 기능에 심각한 영향을 미칠 수 있습니다.

주요 비타민과 미네랄의 역할, 이점과 풍부하게 함유된 음식

비타민/ 미네랄	종류	역할/ 이점	식재료
지용성 비타민	비타민 A (Vitamin A) Retinol	조직과 피부, 면역 건강에 중요한 역할을 한다. 치아, 골격, 연조직, 점막, 피부를 만들고 건강하게 유지해 주며 눈의 망막, 야맹증에 좋고 항산화 성분과 면역력에 도움을 준다. 따라서 비타민 A가 부족하면 백혈구 생성에 문제가 생겨 감염과 질병 치료에 문제가 발생한다.	소간, 소콩팥, 고구마, 당근, 짙은 잎야채(시금치, 케일, 콜라드 등 베타카로틴이 풍부한 야채), 붉은피망, 망고, 땅콩호박
	비타민 D (Vitamin D) Calciferol	사람에게 대표적으로 부족하기 쉬운 영양소다. 칼슘 흡수와 뼈 건강 유지에 중요한 역할을 하며, 전반적인 면역체계에 중요한 역할을 한다. 다른 비타민과 달리 비타민 D는 햇빛, 특히 자외선 B(UVB)에 노출될 때 체내에서 합성된다. 세포의 증식과 분화에 관여하고, 암세포 증식을 줄이며, 염증 질병의 예방, 당뇨 예방 및 치료, 혈전 생성을 억제한다.	햇볕을 쐬는 효과가 으뜸이나, 현대생활에서는 어려움이 있어 식단을 통해 섭취: 등 푸른 생선(연어, 고등어, 참치, 청어, 정어리), 대구 간유(농축된 비타민 D 공급원), 간(특히 소의 간), 계란 노른자
	비타민 E (Vitamin E) Tocopherol	산화적 손상으로부터 세포를 보호하는 데 중요한 역할을 하는 항산화제다. 산화 스트레스로부터 세포를 보호해 건강한 조직과 장기 기능을 유지, 면역체계 지원, 피부 건강, 심혈관 건강, 눈 건강, 호르몬 균형, 혈액순환에 도움이 된다.	견과류 및 씨앗류(땅콩, 아몬드, 해바라기씨, 잣, 헤이즐넛), 올리브유, 잎이 많은 녹색 야채(시금치, 근대, 케일), 아보카도, 고구마, 연어, 참치, 계란 노른자
	비타민 K (Vitamin K) Phytonadioine	칼슘과 결합하고, 혈액 응고 과정에 영향을 미치며 뼈 건강(뼈 강도 유지)을 유지하는 필수 영양소다. 오스테오칼신이라는 단백질의 활성화를 돕는데, 이는 뼈의 형성과 골밀도 유지의 중요한 역할을 한다. 혈액 응고 과정을 조절해 출혈을 예방하고 심혈관 건강에도 관여한다.	케일, 시금치, 근대, 겨자잎, 브로콜리, 양배추, 방울양배추, 파슬리, 바질, 고수, 아스파라거스, 상추, 녹두, 자두, 아보카도, 키위, 청국장, 낫토, 고다 치즈, 에담 치즈
	코엔자임 Q10 (Coenzyme Q10)	세포에 에너지를 공급하고, 미토콘드리아에서 ATP(에너지)의 생성을 촉진하는 필수 성분으로 심장, 뇌, 근육 등 에너지 소모가 많은 기관에 활력을 공급해 피로 회복, 집중력 향상, 전반적인 활력 유지에 도움을 준다. 강력한 항산화 작용으로 세포를 보호해 유해한 활성산소를 중화시켜 노화, 만성질환, 신경 퇴행성 질환 등과 관련된 산화 손상을 예방하는 데 기여한다.	내장육(특히 심장, 간, 염통), 기름진 생선(정어리, 고등어, 연어, 참치), 소고기, 계란, 시금치, 브로콜리, 콜리플라워

		설명	함유 식품
수용성 비타민	비타민 B1 (Vitamin B1) Thiamine	식품 세포 내의 에너지로 변환하는 필수적인 코엔자임 역할을 한다. 우리가 섭취하는 탄수화물은 포도당으로 분해돼 에너지원으로 사용되는 데 필수적이다. B1이 부족하면 피로감과 무기력해질 수 있다. 지용성으로서 비타민 C와 함께 섭취하면 암세포를 억제하며 당뇨병, 신경 보호, 항염증, 혈당 조절, 심혈관을 개선한다.	돼지고기 살코기 부위, 현미, 렌틸콩, 검은콩, 강낭콩, 해바라기씨, 마카다미아, 피칸, 헤이즐넛, 참치, 아스파라거스, 시금치, 방울양배추, 껍질째 먹는 감자
	비타민 B2 (Vitamin B2) Riboflavin	에너지 생산 및 기타 대사 과정에 필요한 화학반응을 돕는 영양소다. 탄수화물, 지방, 단백질 대사에 필수적이며, 세포를 보호하고 노화를 늦추는 데 기여하는 항산화 기능이 있다. 대사 촉진, 항산화, 눈 건강 유지, 피부와 점막 건강 보강, 신경계 기능, 철분 대사에 도움을 주어 빈혈을 예방한다.	우유, 요거트, 스위스 치즈, 체다 치즈, 계란(특히 노른자), 소간, 소콩팥, 닭고기, 칠면조, 연어, 고등어, 현미, 귀리, 시금치, 아스파라거스, 양송이버섯, 느타리버섯, 아몬드, 렌틸콩, 대두, 퀴노아
	비타민 B3 (Vitamin B3) Niacin	섭취한 음식에서 에너지 생산을 촉진, 피부 건강 유지, 신경계 지원, 콜레스테롤 관리, 심혈관 건강을 활성화한다. B3가 결핍되면 피부염(피부 발진, 특히 햇볕에 노출된 부위의 피부 발진), 위장 장애 및 설사, 인지력 저하, 혼란, 기억력 감퇴, 기분 변화의 문제를 유발한다.	소간, 소콩팥, 닭가슴살, 칠면조 가슴살, 소고기의 살코기 부위, 돼지고기 안심, 참치, 연어, 고등어, 현미, 통귀리, 땅콩, 렌틸콩, 검은콩, 강낭콩, 해바라기씨, 아몬드, 표고버섯, 아보카도
	비타민 B5 (Vitamin B5) Pantothenic Acid	에너지 생산, 눈 건강, 모발 건강, 피부 건강 증진(피부 탄력, 습진, 가려움증, 두드러기 등에 도움), 부신 기능과 적혈구 생성을 지원. 부신은 스트레스 수준과 신진대사를 조절하는 데 도움이 되는 호르몬을 생성하는 역할을 한다. B5는 이러한 호르몬의 합성에 필수적이므로 스트레스를 관리하고 건강한 신진대사를 유지하는 데 필수적이다. 또한 지방, 단백질, 탄수화물의 대사를 돕는 코엔자임 A의 생성에 관여한다.	닭가슴살, 칠면조, 소간, 소콩팥, 닭간, 돼지고기 살코기, 연어, 새우, 조개류, 통귀리, 현미, 렌틸콩, 완두콩, 아보카도, 표고버섯, 양송이버섯, 해바라기씨, 아몬드, 땅콩, 오렌지, 바나나, 달걀 노른자
	비타민 B6 (Vitamin B6) Pyridoxine	피리독신, 피리독살, 피리독사민 등이 존재하며 신진대사를 돕고, 면역 기능을 강하게 하고 두뇌 발달과 기능뿐 아니라 신경 전달 물질, 적혈구 및 신진대사에 관여하는 다양한 효소의 생성에 중요한 역할을 한다. 호모시스테인의 농도를 조절하고, 헤모글로빈 생성도 도우며, 정신 건강과 호르몬 조절을 한다. 아미노산 대사를 촉진하는 역할도 하고, 단백질 대사 생합성을 강화한다.	닭가슴살, 칠면조가슴살, 소고기와 돼지고기의 살코기, 연어, 참치, 껍질째 먹는 감자, 고구마, 병아리콩, 렌틸콩, 검은콩, 대두, 해바라기 씨, 참깨, 피스타치오, 호두, 시금치, 익힌 브로콜리, 방울양배추, 붉은피망, 바나나, 아보카도

수용성 비타민	비타민 B7 (Vitamin B7) Biotin	유전자 발현을 조절하고 체내에서 지방, 탄수화물, 단백질의 대사를 지원해 에너지 생산에 필수적이며 피부 재생 촉진, 머리카락 강화와 손톱 건강에 도움을 주기 때문에 '미용 비타민'이라고도 불린다. 또한 신경계를 지원하고 피로 감소, 운동 성능을 향상하며 유전자 조절에 중요한 역할을 한다.	계란 특히 노른자, 소와 닭의 간, 아몬드, 호두, 땅콩, 해바라기씨, 대두, 완두콩, 렌틸콩, 병아리콩, 귀리, 보리, 연어, 참치, 요거트, 시금치, 아보카도, 고구마, 표고버섯, 바나나, 베리류, 콜리플라워, 당근
	비타민 9 (Vitamin B9) Folic Acid	세포분열과 DNA와 RNA 형성에 필수적인 역할을 하는 영양소로 다양한 기능을 지원한다. 세포 분열과 성장, 신진대사와 뇌 기능을 돕고 비타민 B6 및 B12와 함께 호모시스테인 대사를 서포트하며, 심혈관 건강을 돕고, 적혈구 생산을 촉진하며, 노인성 황반변성을 예방하는 기능이 있다. 또한 임신 전과 임신 초기에 엽산의 섭취는 태아의 뇌와 척수 발달을 돕고 태반의 성장을 지원한다.	시금치, 케일, 콜라드그린, 렌틸콩, 병아리콩, 검은콩, 강낭콩, 아스파라거스, 방울양배추, 브로콜리, 오렌지, 자몽, 레몬, 라임, 아보카도, 비트, 해바라기씨, 아몬드, 호두
	비타민 12 (Vitamin B12) Cobalamin	신체의 다양한 생명 기능에 필수적인 영양소로 주요 역할은: 적혈구 생성(엽산과 함께 골수에서 적혈구를 생성), DNA 합성과 복구의 역할, 신경 세포의 건강을 유지, 에너지 생산 및 신진대사, 인지 기능 및 정신 건강(특히 기억력 감퇴와 기분 장애를 예방), 뇌 기능 지원(특히 노년층의 우울증, 치매, 인지 기능 저하와 같은 질환의 예방), 호모시스테인 조절(심혈관 질환 서포트)	비타민 B12는 동물성 식품에서 발견되며, 일반적으로 식물성 식품에는 존재하지 않는다. 소고기, 양고기, 돼지고기, 닭고기, 특히 소의 간과 콩팥, 연어, 백합조개 및 조개류(홍합, 굴), 참치, 정어리, 우유, 치즈, 요구르트, 계란(특히 노른자)
	비타민 C (Vitamin C) Ascorbic Acid	강력한 항산화제로 활성산소(세포에 해를 끼치고 노화와 암, 심장병과 같은 질병의 원인이 되는 불안정한 분자)로 인한 손상으로부터 세포를 보호하는 데 도움을 준다. 또한 콜라겐 합성과 피부 건강(피부, 혈관, 힘줄, 인대, 뼈의 건강을 유지), 면역체계 지원(감염과 싸우는 백혈구의 생성과 기능을 촉진하고 피부의 장벽 기능을 지원), 철분 흡수 지원, 상처 치유, 염증 감소에 필수 영양소.	감귤류(귤, 오렌지, 자몽, 레몬, 라임 등), 키위, 베리류, 피망(특히 빨간 피망), 브로콜리, 파인애플, 방울양배추, 토마토(특히 말린 토마토), 망고, 파파야, 구아바, 아세로라 체리
	크레아틴 (Creatine)	근육 내 인산크레아틴 저장량을 증가시켜 고강도 운동 중 ATP(에너지)를 더 많이 생성하게 도와주어 근육 증가와 운동 수행 능력이 향상된다. 미토콘드리아의 산화 스트레스를 줄여 뇌세포에도 에너지를 공급하며, 스트레스나 수면 부족 시 기억력, 집중력, 인지 능력을 향상시킬 수 있다.	붉은 고기(특히 소고기, 돼지고기), 생선(청어, 연어, 참치 등), 닭고기, 칠면조, 계란

미네랄	칼슘 (Calcium)	칼슘은 우리 몸에 가장 풍부한 미네랄로 뼈와 치아를 만들고, 몸 전체의 효소 및 호르몬을 활성화하며, 혈압을 조절하고, 정상 심박수 유지를 도우며, 근육이 수축하고 신경에 메시지를 전달하며 혈액이 응고되도록 돕는다. 골다공증과 같은 뼈 질환을 예방하고 심혈관계와 신경계의 적절한 기능을 서포트한다.	유제품(우유, 단단한 치즈, 요거트), 콜라드그린, 케일, 청경채, 브로콜리, 뼈째 섭취하는 생선(꽁치, 정어리 등), 두부, 대두, 강낭콩, 병아리콩, 렌틸콩, 아몬드, 치아시드, 말린 무화과, 해조류
	구리 (Copper)	연료 대사(에너지 세포 생산 과정 및 APT 생성을 돕는다), 적혈구 형성(철분의 흡수와 헤모글로빈 형성에 중요한 역할), 신경 전달 물질 조절, 활성산소 제거(구리는 SOD의 일부로, 활성산소로 인한 산화 스트레스와 손상으로부터 세포를 보호), 콜라겐 및 엘라스틴 형성 및 면역 기능(백혈구 생성을 지원하고 감염과 싸우는 데 도움)에 중요한 역할을 한다.	소간, 조개류(굴, 랍스터), 통곡물(퀴노아, 보리, 귀리), 병아리콩, 강낭콩, 검은콩, 렌틸콩, 견과류(캐슈넛, 아몬드, 해바라기씨), 다크초콜릿, 참깨, 파마산치즈, 시금치, 케일, 근대
	요오드 (Iodine)	요오드는 갑상샘의 기능과 갑상샘 호르몬 생성에 필수적인 미량 원소로 갑상샘 기능 및 호르몬 생산, 갑상샘종 예방, 신진대사 조절, 성장과 발달, 태아와 유아의 두뇌 발달에 필수를 서포트하는 미네랄.	다시마, 김, 미역 및 기타 해조류, 꽁치, 멸치, 참치, 대구, 새우, 소금(천일염), 유제품(우유, 요거트, 치즈), 감자, 메추리알, 계란
	철분 (Iron)	철분의 주요 역할과 효능은 산소 운반[헤모글로빈(적혈구의 단백질) 형성과 이를 폐에서 몸 전체로 산소의 운반을 돕는다], 에너지 생산[철분은 신체의 주요 에너지원인 ATP(아데노신3인산)의 생성/합성에 관여한다], 면역 기능[감염과 싸우는 데 중요한 백혈구의 생성과 기능을 지원]과 빈혈 예방에 필수적인 영양소다. 특히 식물성 식품에서 철분 흡수를 최적화하려면 철분이 풍부한 식품과 비타민 C가 풍부한 식품을 함께 섭취하는 것이 좋다.	동물성(헴철) 공급원: 소고기, 양고기, 소간, 닭간, 닭고기, 칠면조, 조개, 굴, 홍합, 돼지고기 살코기 식물성(비헴철) 공급원: 시금치, 케일, 근대, 렌틸콩, 병아리콩, 검은콩, 강낭콩, 호박씨, 아몬드, 퀴노아, 귀리, 현미, 보리, 파로, 건포도, 다크 초콜릿(코코아 70% 이상)
	망간 (Magnese)	SOD와 같은 주요 항산화 효소의 구성 성분으로 세포를 산화 스트레스와 노화로부터 보호하고, 뼈의 결합 조직 형성에 필수 미네랄로 칼슘, 마그네슘, 비타민 D와 함께 작용해 골밀도 유지에 기여한다. 탄수화물, 아미노산, 콜레스테롤의 대사에 관여하는 효소 활성에 도움을 주어 에너지 생성과 영양소 활용을 원활하게 한다.	통곡물, 견과류(호두, 피스타치오, 아몬드, 캐슈넛), 잎채소(시금치, 케일, 근대), 콩류(검은콩, 렌틸콩, 병아리콩)

미네랄	마그네슘 (Magnesium)		마그네슘은 신체의 300가지가 넘는 효소 반응에 중요한 역할을 하는 필수 미네랄로 근육과 신경 기능(근육 수축과 신경 전달에 필수), 에너지 생성[주요 에너지 운반체인 ATP(아데노신3인산)의 생성에 관여], 뼈 건강(뼈의 구조적 발달), 심장 건강[혈압을 조절하고 적절한 심장 리듬을 유지하며 부정맥(불규칙한 심장 박동)을 예방하는 데 도움], 기분 조절 등 다양한 신체 기능에 필수적인 영양소.	시금치, 근대, 케일, 콜라드 그린, 호박씨, 아몬드, 캐슈넛, 해바라기씨, 치아시드, 아마씨, 검은콩, 병아리콩, 렌틸콩, 강낭콩, 퀴노아, 현미, 귀리, 보리, 메밀, 아보카도, 다크 초콜릿(코코아 70% 이상), 두부, 건포도, 연어, 고등어, 참치, 닭고기, 칠면조, 돼지고기 살코기
	인 (Phosporus)		인은 뼈와 치아 건강, 에너지 생성(세포에서 에너지를 저장하고 운반하는 주요 분자인 ATP의 중요한 구성 요소), 세포 및 DNA 형성(신체의 새로운 세포, 조직 및 기관을 형성하는 데 필요), 산-염기 균형(완충제 역할을 해 신체의 산-염기 균형을 유지하는 데 도움을 주어 혈액과 체액의 pH를 조절을 서포트) 등 신체에서 여러 가지 필수적인 역할을 한다.	소고기, 닭고기의 살코기, 연어, 고등어, 참치, 우유, 치즈, 요거트, 계란(특히 노른자), 호박씨, 해바라기씨, 아몬드, 캐슈넛, 피스타치오, 렌틸콩, 병아리콩, 검은콩, 강낭콩, 귀리, 퀴노아, 현미
	칼륨 (Potassium)		심장 건강(심장의 전기 자극을 조절해 심장 박동을 안정적으로 유지), 근육 기능(근육에 전기 신호를 전달해 적절한 근육 기능을 유지), 신경 전달(반사 및 감각 기능을 포함한 신경계 기능에 신호가 전달되도록 돕는 필수 요소), 혈압 조절(체내 나트륨의 영향을 균형 있게 조절해 혈압을 낮추는 데 도움), 뼈 건강, 체액 균형 유지 등 우리 몸에 중요한 역할을 한다.	바나나, 오렌지, 아보카도, 멜론, 키위, 석류, 시금치, 고구마, 감자, 토마토, 비트, 강낭콩, 검은콩, 병아리콩, 요거트, 그릭 요거트, 연어, 참치, 아몬드, 피스타치오, 해바라기씨, 치아시드, 코코넛 워터
	셀레늄 (Selenium)		셀레늄은 다양한 신체 기능, 특히 산화 스트레스로부터 세포를 보호하고 면역 기능 지원, 갑상샘 기능(최적의 갑상샘 기능을 지원해 적절한 신진대사, 에너지 생산, 전반적인 성장과 발달 도움), 면역체계 지원(백혈구 생성을 지원하고 감염과 싸우는 신체의 능력을 향상), DNA 합성 및 복구(건강한 세포 기능을 유지하고 산화 손상으로부터 DNA를 보호하고 손상된 세포를 적절히 복구해 암 위험을 낮춤), 심혈관 건강(혈액 순환을 개선하고 혈압을 낮추며 심장질환 발병 위험을 낮춰 심장 건강에 도움)에 중요한 역할을 하는 필수 미네랄.	브라질 너트(셀레늄 함량이 가장 풍부함 –한두 개만 먹어도 하루 권장 섭취량 이상을 섭취할 수 있다), 참치, 연어, 정어리, 대구, 새우, 굴, 게, 소간, 살코기(닭고기, 소고기), 계란, 현미, 통밀 빵, 귀리, 보리, 퀴노아, 우유, 치즈, 요구르트, 해바라기씨, 표고, 양송이

미네랄	나트륨 (Sodium)	나트륨은 체액 균형과 수분 공급(밸런스 잡힌 나트륨 수치는 신체의 수분 공급을 보장하는 데 매우 중요), 신경 기능(뇌 기능, 근육 조정 및 전반적인 신경 소통에 매우 중요하며 정신 명료성, 집중력 및 신체 움직임을 지원한다), 근육 수축(근육의 수축과 이완을 포함한 정상적인 근육 기능에 필수: 부족하면 근육 경련과 쇠약이 발생할 수 있다), 혈압 조절(혈관의 혈액량을 유지해 혈압을 조절하는 데 도움을 준다. 그러나 나트륨을 과도하게 섭취하면 혈압과 신장 손상을 유발할 수 있다).	소금, 치즈(체다, 파마산, 페타, 블루치즈 등 기타 숙성된 치즈), 전통 간장, 된장, 절임 식품(김치, 피클, 올리브, 절인 야채)
	아연 (Zinc)	아연은 면역 기능에 필수적인 영양소로 감염과 싸우는 데 도움이 되는 T세포(백혈구의 일종)의 발달과 활성화에 관여한다. 상처 회복에 중요한 단백질인 콜라겐 생성을 돕고, 신경 전달 물질의 조절에 관여하며, 뇌 신호 전달에 영향을 미친다.	소고기, 닭고기, 양고기, 굴, 게, 랍스터, 홍합, 조개, 새우, 병아리콩, 렌틸콩, 검은콩, 강낭콩, 호박씨, 체다치즈, 스위스 치즈, 귀리, 퀴노아, 현미, 통밀

적절한 건강관리를 위한 key point 7

서플리먼트 과다복용 부작용

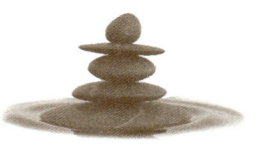

서플리먼트는 만병통치약이 아니에요

    서플리먼트나 마이크로뉴트리엔트는 우리 몸에서 자체 합성이 되지 않으므로 평소 음식을 통해 충분히 섭취해야 한다.

    그러나 서플리먼트를 많이 먹을수록 몸에 좋다는 생각에 매일 수시로 과다 복용하는 사람이 꽤 많습니다. 그러나 서플리먼트 섭취량도 과유불급(過猶不及)임을 알아야 합니다.

비타민과 미네랄의 과다 복용 부작용 – 전문의와의 상담 필수

    비타민을 과다 복용할 경우 수용성 비타민(B, C, 엽산B9)은 소변으로 배설되므로 별문제는 없으나 지용성(A, C, D, K)은 몸 안에 축적돼 독성을 나타내기 때문에 반드시 전문의와 상의하셔야 합니다.

비타민 A를 과다 복용하면,

 간장 질환에 걸리기 쉽고 가려움증, 두통, 구토, 피부 건조 등의 증상을 보이기도 합니다. 특히 비타민 A는 흡연자들에게 꼭 필요하지만, 다량 섭취하면 오히려 폐암의 위험성을 높입니다.

 또 미국의 기형아협회는 임신부가 비타민 A를 하루 적정 섭취량인 8000단위의 4~5배를 계속 섭취하면 기형아를 낳을 수 있다고 경고하고 있습니다. 특히 임신 첫 3개월 동안에 비타민 A를 과다 복용하면 기형아를 낳을 위험이 더더욱 높아진다는 사실을 임신부는 꼭 기억해 두시기 바랍니다.

비타민 D를 과다 복용하면,

 칼슘 흡수를 지나치게 촉진해 칼슘혈증(때론 치명적-12mg/dL 이상), 고칼슘뇨증(요로결석 유발), 신장결석 등의 부작용이 발생할 수 있고 칼슘 성분이 관절, 심장, 신장, 피부 등 각종 장기에 침착(沈着)해 안면 창백, 다뇨 및 갈증, 변비 등의 증상을 보일 수 있으며, 특히 고혈압을 유발하기도 합니다.

비타민 K를 과다 복용하면,

 황달이나 용혈성빈혈(혈액 내 적혈구 과다 파괴)이 발생할 수도 있습니다.

비타민 B군 복합제재를 과다 복용하면,

 자주 얼굴이 확 달아오르고 가려움증, 손발 저림 등의 증상이 나타날 수 있습니다.

비타민 B6를 과다 복용하면,

 비만, 우울증, 손발 저림, 월경 전 증후군 등에 널리 처방하지만 과다 복용하면 신경이 손상되거나 손발이 저릴 수도 있으니 조심해야 합니다.

비타민 E를 과다 복용하면,

심장발작이나 쇼크가 일어날 수 있고, 출혈 때 혈액 응고가 잘 안 될 수도 있다는 보고가 있습니다.

수용성 비타민도 결코 예외는 아니다.

예전에 유행한 '비타민 C 메가 요법', 즉 피로회복, 암과 노화 예방, 면역력 증가로 인한 감기 예방과 치료 등을 위한 비타민 C의 하루 필요량이 0.07g인데 몇백 배를 하루에 먹는 방법이 인기를 끌 때가 있었습니다. 실제 실험에서는 바라던 효과는 나타나지 않은 반면, 과다 섭취로 배설되면서 설사나 복통 등이 나타났습니다.

칼슘 보충제를 하루 1g 이상 복용하면,

이 경우 출혈이 발생하기도 하고 뼈가 약해지는 칼슘 중독에 걸릴 수 있습니다.

비타민과 미네랄의 섭취는 음식으로 해결하는 것이 바람직하다

현재 미국 인구의 70% 이상이 여러 서플리먼트를 복용하고 있다고 합니다. 서플리먼트가 자신의 건강을 지켜줄 것으로 믿고 있기 때문이겠지요. 하지만 최근 밝혀진 새로운 연구조사에 따르면, 전문가들은 서플리먼트가 질병을 예방한다는 사실은 입증된 바가 없으며, 오히려 과도한 비타민과 미네랄 섭취는 도리어 질병을 유발할 수 있다고 엄히 경고하고 있습니다.

미국 식품영양위원회 로버트 M 러셀 박사는 "우리가 가장 많이 섭취하는 비타민 C와 E는 암과 심장병 같은 질병을 예방할 수 있을 것이라고 믿었습니다. 그러나 연구 결과 효과는 거의 없거나 매우 미미했습니다"라고 밝혔습니다.

가장 많이 찾는 보조제인 비타민 C의 효능을 맹신하지 말고 비타민과 미네랄 공급은 야채나 과일로 섭취하는 것이 가장 자연스럽고, 과잉 섭취에 따른 부작용도 비켜가는 좋은 길입니다. 단, 비타민이나 미네랄 부족에 의한 증상이 발생했을 땐 전문가와 상의해 도움을 받으시는 것이 올바른 길입니다.

비타민과 미네랄이 부족할 때 나타나는 증상

대표적인 비타민과 미네랄이 부족할 때 나타나는 증상	
영양소	증상
비타민 A	비타민 A는 시력, 면역 기능, 피부 건강, 세포 성장에 중요한 역할. • 야맹증(녹시증) −어두운 곳에서 잘 보이지 않는다, 안구건조증 −눈이 자주 건조하고 충혈된다. • 면역체계 저하 −감기에 자주 걸린다. • 건조하고 거친 피부 −세포 성장과 회복에 관여하므로 결핍되면 상처 치유가 느리다. • 피로와 전반적인 에너지 부족
비타민 D	비타민 D 결핍은 주로 뼈 건강 및 면역체계에 영향을 미치는 증상을 유발할 수 있다. • 뼈 통증 및 근력 약화, 골다공증, 골연화증, 골절 • 피로와 피곤함(쉽게 피로하고, 짜증이나 우울증) • 탈모 • 성장 지연 잦은 질병 또는 감염, 상처 치유 속도가 느려진다.

비타민 E	비타민 E는 많은 음식에 함유된 지용성 비타민이기 때문에 결핍증은 비교적 드문 편입니다. 비타민 E는 항산화 특성으로 중요하며 면역 기능, 피부 건강, 세포 손상으로부터 보호하는 역할을 한다. • 피부 건조, 모발 부서짐, 탈모 등 피부 및 모발 문제 • 말초 신경병증, 운동 실조 및 반사 장애를 포함한 신경학적 증상 • 근육 약화, 위축 및 소모(특히 팔과 다리에 발생) • 면역체계 손상, 빈혈, 만성피로증후군 • 시력 문제(심한 경우 망막증)
비타민 K	비타민 K는 혈액 응고와 뼈 건강에 필수적인 영양소. • 혈액응고 장애가 대표적인 증상이다. • 쉽게 멍들고 자연적으로 멍이 드는 경우 • 골다공증으로 인한 골절 위험이 증가한다. • 혈관벽에 칼슘이 쌓이는 것을 막아주지 못해 혈전 형성을 억제하지 못한다. • 월경 과다, 잦은 코피 및 잇몸 출혈 • 피로 및 전반적인 쇠약
비타민 B군	비타민 B는 에너지 생성, 신경 기능, 적혈구 형성, 기분 조절에 중요한 역할을 한다. • 자주 피곤하고 피로회복이 늦다: 무감각 또는 저림 • 입안이나 입 주위, 코 점막에 염증이 잘 생긴다. • 혀나 입술이 자주 마르거나 혀의 염증, 및 구강 궤양 • 기억이 잘 나지 않을 때가 많다. • 피부 문제: 발진, 입술 갈라짐 및 피부염, 창백하거나 황달기의 피부 • 기억력 상실 또는 혼란과 같은 인지 문제
비타민 C	선진국에서는 비타민 C 결핍은 드물지만 심한 경우 괴혈병이라는 질환을 유발할 수 있다. • 비타민 C 부족 초기 증상 • 피로와 쇠약 • 관절 및 근육통 • 설명할 수 없는 체중 감소 • 거칠거나 칙칙한 피부 • 면역력 저하
칼슘 (Calcium)	• 근육 경련 및 경련(특히 다리와 등의 근육 경련): 파상풍 • 저림 또는 감각 이상 −특히 입술, 혀, 손가락 또는 발에 감각 이상 • 비정상적인 심장 리듬(부정맥) • 심한 뼈 통증 또는 골절: 치아 문제 • 비정상적인 심장 리듬(부정맥) • 피로와 쇠약: 기분 변화 및 인지 문제 • 저혈압

구리 (Copper)	구리 결핍은 후천적이거나 유전적일 수 있으며, 건강한 사람에게는 드물게 발생한다. 또한 구리 결핍은 비타민 B12와 같은 다른 영양 결핍과 함께 발생할 수 있다. • 피로와 쇠약 • 빈혈: 낮은 적혈구 수 • 면역체계 약화 • 뼈 문제: 골다공증, 골절 및 부서지기 쉬운 뼈 • 신경 손상: 무감각 및 저림 • 모발(부서지기 쉬운 모발, 조기 백발) 및 피부 문제(창백하거나 얼룩덜룩한 피부)
요오드 (Iodine)	요오드 결핍은 갑상샘 문제, 피로, 피부 변화 등 여러 가지 증상을 유발할 수 있다. • 갑상샘 기능 저하증 또는 갑상샘 기능 항진증 - 이로 인한 피로와 쇠약 • 갑상샘종(갑상샘 비대) • 추위 민감성 • 건조한 피부와 모발 - 갑상샘 호르몬 불균형으로 인해 피부가 건조, 건조한 모발, 탈모 • 인지 장애 -기억력 문제, 집중력 저하, 멘털 안개와 같은 인지 문제 • 심한 경우 임신 중 태아에게 지적 장애를 일으킬 수 있습니다.
철분 (Iron)	• 극심한 피로와 쇠약(철분 부족으로 신체 조직에 충분한 산소를 운반할 수 없어 극심한 피로를 느끼게 됩니다) • 창백함 • 두통: 특히 활동 시 두통 • 숨가쁨과 현기증(혈액의 산소 운반 능력 감소) • 가슴 두근거림(심박수: 빠른 심장 박동 또는 심박수 증가) • 부서지기 쉬운 손톱과 탈모 • 창백한 피부
마그네슘 (Magnesium)	• 근육 경련 및 수축(특히 다리의 근육 경련) • 피로와 쇠약 • 저림 또는 무감각 • 비정상적인 심장 박동(부정맥) • 성격 변화(기분 변화, 불안, 우울증) • 수면 장애: 수면에 어려움을 겪을 수 있습니다.
인 (Phosporus)	• 인 결핍증은 비교적 드물지만 저인산혈증이라고도 하는 인 결핍 증상으로는 뼈 통증, 근육 약화, 피로 등이 있다. • 피로와 쇠약: 흔한 초기 증상 중 하나로, 인은 에너지 생성에 관여하기 때문에 가장 먼저 알아차리는 증상 중 하나다. • 뼈 통증 • 근육 약화 또는 통증 • 식욕 부진, 관절 뻣뻣함 • 식욕 부진

칼륨 (Potassium)	• 칼륨은 체액 균형, 근육 수축, 신경 신호 및 심장 기능을 조절하는 데 도움이 되는 필수 미네랄이자 전해질이다. 저칼륨혈증. • 근육 약화 또는 경련, 변비 • 피로(칼륨은 에너지 생산과 적절한 세포 기능 유지에 중요한 역할을 한다) • 저림 또는 따끔거림 • 고혈압 • 심한 경우 가슴 두근거림 또는 불규칙한 심장 박동
셀레늄 (Selenium)	셀레늄은 항산화 방어, 면역 기능, 갑상샘 호르몬 대사에 중요한 역할을 하는 필수 미네랄이다. 피로 – 지속되는 에너지 부족 및 쇠약감 면역체계 약화 – 감염 위험 증가, 잦은 질병 및 회복 지연 근육 약화 – 근육 소모, 통증, 경련 및 근육통 탈모 – 탈모 또는 가늘어지는 모발 갑상샘 기능 장애 – 갑상샘 호르몬 대사 방해 및 갑상샘 기능 저하증 위험 증가
나트륨 (Sodium)	나트륨은 체액 균형, 신경 기능 및 근육 수축을 조절하는 데 도움이 되는 필수 전해질. 두통 –나트륨 결핍의 일반적인 증상은 두통이다. 메스꺼움과 구토 근육 경련 및 피로 심한 부기(부종) 심한 어지럼증, 심한 경우 실신
아연 (Zinc)	아연은 면역 기능, 단백질 합성, 상처 치유, DNA 합성 및 세포 분열에 중요한 역할을 하는 필수 미네랄. 면역체계 약화 및 감염 증가 탈모 상처 치유 지연 피부 문제(여드름, 발진 또는 피부 건조증) 성장 발육 부진(어린이) 설사 테스토스테론 수치 저하 및 생식 능력 문제

부록

나이가 들어서도 평생 걷고 싶다면 스쿼트를 하자

日本順天堂大學 敎授 小林弘幸
일본순천당대학 교수 고바야시 히로유키의 저서 인용

 저자 본인이 단 1개월을 실행해 본 결과,
하체가 탄탄해지면서 걷는 걸음이 가벼워지고 일상생활에서의 활동이 활기차졌습니다. 이처럼 간단한 운동을 매일 꾸준히 하면 죽는 날까지 아무런 도움 없이 스스로 걸을 수 있는 삶을 유지할 수 있기에 여러분들과 함께 나누고 싶어 소개합니다.

**스쿼트를 시작하기 전 3주간 예비(준비) 운동 및
스쿼트의 아홉 가지 마음가짐**

 1. 매일 아침과 저녁 스쿼트 운동 실시 -오늘의 열심은 내일의 활력
 2. 천천히 실행한다. 상체를 아래로 내리는 데 5초, 위로 올리는 데 4초

3. 무릎을 90도 이상 구부리지 않는다.
4. 의식을 대퇴(특히 허벅지의 뒷부분)에 집중
5. 허리를 구부리지 않고 꼬리뼈까지 바로 세운다.
6. 상체를 아래로 내릴 때 숨을 내쉬고, 들어올릴 때 숨을 들이쉰다.
7. 매번 식전에 실시한다. 위가 쉬고 있을 때 스쿼트를 실시한다.
8. 목욕하기 전에 실시한다. 목욕 후는 부교감신경이 활성화되므로
9. 몸에 통증이 느껴지면 중지한다. 절대 무리해선 안 된다.

첫째 주에는 – 고관절을 부드럽게

먼저 굳어진 고관절을 부드럽게 한다.
- 몸을 아래로 구부리는 데 5초, 몸을 위로 펴는 데 4초 정도로 천천히 실시
- 무릎을 90도 이상 구부리지 않는다.
- 의자의 등받이나 테이블을 잡고 양다리 사이를 어깨 너비로 벌린다.
- 등 근육을 쭉 펴고 숨을 내뱉으며 천천히 무릎을 구부린다. 무릎은 90도 이상 구부리면 절대 안 된다.
- 숨을 들이쉬며 천천히 무릎을 편다.
- 첫째 주 – 아침저녁으로 10회, 또는 낮에 한 번 더

둘째 주에는 – 고관절과 허벅지 근육 훈련

- 의자의 등받이나 테이블을 잡고 양다리 사이를 어깨 너비로
- 등 근육을 펴고 숨을 뱉어내면서 무릎이 90도가 되기까지 구부린다.

- 숨을 들이쉬면서 천천히 무릎을 편다. 아침저녁으로 20회씩 실시

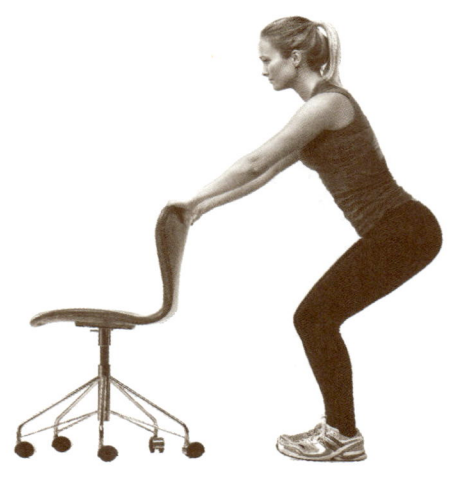

셋째 주에는 – 전신 스쿼트

확실하게 호흡하면서 전신에 부하가 걸리게 근육과 혈행을 촉진한다.
- 양다리를 어깨 너비로 벌리고 양손을 후두부 아래에 깍지를 낀다.
- 등을 바로 펴고 숨을 내쉬면서 무릎을 90도가 될 때까지 허리를 내린다. 의자에 앉는 이미지로
- 숨을 들이쉬면서 천천히 무릎을 펴면서 원래의 위치로 돌아간다. 이렇게 20회를 반복한다. 매일 아침저녁으로 꾸준히 계속한다.

스쿼트는 다리와 허리를 단련시키는 것뿐 아니라 면역력 향상, 인지증(치매) 예방, 잔뇨감 해소, 변비 개선, 마음을 앞으로 전진하게 하는 작용 등 많은 놀라운 효과가 숨어 있다.

스쿼트는 궁극의 전신운동이고 간단한 최강의 전신운동이다

- 다리가 약해지면 인생 전체가 무너진다 – 꼭 기억하기를 바란다.
- 스쿼트를 하면 몸이 가벼워지고 마음도 젊어진다.
- 자율신경 밸런스를 안정시킨다.

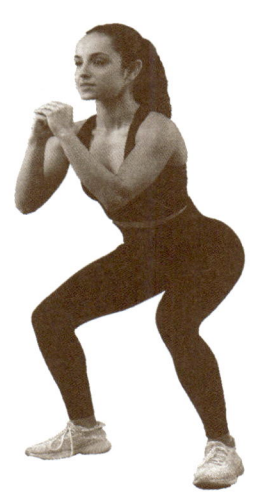

왜, 스쿼트를 해야 하나

- 쇠약해져 침대와 친해지지 않게 하기 위해
- 나이 들면 근력 저하, 혈행 악화, 자율신경 밸런스 혼란 등이 발생하는 것을 막기 위해
- 나이가 들면 약해지는 곳이 허리와 다리인데, 이를 단련시키기 위해
- 하반신의 근력이 떨어지면 누워 지낼 수밖에 없기에 이를 막기 위해

- 남성은 30세, 여성은 40세를 넘으면 자율신경 밸런스가 조금씩 무너지기 시작하는데, 이를 막기 위해
- 부교감신경을 높이는 스위치가 허리와 다리의 밸런스와 깊은 관계이므로 이를 높이기 위해
- 무리한 운동으로는 건강을 지킬 수 없기 때문에

스쿼트는 지속하면 대단히 좋은 장점이 많다

- 운동이 피곤하다 – 대단히 단순해 피로를 모른다.
- 운동 효과를 잘 모르겠다 – 빠르면 1주일 이내에 느낄 수 있다.
- 운동이 복잡해 생각하기 어렵다 – 간단한 동작의 연속이다.
- 돈이 많이 든다 – 운동기구가 필요치 않다.
- 운동할 시간이 없다 – 5~10분이면 충분하다.
- 넓은 장소가 필요하다 – 한 평이면 충분하다.
- 날씨에 따라 운동할 수 없는 날이 있다 – 어디서든 가능하다.

스쿼트의 대단한 효과

- 스쿼트만으로 효율 높은 전신 근육 단련이 가능하다.
- 체지방을 연소시킨다.
- 허리를 튼튼히 한다.
- 혈행이 좋아져 병에 저항력이 높아진다.
- 경추통과 어깨 결림도 편해진다.
- 인지(치매)증을 어느 정도 예방하는 효과가 입증됐다.

- 자율신경 밸런스를 좋은 방향으로 조절한다.
- 면역력을 높인다.
- 장의 연동을 도와주어 변비를 완화한다.
- 면역력을 높이고 몸의 밸런스를 도와서 건강을 증진시킨다.
- 운동으로 몸에 가벼운 스트레스를 주어 저항력을 높인다.

스쿼트로 마음도 젊어진다

- 오늘이 가장 젊다. 가끔 환자에게 스쿼트를 권하면,
 '뭐~ 이 나이에, 그냥 이대로 살렵니다.' 아닙니다. 당신에게는 오늘이 인생에서 가장 젊습니다. 무엇이든지 도전해 볼 만합니다. 내일의 건강과 행복을 위해 다시 한번 더 새로운 마음으로 새로운 길을 열어 보세요.
- 과거를 자꾸 뒤돌아보면 치료도 잘 안 된다.
 '과거를 보지 말고 앞만 바라봅시다.'
- 오늘부터 본인의 새로운 역사를 만들어 나가자.
 '오늘이 최후의 하루라고 생각하고 힘차게 한 걸음 앞으로.'
- 죽으면 한 평의 땅만으로도 충분하다.
 '스쿼트는 실내 운동으로도 한 평, 사람이 죽어도 땅 한 평이다. 매일 스쿼트를 끈기 있게 계속했다. 그것으로 충분하지 않나요?'

에필로그

'가슴에 꽃이 가득'.
 누군가 등산로에 벚나무를 심었다. 벚꽃이 화사하게 피었습니다.
 누군가 산책로에 코스모스를 심었다. 코스모스 꽃이 아련히 피었습니다.
 누군가 내게 그이의 포근한 마음을 심어주었습니다.
 비로소 나도 꽃이 되었습니다.

 여러분 모두는 이제 독특한 각자의 꽃이 되었습니다. 주위를 둘러보세요. 모두가 향기롭고 아름다운 꽃송이들입니다. 한번 더불어 살아볼 만한 질병 없는 아름다운 세상이겠지요?
 단풍은 꽃보다 그윽하게 아름답지요? 나이가 익어갈수록 이렇게 더 아름다워야 합니다.
 비가 내리지 않는 하늘은 없습니다. 잠시 후면 태양이 화사하고 따뜻한 얼굴을 내밀지요.
 병 없는, 그리고 아픔이 없는 인생이란 이 세상엔 없습니다.

 책 속의 내용을 찬찬히 보시고 노력하시면 건강하고 아름답게 서서히 늙어갑니다. 마음이 행복한 가슴에 병이 숨어들지 못합니다.

건강하고 곱게 천천히 늙어 가는 비결은?
'그럴 수도 있지~ 뭐!'입니다.
　　이렇게 너그럽고 따뜻한 마음이면 됩니다.
　　바라보고 함께 미소를 지으면 병마는 비켜갑니다.
　　모두모두 건강하고 아름답게 불노(不老)하세요.

첫 번째 책 『당신은 몇 살까지 살 작정이십니까』, 1998년 6월
두 번째 책 『김경빈 박사의 100세 건강법』, 2003년 7월